JN322216

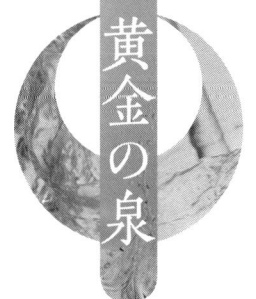

黄金の泉

尿療法大全

Coen Van der Kroon
クーン・ヴァン・デル・クローン

佐藤雅彦 訳

THE GOLDEN FOUNTAIN:
The Complete Guide to Urine Therapy by Coen van der Kroon
Dutch edition first published in 1993,
copyright © 1993 Coen van der Kroon
English translation by Merilee Dranow, 1996
© Amethyst Books 1996
All rights reserved, including the right to
reproduce this book or portions thereof in any form.
Copyright © Rajesh Bedi, page 34
Photographs in Chapter 4 by Volker Moritz

Japanese translation rights arranged directly with the Author
through Tuttle-Mori Agency, Inc., Tokyo

黄金の泉——尿療法大全

本書をお読みになるまえに

人体はまさに天地万物の縮図です。
人体に備わっていないものを天地万物に見出すことはできないし、
逆に、天地万物に実在するものなら、
かならず人体にも備わっているのです。

マハートマー・ガーンディー

これからこの本をお読みになるあなたが、いまお医者さんから何かの治療を受けていたり、何かの医薬品（くすり）を飲んだり塗ったりしている場合、それをやめてまでこの本に書いてあることを実行したり、この本以外のすべての治療手段を拒否するとすれば、それは著者の本意ではありません。

この本には有用な情報が満載されていますが、それらは著者自身の経験や、さまざまな出版物に報告された事実にもとづくものであり、あなたの個人的な健康条件や病気をくわしく診察して導き出した〝処方箋〟ではないのだ、ということはご理解いただきたいと思います。

なんであれ実際に病気をなおすために尿療法をおこなう場合には、まずその病気と尿療法のことを充分に調べて学び、自分で充分に知識を得たという確信を得てから、実行してください。そして必要な場合は、医者の助言を得ることをお勧めします。

尿療法を実行する際には、最初から思い切ったことをせずに、ちょっとずつ、体調の変化をみながら、注意ぶかく進めていって下さい。どんな自然療法にも当てはまることですが、最も大切なのは、自分で体調の変化を確かめながら注意ぶかく進めていくという態度なのです。

自然療法というのは「からだの内側からじわりじわりと効いてくる」のが特徴です。たとえば、咳（せき）を止めるための「咳止め薬」や、体温を下げるための「解熱薬」のように、特定の〝症状〟を抑え込むために用いる「対症療法」で、むりやり抑え込まれていたような症状が、自然療法を用いると一時的におもてに出てくることがあります。からだの内側から病気が癒（い）えていくとき、からだは〝解毒〟にむけて働きだします。こうしてからだが、さまざまな〝有害原因〟から立ち直ろうとしているときには、時として不快な反応が――これは本質的に病気のからだが健康に向かうときの「好転反応」なのですが――からだに出ることもありますし、「好転反応」とはいえ、一時的にからだが非常に具合悪くなる場合も、ないわけではありません。

なお、尿療法は、特定の「症状」を抑える目的の「逆症療法薬（訳注1）」や「気晴らしぐすり（レクリエーショナル・ドラッグ）（訳注2）」と併用しないで、実施するようお勧めします。

本書は、自分でちゃんと責任をもって自分の健康を維持し、病気を治していく心がまえをもち、自分のからだの生命力・治癒力を信じて、あえて自分の身体で尿療法をためす気概をもつ人々にむけて、この治療手段を紹介したものです。

黄金の泉——尿療法大全　目次

黄金の泉——尿療法大全

序文

スワーミー・プラギャームールティ・サラスワティー

本書に序文を書いてほしい、と頼まれて、まず私はとにかくうれしかった。何がうれしいって、頼まれたということがまずうれしかったし、自分が長年にわたって生きる励みにしてきたとっても大切なことに、私自身もいくばくかの貢献ができるのだと考えただけで、心がはずむ思いであった。そういうわけで、自分のもとに届いた本書の草稿を、まずはじっくり読ませていただいた。そしてすぐにわかった。これは尿療法を紹介した書物としては最も完ぺきな本になると！　そして思った。私がつけ加えることなんて、ひとつもないんじゃないか、と……。おまけにこの本は、ここ英国で出版されるとのこと。だから容易に手に入る。すでに尿療法に興味をお持ちの方なら、きっとインドで出されたこの分野の本をかたっぱしから探し、米国でこの方面の新刊本が出ればかたっぱしから取り寄せ注文してきたご経験がおありだろうから、本書の出版はまさに福音と感じるはずだ。

「アマローリー」〔訳注1〕――インドでは尿療法をそう呼ぶ。なんと愛らしい呼び名だろう。このアマローリーが歩んできた歴史。それは追うだけでもとても面白い物語である。でもそれだけじゃない。我々のまわりじゃほとんど知られておらず、しかも世間じゃ〝異常〟だと思われている試みなのであるから、これから始めようと思っている人々がその歴史を知るならば、きっと自信をもって健康への道を進んで行けるはずだ。だって自分のおしっこを飲んだり肌につけるという体験は、じつは我々だれもが知らずに行なってきたことだし、人類が誕生した太古の昔から続いてきたのだから。そして本書に網羅された医学情報や学術的な情報を知り、ここにわかりやすく説かれているアマローリーのさまざまな実践法を読むことで、読者の皆さんは大いに励まされ、安心と、さらなる自信を得ることができよう。これほど詳しく徹底的に調査を行なったクーン・ヴァン・デル・クローン氏の苦労は大変なものだったと思う。心からの感謝を彼に捧げたい。この本がかくも実りある有益なものに仕上がったのは、まさにその調査のおかげなのだから。

ここで私自身のことを少し述べておきたい。私はヨーガを学び、人にも教えてきた身である。そういうわけで、ヨーガの教えを記した古文書を読んでいて、アマローリーに初めて出会った。しかし古文書に書かれていたのは、あくまでも精神修行(サーダナー)として尿を用いよという教えであった。いろいろな病気を治す医薬品(くすり)として尿をつかう、という実用的なマニュアルとは、ほど遠いものだった。今だから告白するが、当初は興味本位でほんのちょっと試しただけだったし、いやいやながら、という感じが強かった。けれども八年前に、ふたたびアマローリーと向き合う機会があり、あらためて尿療法を実践したのである。この時は、もうあれこれ迷う心も、二の足を踏む臆病な気持ちもなかった。

そして我が身で学んだ。尿療法は本当に効くのだ！　かくして私は、いまも毎日、自分のおしっこを肌に塗っているし、日に二〜三回は自分のおしっこを飲んでいる。さらに自分のからだが欲するままに、まさに生存本能に身をまかせて、一日に一回おしっこを飲むだけの断食を試してもみたし、水のかわりにおしっこだけを飲んで一日を過ごしたこともある。尿療法の効能として真っ先に気づいたのは、肌がしっとりとした〝もち肌〟に一変し、心身に活力がみなぎることである。かつての私は、冬のあいだじゅう咳(せき)と鼻水に悩まされていたのだが、尿療法を始めて最初に迎えた冬は、おかげさまで風邪とは無縁に過ごすことができた。この経験から、おしっこを飲むことで免疫の働きがよくなったのだろうと考えるようになり、我が身を実験台にして自家製の〝金色の甘露(ゴールデン・ネクタル)〟を飲むという試みをつづけてきた。

そして最終的に私は、ヨーガ教室の教え子の何人かに、アマローリーを紹介した。私が尿療法を教えたのは、エイズウイルス（ＨＩＶ）に感染したり、すでにエイズの症状が出て苦しんでいる教え子たちだったのだが、自分のおしっこをくすりとして用いることに偏見をもたず、熱心に、尿療法を迎え入れてくれた。それ以来、多くの人たちが自分のおしっこでアマローリーを実践し、大きな効験を享受している。皮膚の感染症をすっかり治した人もいるし、免疫細胞（白血球Ｔ細胞）の増加をなしとげた人もおり、尿療法の効能はさまざまである。そして教え子たちから、こんな感謝のことばを頂いている――「医学者たちが奇跡の新薬を発明するまで、何もせずに黙って待っているしかないと思っていたんです。でも尿療法(アマローリー)のおかげで、わたしは生まれて初めて、自分の力で健康になれるし幸せがつかめることが、実感できました！」。

アマローリーを実践しはじめると、こうした精神的な地平が拓かれていく。それこそがアマローリーの最大の効用であろうと、私はつよく感じている。世間のたいていの人は、自分のおしっこを飲むなんて、吐き気をもよおす愚行だと信じているし、ましてＨＩＶに感染している人がそんなことをするのは命にかかわる危険行為だ、などと思ってしまうだろう。しかし実際には、自分のおしっこを飲むことで、まさに〝奇跡〟が起きる。どういう態度で自分自身に向き合うか――これがすべてを変えるカギなのだ。つまらない偏見や怖れをすてて、自分自身をほんとうに誠意をもって癒（いや）してあげる、気づかってあげる、愛してあげる。これが、自分で自分を癒すという〝自力更生〟の、ことばの真の意味での第一歩なのだ。

　アマローリーは、人から人へと評判が伝えられ、さらに本書のようなすぐれた案内書が世に出ることで、実践者を増やしながら世に広まっていくだろう。読者の皆さんは、どうか本書を大いに愉（たの）しみ、ここから健康のヒントを見出してほしい。なによりアマローリーは、自分のからだと心が必要としている〝特別注文の医薬品〟を自分自身でつくりだすわけだから、まったくお金がかからないのだ。

大いなる神々の名において（ハリー・オーム・タット・サット）

スワーミー・プラギャームールティ・サラスワティー

一九九四年十一月二六日、ロンドンにて

はじめに

じつをいえば、私たちはみな、おしっこを飲むとからだに良いし健康の増進に役立つことを身にしみて知っているのですが、たいていの人はそれを忘れているにすぎません。だってそもそも、この世に生きる私たちは、一人残らず、十月十日のあいだ、それを実践してきたのですから。つまり母胎から生まれ出るまえに、どんな子供も、母親のおなかの中の羊水の海に、浮かんで暮らしていたのです。羊水の主成分は、胎児が排泄する尿にほかなりません。けれどもこの羊水が、胎児の成長を促してくれるのです。私たちは母胎のなかでこの液体を飲み、おしっことして排泄しているわけです。そしてこの液体に浸かったまま、呼吸をしていたほどでした。尿にひとしい羊水を、肺にまで吸い込んでいたのです。でもそのおかげで肺が成長し、母胎から、空気に囲まれたこの世界に生まれ出たのちも自力で呼吸できるほどに、りっぱな肺に育ったわけです。……こうして私たちは生まれてきたのに、生まれたのちは、おしっこを「きたないもの」だと信じるはめになった。そんなわけで、今ではおしっこを飲む気にもならない……。これって、よく考えれば愚かな話ですよね?

だけど私は……いや私だけじゃなく多くの人たちが……〝おしっこを飲む〟というのを実際に始めたわけです。私の場合は、毎朝、コップ一杯のおしっこを飲んでいます。かならず「どうしてそんなことをしてるんですか?」って訊かれますけど、「だって健康にいいんですよ」って私は答えることにしています。するとたいていの人は、私が冗談を言っているんだと勘ちがいするんですね。なにしろ我々はみな「おしっこは不潔である」としつけられてきたわけですから。おしっこが健康だなんて、そんなことがありえようか? ましておしっこが病気の〝くすり〟になるなんて、あるはずないじゃないか!……みんなそう信じているんですよね。世間の常識のなかには、真実にもとづかない迷信もある、という典型的な見本です。

だけど、おしっこは汚いものではありません。それどころか飲んだり肌に塗ってもいいし、それ自体は安全なものなのですよ。こんなことを話すときまって質問ぜめにされるのですが、それも無理のないことでしょうね。

なぜ、おしっこは健康に良いのか？　なぜ、おしっこを内服したり外用薬として使うと、あらゆる病気やケガに治療効果を発揮するのか？　――これらの問いに答えるまえに、そもそも「健康とは何か？」「病気やケガを癒すとは、どういうことか？」をじっくり考える必要がありそうです。

世の多くの人は、漫然とこう信じています。――「〝治療〟というのは、軽い病気であれ重い病気であれ、からだに出てきた病気をできるだけ速やかに取り除くことに決まっているじゃないか」と。たしかに、カゼをひいたとおもったら、お酒をちょっと飲めば楽になるし、痛み止めを飲めば頭痛が消えてしまうし、アスピリンを飲めばインフルエンザの症状が治まりますからね……。

でも本当は、〝治療〟というのはそんなに単純なものじゃないのです。それはたとえば「生命とは何か？」をひとことで答えられないのと同じです。たしかに私たちが生きていくうえで、肉体は大切な基本です。だけど人は肉体だけで生きているわけではない。肉体は、健康で生きるための大きな要件ではあるけれど、唯一の要件というわけではない。肉体のほかにも、感情（emotion、抑えきれない心のうごき）や、思想（thought、日々思っていることや物事の考え方）や、霊性（spirituality、世俗的関心を超えた心の向かい先、こころざしのありよう、根性のすわりかた）などが、健康に暮らせるかどうかに影響を与えているわけです。人は、肉体と、感情と、思考や判断のような精神活動と、魂のありかたの、釣り合いがとれているとき、はじめて〝本当の健康〟を得ることができるのです。そしてこういう釣り合いがとれた状態になって初めて、人は生命力に満ちあふれた日々を送ることができるし、人生を快活に過ごしていくことができる。これは人生を歩むうえで知っておくべき基本的な〝真理〟といえるでしょう。けれども俗世は今や近代西洋科学の教条ばかりに、すっかり頼り切っていて、この真理をすっかり忘れてしまっている……。

ベアトリス・バートネット医師の『尿療法――あなたのいのちを救う希望』（*Urine-Therapy: It May Save Your Life*、本邦未訳）は、このような〝健康〟の真実のありようを、バラの花にたとえながら、わかりやすく説明しています。それはこんな具合です。――私たちはバラの花の素晴らしいかたちを観察できるし、輝くような色彩を愛でることもできるし、新鮮で精妙な香りを愉しむこともできる。バラの花が美しいのは、その花が生きているからに他ならないのだ。生命力を失ったバラは、もはや〝死んだ物質〟の塊にすぎない。〝死んだ葉っぱ〟や〝死んだ花びら〟の寄せ集めにすぎなくなってしまう。死んでしまったバラからは、輝くような色彩も、精妙な香りも出てきやしない。同じバラの花でも、生きているバラと、死んでしまったバラでは大ちがいだ。そのちがいを生み出しているのが「生命」の力なのだ……。私たちのまわりには「生命」があふれています、人々も、動物や植物たちも、さらには土塊（つちくれ）だって、生命の力にあふれているのです。

そして、おしっこにも生命の力がみなぎっているのです。おしっこは、ただの液体ではありません。活力にみちた液体です。生物を「いのちある生き物」として生かし続ける活力に、満ちあふれた液体なのです。もちろん、生きている人間やその他の動物には、すでに生命の力が宿っています。おしっこは、その生命力を養って増強し、失われつつある生命力をふたたび作り出す〝体液〟に他ならないのです。

ただし、それほどの潜在力をもつおしっこではありますが、「これに頼れば万病がたちどころに治る」という奇跡の医薬品（くすり）ではないことに、ご留意いただきたい。先ほど述べたように、いくら肉体（からだ）を修復しても、栄養状態や生活環境や感情のありかたや物事の考え方が「健（すこ）やか（＝のびのびと自由ですこやか）」で、康（やす）らか（＝一本すじが通っていてやすらか）」でなければ、健康を実現したり維持することはできません。おしっこが、病や傷をなおし心とからだの健康を回復していくうえで、とてつもない効能を発揮する〝万能薬〟であることは、すでに立証済みです。尿療法は、体内を浄化し、からだの修復をうながし、心にふたたび生気をあたえ、精神活動に活力をおよぼします。しかも尿療法は、それを実行する人の自立心を養い、自由な精神を育（はぐく）んでくれるのです。こうしたさまざまな効能をもつ尿療法ですから、これを実行する人は、いつも身近に有能なお医者さんがいて、安全でよく効く医薬品（くすり）を用意しているようなものです。しかも尿療法はすべて無料で、お金がまったくかからない。尿療法を実践すれば、おしっこが神の恵みだと思えてくる。当然といえば当然のことですね。

尿療法を「正統的な医療でない」と考えたり「まったく新奇な革命的医療」のように見る人もいるかもしれません。でも実際には、なんら新しい治療法じゃないし、新規に発見とか発明されたものでもないわけです。なにしろ尿療法は何千年も昔から実践されてきたのですから。もっとも、これまでは〝日陰もの〟扱いされてきたわけですけどね。……でも今や状況は大きく変わりつつある。

最近になってオランダの二つの全国紙に、私にとっては興味ぶかい記事が登場しました。いずれも、自分のおしっこを飲んでいるインドのヨーガ実践者を紹介した記事でした。（ちなみに〝自分の尿を飲む〟という実践は、数千年の昔から行なわれてきた尿療法の代表的な実施要領（ノウハウ）に他ならないのです。） いずれの記事も、メラトニンという〝ストレスを減らしてくれるホルモン〟がおしっこから発見された、という最新の成果を伝えていました。じつはいずれの新聞記事も、英国の権威ある週刊科学雑誌『ニューサイエンティスト』が報じた科学ニュース〔訳注1〕をネタ元にして、書かれたものでした。このオランダ紙の記事には、こんなことが書かれていました——

「飲むときに緊張するのだろうか？　たしかに朝のコップ一杯のおしっこは、飲めば驚くような薬効を体験できる。ただし毎日飲む必要がある。これは尿療法を実践している本紙読者ではなく、豪州のニューキャッスル大学の研究者M・ミルズとT・ファウンスが発した忠告なのである。」

この記事を読み、私は新聞の編集者と連絡をとったのでした。そして問われるままに尿療法について語ったのですが、それは彼らの知的関心を大いに呼び起こしたのでした。言うまでもなく、自分のおしっこを飲むなんてことは、オランダのような「文明国」では（〝理性的な精神〟が人間社会をまとめる中心原理になっているはずの現代においてさえ）、それだけで大騒動になってしまう。なにしろ「文明国」の国民は、中世の迷信とかホラ話なんぞは相手にしない、ということになっていますからね。だけど真実は、尿療法は大昔の迷信でもホラ話でもないし、それどころか「ストレスを減らす」以上のさまざまな薬効がある。私はこのことを新聞編集者に教えました。証拠となる文献もいろいろと示したのです。編集者はかなり驚いていました。尿療法は何千年も昔から続いてきたし、いま現在も行なわれている。インドのような「ぜんぜんちがう文明」の場所だけでなく、米国やヨーロッパでも、いま現在、実践されているし、しかもイボや湿疹から、がんやAIDSにいたるまで、あらゆる病気に治療効果を発揮することが実証されているのです。

新聞にインタビュー記事が載ったことで、マスコミに大きな反響が起きました。それ以来、私はオランダのテレビやラジオにたびたび出演するようになり、いろいろな番組でしゃべったので、多くの反響がありました。たいていは「これこれの病気には尿療法をどう行なえばいいのか？」という質問でしたが、さっそく自分で試して著効を得た、という体験報告もありました。おしっこを飲むのは心理的な抵抗があるので、この〝二の足を踏む〟気持ちを克服するにはどうすればいいか、と相談を受けることもありますし、「おしっこを飲んでもヘドが出るほど気持ちわるいものじゃないんですか？」などと聞かれたこともありました。ほかにも、なぜ私が尿療法を始めたのか、そのきっかけを知りたい、という質問も受けました。

ですから私は、まず尿療法をめぐる自分の体験談をお話いたしましょう。いかにして私は尿療法と出会い、それ以来、どんなふうに歩んできたかを、語っていきましょう。尿療法を実践しているたいていの人がそうだと思いますが、私の場合も、尿療法と出会った経緯や、自分でそれを実行するに至った体験は、きわめて意義深いものでした。その後、私は「研究調査の段階」に進み、多くの人々の体験談に触れることになったのですが（これは書かれた文献を読むだけでなく、じかに会って話を聞きました）、その結果、尿療法には奇跡的な治療効果があるのだという確信がますます強まりました。

尿療法についてたくさんの質問を受けてきましたが、本書で私はそれらに答えたいと思います。自分自身の尿療法体験にもとづいてお答えする場合もありますし、インタビューで得た体験談や、文献からの情報を提示する場合もあります。そういうわけで本書の大半は、すでにあちらこちらで報告された知見の一大集成という形になりました。必要な情報がはっきりと記されている文献については、私はそれにあえて手を加えずに、ほとんど元の記述のままで本書に引用・転載することにしました。尿療法をじっさいにどう行なえばいいかについて、私は、ベアトリス・バートネット医師の『尿療法——あなたのいのちを救う希望』と、シャンカルデーヴァン・サラスワティー医師の『天露利（アマローリー）』（二冊とも本邦未訳）から、具体的に役立つヒントをたくさん学びました。

本書には、おしっこの〝くすり〟としてのさまざまな用い方、それぞれの利用法の歴史、効果的に行なうための要領や秘訣や経験者からの助言、学術的な根拠や科学的な裏づけなどに加えて、よく訊（き）かれる質問とそれらへの答えを、盛り込みました。

あとは、あなたがご自分で試すだけです。試してみれば尿療法のききめを実感できるでしょう。この生命の水を、すでに内服その他のやりかたで〝くすり〟として活用している読者の皆さん、あるいはこれを読んだらさっそく尿療法を実行しようと、すでに心に決めている皆さんには、次のことばを贈ります——おめでとう！　君に健康あれ！

クーン・ヴァン・デル・クローン

一九九四年、アムステルダムにて記す

黄金の泉——尿療法大全

第1章　はじめの一歩——「尿療法」入門

1　私と尿療法との出会い

私について申し上げれば、ずいぶん前のことですがアメリカの週刊『タイム』誌で、インドの政治家が毎日コップ一杯のおしっこを飲んでいる、という記事を読んだのが、そもそものきっかけだったと言えるでしょう。当時は信じがたい話だと思いました。想像しただけで吐き気を催したほどです。それから数年後にまさか自分が〝おしっこを飲む〟という修行、というか実践に、のめり込むことになるなんて、考えてもいなかった……。けれども尿療法の思想的・学問的・歴史的な背景とか、これをさまざまな病気や傷に用いて治した実例などを自分自身で調べているうちに、最初は〝雑誌にのった変なおじさん〟といった印象しかなかったこの人物をすっかり尊敬するようになり、ついに私は、彼を訪ねてインドを旅するまでになったのでした。

この人物こそモーラールジー・デーサーイ氏、インドの元首相なのでした。彼はすでにずいぶんまえから、首相という地位でありながら、憚（はばか）ることなく尿療法の奇跡的な効能を語り、高齢をものともせず（当時でさえ九十歳にとどく年齢でしたのに）健康ではつらつとしていたのです。一九九四年の春にお伺（うかが）いしたときには、デーサーイ氏は九九歳になっていましたが、矍鑠（かくしゃく）たるご様子でした。そのときもなお、彼はコップ一杯のおしっこを毎日欠かさず飲み干し、おしっこでマッサージを行ない、おしっこでからだを洗っていました。彼の肌は若くてすべすべしていて、光り輝いていたのです。自分でじかにデーサーイ氏とお会いして、かつて読んだあの雑誌記事は本当だったんだなあ、と実感した次第です。なにしろ正真正銘の〝現実〟に出会ったわけですから。

ところで私はインドで、もうひとつ、重大な体験をしました。かの地で尿療法を、自分でも生まれて初めて実行したのです。けれどもインドの導師に教えられて尿療法に踏み切った、というわけではなかった。私が生まれて初めて読んだ尿療法の本は、イギリス人が書いたものでした。その本を、ヒマラヤ山中に建つ修道院の、図書室で見つけたのです。『生命の水』という名前の本で、一九四〇年代にJ・W・アームストロングが著した本でした。〔訳注1〕きわめて興味ぶかい事実を、この本は世に知らしめたのでした。つまり自分自身のおしっこを、飲んだりマッサージで肌にすりこむことで、完全な健康を手に入れることができるし、いま健康な人はそれを維持していける。さらに、ごく軽い病気だけでなく、尿療法を実践すれば、きわめて重い病気からも回復できる可能性がある。これを知ってびっくり仰天したのは当然でした。私はずいぶん以前から代替医療（オルタナティヴ・メディシン）に関心を抱いてきましたが、まさにこの驚くべき〝癒しの道〟と出会ったことで、進むべき道への〝門〟がひらけたのです。この〝門〟は、二重の扉でした。まず猛烈な興味に惹（ひ）かれるままに、私は〝第一の扉〟を開けたわけです。しかしそれでもなお、私は尿療法の効果について、まだまだ懐疑的だったのです。しかし疑い半分の霧におおわれていた〝第二の扉〟も、やがて力強く開かれたのでした。

ところで、私はこの本とどういう経緯で出会ったか？ 私自身、いつもこの問いを、牛のように反芻（はんすう）しております。じつは、この本に出会ったきっかけは、まったく不愉快な出来事でした。だけど、きっかけが不快だったから、おかげで尿療法を試してみる気にもなったのです。ことの顛末（てんまつ）をお話しましょう――。

話は五年前にさかのぼります。私は、一～二ヶ月ほどインドに旅してみる気になりました。それまでいろいろと調べることがあって、これが一段落したので、ちょっとした冒険をしたくなったのです。行き先は、ハイダハーン・バーバージーという有名なインドの聖者がヒマラヤ山中に建てた、小さな修道院（アーシュラム）でした。人里はなれた場所にあり、あれこれと交通手段の乗り継いだ果てに、けっきょく川床を十五キロも歩かなきゃ、たどり着けない場所にあったのです。修道院には「世界の中心」という名前がつけられていたのですが、当時の私は、世界の果てにたどり着いたような気がしたものです。

修道院の日課は、ほとんどが重労働の毎日でした。野外労働に屋内労働、そして大きな岩を川床から運んでくる……。こんなことを、気温が三十度をゆうに超え、四十度にとどきそうな猛暑のなかで、日々、繰り返すわけです。

修道院に着いたばかりなのに、その翌日にひどい事故に遭（あ）ってしまい、けっきょく尿療法に頼らざるを得なくなったのでした。荷車を引いて山の坂道をのぼっているときでした。うっかり崖がわの岩にふれ、それが一メートルの高さから左足に落ちてきたのです。皮サンダルを履いていたのでケガをしたのが中指一本だけで済んだものの、ひどい傷を負いました。あとでわかったのですが、骨折していました。事故のときでさえ、ケガをした中指の、足の甲の側で、指先が骨に達するほど抉れて大きな傷口がひらき、生肉が見えていました。いっしょにいたインド人の男性がとっさに自分のシャツを裂いて、包帯代わりに私のつま先を巻いてくれたおかげで、ひどい出血を止めることができたほどでした。

　修道院にもどると、看護婦が消毒用の軟膏を塗って、新しい包帯を巻いてくれました。それから毎日、傷の治療をうけ、そのたびごとに新しい包帯に取り替えてくれたのですが、痛みはひどくなるばかり。つま先のケガは悪化の一途をたどっている様子です。熱帯地方でひどいケガをしたのだから、たしかに然るべき病院にでも行ければ一番いいのです。キズから病原体が入って感染症にでもなったら、命にかかわる事態にもなりかねません。じっさい、傷はいっこうに癒えるようすが見られなかった……。一週間がたち、私は不安に襲われました。からだじゅうが具合悪くなってきたからです。会う人ごとに「合併症にかかったのではないか?」と警告を受けました。ひょっとすると壊疽になりかけているのでは、と言う人までいました。

　そんなとき、たまたまある女性と話をする機会がありました。この人も、同郷のオランダ人だったのですが、私に「布に自分のおしっこを浸して、包帯代わりにそれを巻くといい」と教えてくれたのです。これを聞いた瞬間は正直いってぞっとしました。——だってオシッコなんてキタナイじゃないか!そんなもんを塗りつけてケガが治るはず、ないじゃないか!　……最初はそう思っていたのですが、そのうちに、やっぱりちょっとだけでも試してみようか、という気になったんです。だって、オシッコの湿布がもし“からだに悪い”ことだったとしても、もうケガのほうはこれ以上悪くなりようがない、と思えたものですから……。だけど、もうひとつ理由があったのです。この女性

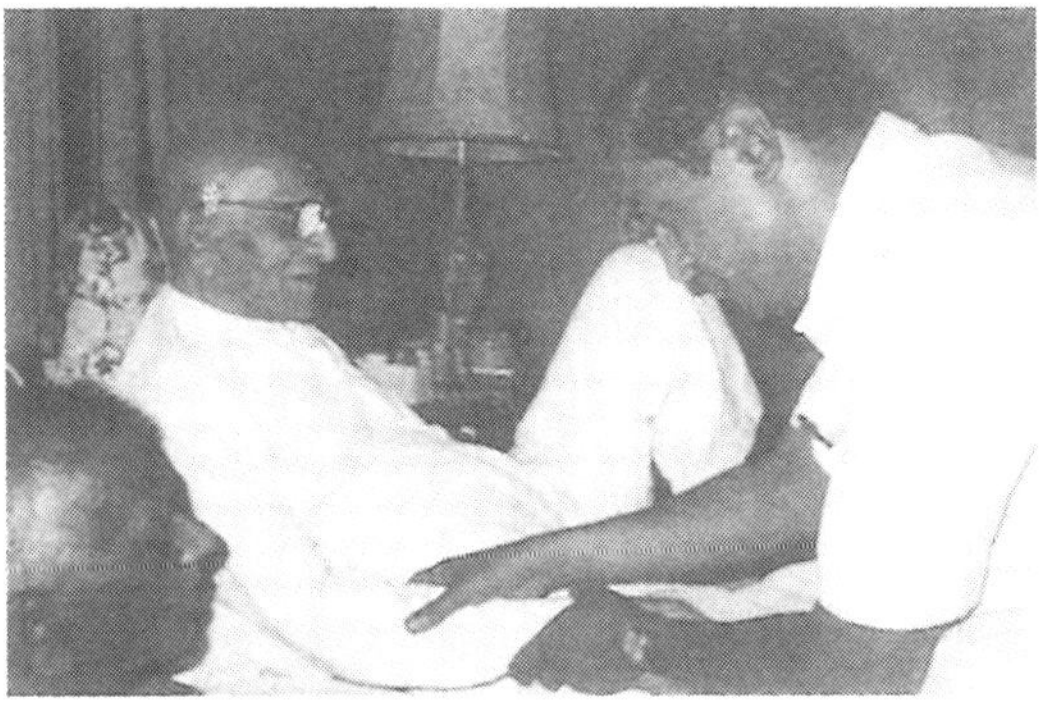

インドの首相を務めたモーラールジー・デーサーイ氏は、不動の信念で尿療法の普及に努めました。この写真は、は尿療法のセラピストをしている友人から脈を測ってもらっているところです。デサーイ氏は1995年の春に、数え年100歳で大往生をとげました。私がその前年にお伺いしたときは、とてもお元気でした。

はいろいろと尿療法のことを教えてくれていました。それどころか、尿療法の本まで私にくれたのです。その本こそ『生命の水』でした。修道院の図書室に置かれていたのです。ついに私は勇気をふるい起こし、尿療法を試してみることにしました。

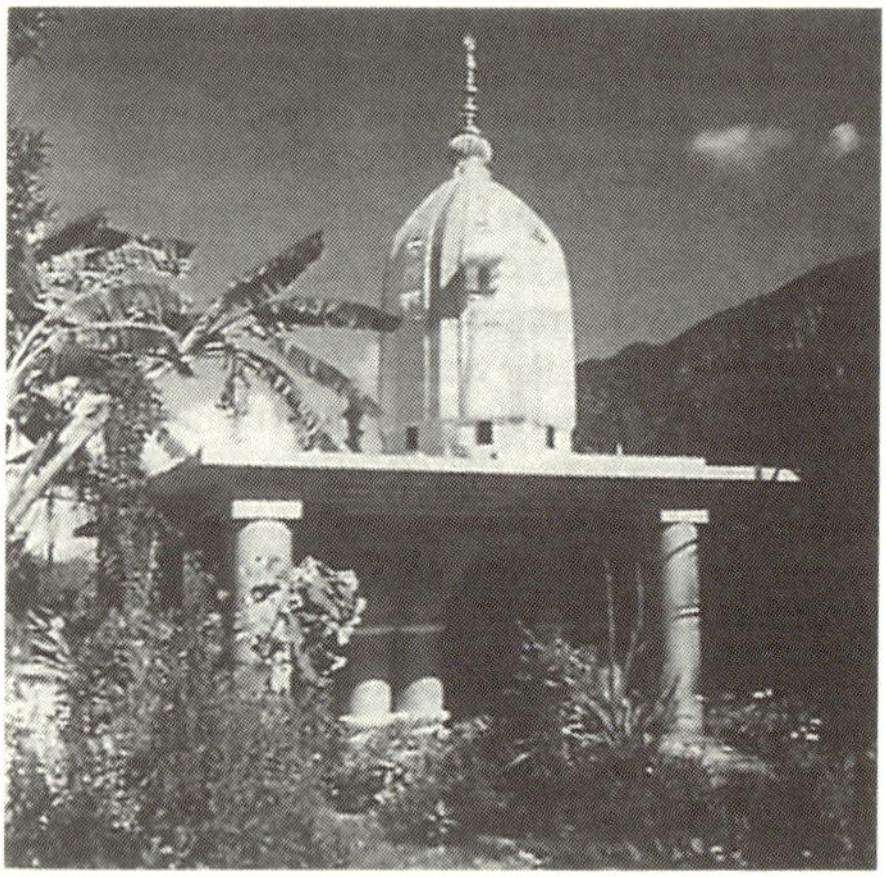

ヒマラヤのふもとの丘にたつ、ハイダハーン・バーバージーの修道院。

翌日、私は（すでに自分のオシッコを浸した布を、つま先の負傷部位にあてて〝尿湿布〟を試しておりましたが）『生命の水』を読みふけりながらも、まだ迷いがありました。オシッコには汚いしキモチワルイ、と心は反発しているけれど、『生命の水』に書かれている内容は強烈な説得力があり、理性（あたま）では尿療法を受け入れている自分……。

『生命の水』には、自分のオシッコを飲んだり（肌などに）マッサージしながら塗ると、さまざまな外傷や、急性や慢性の、軽い病気から重い病気までを治すことが可能だ、とハッキリ書いてあります。この本を書いたアームストロングという人は、二十世紀の前半に尿療法の活用を推し進めた人物です。アームストロングさんは主治医から「あなたの病気はほとんど治る見込みがない」と宣告されたのですが、尿療法の助けをかりて結核を自力で治してしまったのでした。かくして彼は、尿療法の効用を他の人々にも教え、多くの人が尿療法に踏み切るのを手助けした。そして何百人もの患者の治療に成功した。しかもその大部分は、がんや結核のような生死に関わる重病だった。彼はそれらの尿療法の成果を記録していた。そこから『生命の水』が編まれ、この本が西洋諸国のみならずインドでも、尿療法を実践していくうえでの必読書になったのでした。

そういう本に出会って、感心しながら読み耽（ふけ）っていたけれど、まだこの時には、たとえ自分のオシッコでもすんなりとそれを飲むなんて想像すらできなかった。それほどオシッコへの偏見、嫌悪感が強かったのです……。だけど『生命の水』に書かれていることは真実にちがいない、と思ったわけです。そう直感しただけでなく、科学的な観点から尿療法の秘密をもっと知りたい、という知的好奇心が私の背中を押したのでした。直感的な確信と、私のなかの

〝科学するこころ〟——ふたつの情熱に突き動かされて、尿療法というものを徹底的にしらべて、その効力を試してみようと決心したわけです。

　しかし何よりも、自分で試した尿療法で、悪化していた足のケガが劇的に治っていったという体験が、私を尿療法の調査研究に邁進させた最大の推進力になりました。なにしろ尿で湿布をはじめわずか三日で、傷口がすっかりきれいに治まり、腫(は)れが引き、痛みもずいぶん軽くなったのです。四日目には、はやくもピンク色にかがやく新しい皮膚が、傷口のなかから生えてきました。それから二～三日のあいだに傷はほとんど全快し、新しい爪も生えてきたのです。これまでの常識を超えたすごい事が起きていると、はっきりと思い知らされたのでした。だって熱帯地方でこんなに大きな傷を負ったら、最良の条件で治療を行なっても、傷口がとじて癒えるまでに、最低でも三週間はかかるわけですからね。そういうわけで、私の心に宿っていた〝尿療法に対する懐疑と嫌悪〟の感情は、『生命の水』から得た知識と自分で試した実体験によって、一週間もたたないうちにすっかり消え去ってしまったのでした。尿療法のことをもっと知りたい！　切実にそう思うようになったのです。

　だけど尿療法のことなんて、どこで勉強できるのだろう？　われわれ西洋文明の社会に、この治療手段を熟知している人なんているのだろうか？　大学や研究機関の図書館を訪ねてまわったが、尿療法の情報なんてぜんぜん見つからなかった。インドから帰ってきて、それから一年ほどは、朝のオシッコを飲んだり飲まなかったり……という日々がつづいていました。そしてこんなふうに思ったこともあったのです——「ぼくは何をしてるのだろうか？　妄信にかられてバカげたことをしてるんだろう？　妙ちくりんな奇習を信じてるだけなのだろうか？」　風邪をひいたりインフルエンザにかかった時などは、かならず一日か二日、オシッコと水だけを飲んですごす〝飲尿断食〟をしました。すぐに体調がよくなります。しかしそれでも、オシッコを飲まなくても風邪は治ったんじゃないか、などと疑ってしまったものです。

　翌年、こんどは米国を旅しました。〝魂のめざめ〟とか〝代替医療〟をテーマにした本ばかりを扱う書店で、私は予期せぬ出会いを経験したのです。それは『尿療法の奇跡』[訳注2]という名前の、ちいさな青い表紙の本でした。突然の出会いにわれながら驚き、感激したものです。ずっと探していたのは、この本だった！　だけどこういう本が存在していたことすら知らなかった。本を書いたのは、スイスで生まれ米国で活躍中の自然療法医で、この人はすでに米国で〝生命の水研究所（Water of Life Institute）〟という研究機関を立ち上げていました。この本には尿療法を実行する際に役立つさまざまな情報だけでなく、数多くの文献からの抜き書きというかたちで、さまざまな文化圏や宗教の教えのなかで尿療法が古代から実践されてきたことを示す多数の証拠が示されていました。尿療法は東洋の異国だけでなく、われわれ西洋社会でも行なわれてきたことを、これで知りました。米国に行った甲斐がありました。この発見と出会えただけでも大収穫でした。

オランダに帰ってきてからは尿療法の調査研究にのめり込みました。あらたな情熱に駆られるままに、突き進みました。米国の〝生命の水研究所〟に連絡を取って、新たな情報も入手できました。とりわけありがたかったのは、尿療法の効用を説明しうるさまざまな科学的知識が手に入ったことです。これらの情報から、たとえばオシッコのさまざまな成分を分離精製して、それらを化粧品などの原材料に用いていることを、私は知ったのです。世間の人々は、こうした事実をまったく知らずに、オシッコの〝成れの果て〟を高いカネを出して買っているわけです……。

じっさい、その直後に手にした化粧品のびんを見ると、原料に尿素が使われているではありませんか。オシッコは大部分が水ですが、それ以外の固形成分の主なものは、ほかならぬ尿素です。だから日常会話でこんな話題を出して、相手をびっくりさせることもできるでしょう――「きみは知らないだろうけど、毎日つかってる化粧水、あれってオシッコとほとんど同じものなんだよ」って。

こうして私は、自分の尿療法の体験などを、人に話す機会が増えていったのですが、会う人ごとに質問攻めにあう始末……。そんなわけで、いっそのこと尿療法の講演会を開こうと思い立ちました。講演会を行なってみると、聴衆のなかに、自分自身の尿療法の体験を語る人が、少ないながら確実にいることがわかりました。私は当初、われわれの社会では尿療法を知る人などほとんどいないだろう、と心配していたのですが、そうでもないことが判ってちょっと安心したわけです。じっさい、しもやけを治すためにオシッコを塗ったり、傷の消毒にオシッコをかけたりした経験がある人が、少なからずいたのです。

とはいえ、たいていの聴衆にとって尿療法はまったくの初耳でした。はじめてこれを知った人は、かならずこんな疑問をもちます――「オシッコは老廃物なのに、それを飲んで体に害はないのだろうか?」 そんなわけで、尿療法への道を阻(はば)んでいる、こうした〝こころの壁〟を打ち破ることが、これまでの私のおもな仕事になってきたのです。ここではっきり言います。オシッコは汚いものではありません。それどころか、オシッコは清潔なものなのです。オシッコの成分はほとんどが水であり、それ以外の固形成分は健康に害をもたらすこともなく、有用物質も多く含まれていて、しかも無菌状態なのですから。

ほどなく私は、この「あっと驚く」民間療法のことを人々に語り、どんな反応が返ってくるかを知るのが、愉しみになりました。聴衆の反応は、嫌悪感をはっきり顔に出してまったく受け付けないものから、たちまち熱心に賛同してくれるものまで、いろいろでした。ときには〝オシッコは良薬である〟という考え方に大賛成してくれて、翌朝からさっそく尿療法をやりはじめた人たちもいました。尿療法の可能性を信じてはいるけれど、どうしてもオシッコを口にできない、という人たちもいました。ほんの一口、すすることさえも無理だというのです。しかしどんな反応が返ってきても、尿療法の話題で自由に意見交換をしていると、やがてみんなで大笑い。これ自体だって、健康にはとてもいいのです。

私はもういちどインドを訪れようと心に決めました。こんどの目的は、尿療法の施療師や研究者を見つけ出してじかに会うことでした。前回のインド旅行で泊まった修道院に数週間お世話になったのち、尿療法についての本をもっと探し出そうと思って、すでに知っていた小さな書店をたよってニューデリーに行きました。店に乱雑に積まれた膨大な量の本の山と格闘し、宝さがしをしてヘトヘトになっていると、うれしいことに店長さんが二冊の尿療法の本をもってきてくれたのです。そのうちの一冊はボンベイ〔現在の名はムンバイ〕の何とかいう出版社が出したばかりの本でした。出版社の所在地はわかっている。だから次の行き先はそこだ。そう考えるのは当然でしょう。

もうひとつ、行く宛てがわかっている場所がありました。ボンベイにいく途中の、バローダー〔現在の名はヴァドーダラー〕の市内です。そこに寄るつもりで途中下車したのですが、インドの都市というのは途方もなく大きく、混沌としていて、人また人でごったがえしています。「ここは何という通りですか？」と住民にきいても、たいていは「わからない」という。なのに都市には無数の街路……。人力車やタクシーの運転手にきいてもやっぱり「わからない」の答えが返ってくるだけ。けっきょく私はこの町の、旅行者がいかない路地裏をまる一日も放浪しつづけ、目当ての住所をたずね歩いたのでした。そしてようやく探していた家にたどり着いたのですが、なんとドアには鍵がかかっていた。私はすぐに群集に取り巻かれました。見なれぬ西洋人がこんなところで何をやっているのか、と不思議そうに私を観察しています。〝街の長老〟たちとカタコト英語でやりとりし、ようやく判ったのは、骨折り損のくたびれもうけだった、ということでした。尿療法のことを教えてくれる、と言っていた人物、つまり訪ねた相手は、ちょうど旅行中で留守。いつ帰ってくるのかわからない、という話でした。

そんなわけで、しかたなくボンベイに向かうことになりました。バローダーから一日がかりの汽車の旅です。けれども行った甲斐がありました。大収穫でした。かの地で私は、三人もの熱心な尿療法施療師に出会うことができたのです。そのうちの一人は、〝インド生命の水協会〟(Water of Life Foundation India) を設立して会長をつとめておられるG・K・タッカル博士。タッカルさんは尿療法師の仕事のほかに、弁護士と税務コンサルタントの仕事もしておられます。そもそもこのふたつが彼の本業だったのです。その彼のもとを、尿療法の助言を求めて訪れる人たちが年々じょじょに増えていき、いまや名刺に、この一番新しい仕事――尿療法師(ユーリン・セラピスト) (urine therapist) ――も記されています。西洋の社会なら「弁護士・税務コンサルタント・尿療法師」などという名刺を受け取ったら、「この人はいったい何者なのだ?」とみんなびっくりするでしょうね。

タッカルさんはボンベイ市内の繁華街にあるご自分の事務所で〝診療業務〟をしています。毎日、夕方になると〝患者さん〟がやってくるわけです。彼のもとに持ち込まれる病気は、ありふれた風邪から癌にいたるまで、あらゆる種類に及んでいます。彼は税務コンサルタントの書類作成などをしながら、患者たちに無料で尿療法の助言や指導を与えているわけです。タッカルさん自身、二十年間もアメーバ赤痢と湿疹に苦しんできたそうです。しかし五年前に尿療法をやりはじめて、長年の病苦から解放されたのでした。これまでに私が話をきいたり文通したインドの尿療法師はたいていそうでしたが、タッカルさんも尿療法を〝神さまの贈り物〟だと絶賛しています。彼は持病を尿療法で克服したのを契機に、自然療法のさまざまな国際会議で講演を行なうようになりました。私が訪ねたときは、二~三日のあいだ、彼が尿療法の相談指導をしている現場を見せてくれました。もちろん私はタッカルさんの仕事ぶりから大いに学ぶところがありましたし、愉(たの)しい時間を過ごすことができたわけです。

ボンベイの書店で尿療法の本をさらに何冊か見つけました。この本屋さんに来たおかげで、尿療法にかんする私の手もとの情報と文献はいっきに増えました。それまでにも尿療法についての新聞記事をスクラップ帳に貼って集めていたし、インドに尿療法師たちすべて一覧表にまとめることもしていたのですが、今やこの案件について書かれた最も重要な文献のかずかずを、じかに読めるようになったのです。とおい異国への思い切った旅でしたが、大成功でした。まず調査研究の旅として大きな収穫があった。それに、われわれ西洋人がインドを旅行するとなれば、予防注射をあれこれ打って、下痢止めなどいろいろな医薬品を携行していくのが常識みたいになっていたけれど、旅のあいだじゅう尿療法をつづけていたおかげで、インドに行ってから帰ってくるまで、ずっと健康でいられたのです。

調査の成果にこころから満足しながら、私は二度目のインド冒険旅行を切り上げて、一九九二年の春にオランダに帰還しました。

帰ってきて一〜二週間もたった頃でしょうか。私はもうひとつ〝大成功〟を成し遂げていたことに気づいたのです。まわりの人たちから、髪の毛がフサフサになったね、とか、後頭部にあった〝円形脱毛症〟がすっかりなくなったね、と言われたのです。自分じゃ気づかなかったのですが、他人からそう言われて、わたしの〝実験〟は大成功だったんだなと実感したのでした。じつは、オシッコを捨てずにためておき、四日のあいだ熟成させてから頭皮に塗ってもみほぐす、という尿マッサージの試みを、インドに旅立ったときからやり始め、六週間の旅行中ずっと続けていたのです。尿マッサージというものに本当に効果があるのなら自分の目で確かめてみたい、と思って始めたことでしたが、正直いってそんなに期待はしていませんでした。でも実際にこうした効果を我が身で体験したことで、オシッコには〝生体組織を再生する効力〟が確実にあることが確信できたわけです。

ほどなくして、マスコミから数多くの取材を受けるようになりました。一九九二年の夏のことです。おかげで私は、テレビやラジオや新聞に、インタビューに答えるかたちで登場し、人々の知るところとなりました。私はますます多くの人から、尿療法の助言を求められるようになったのです。ほかにも私に電話をかけてきて、自分の尿療法体験を告白したり報告する人たちが続々と現れるようになりました。カルメン・トマスさんと情報交換が始まったのも、この頃のことでした。彼女はドイツのラジオ局（WDR）で活躍しており、すでに四年前に尿療法を特集したラジオ番組を放送していました。その放送がきっかけで、カルメンさんのもとには、尿療法の体験談とか「効き目があった」という報告の手紙が、一般の聴取者たちから週に数十通も送られてくる状態が続いていました。しかも彼女は、ドイツで尿療法の用い方を満載した『これぞ特別あつらえのジュース〜おしっこ』[訳注3]という本を出したばかりだったのです。この本はほどなく空前のベストセラーになりました。

カルメンさんの『これぞ特別あつらえのジュース〜おしっこ』は、オシッコが過去と現在の、とりわけドイツの生活文化のなかで、どのように活用されてきたかを、さまざまな実例をあげて紹介しています。オシッコは病気を治す医薬品（くすり）として使われてきたわけですが、それは多様な用途の一例にすぎないのです。同書には、何十人ものドイツ市民が語った、オシッコを活用して生活を豊かにした実例

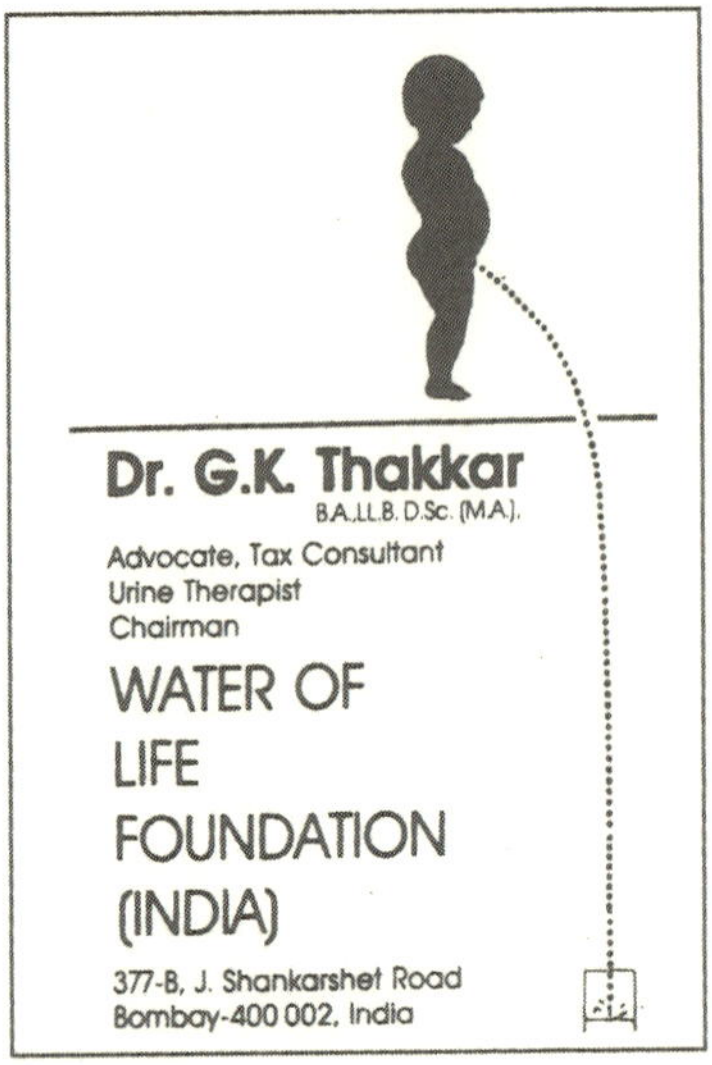

タッカル博士の名刺（G・K・タッカル博士／文学士・法学士・理学博士／弁護士・税務コンサルタント・尿療法師／生命の水協会（インド）会長）

や、軽い病気から重病までいろいろな健康障害を尿療法で治した体験談が満載されています。でもこの本の内容はもっと広くて深い。オシッコには、医薬品の他にも、いろいろと使いみちがあるのだと教えてくれる。たとえばオシッコは、繊維製品をつくったり手入れをおこなう時や、建物のかべなどを塗装するときに、よく使われていたのです。古代ローマでは洗剤としても使われていました。ずっとあとになってドイツでも洗剤として使われるようになり、「小便かつぎ」（Seckhannes）と呼ばれる人たちがオシッコを集めてまわり、町や村の洗濯屋に供給していたのです。めったに語られることはありませんが、これ以外にも鉄に焼き入れをして硬くするときや、パンを焼いたりチーズを作ったり皮革をなめすときに、オシッコが使われていたのです。

　さて、こうしてカルメン・トマスさんとも連絡が付くようになった頃のことですが、さらにうれしい話を耳にしたのです。インドで尿療法にかんする会議が正式に開かれることになったと……。その名も「第一回全インド尿療法会議」。話をきくや、これは行かなきゃならない、と思いました。一九九三年の二月、三たび私はインドの土を踏み、会議が開かれるゴアの町に急ぎました。ゴアは美しい寺院が群れなして立ち並ぶ中心部を囲むように、異国情緒あふれる町並みが広がる都市。そこにインド各地からおよそ二百人が馳せ参じ、尿療法の大会議に臨んだのです。参加者には、二十年以上まえから尿療法を施してきた尿療法師や医者のほか、尿療法を過去にうけたり今うけているという〝患者〟の立場の人々もいましたし、とにかく尿療法についてもっと知りたいとのぞむ研究熱心な人たちも来ていました。

　この会議では、自分で尿療法を行なったり他人に施療した人たちの体験談に、大きな関心が集まりました。しかしそれらの体験談の全般については、体験談の裏づけになるような文書による記録が不十分だと痛感しました。今後、尿療法の科学的な調査研究を進めていくには、正確な記録を文書で残すことが不可欠なのです。なにしろこれまでだって尿療法を扱った文献は、多くの人たちから〝眉唾もの〟扱いされてきたのですから。……だって従来の〝オシッコ療法〟の本は「病からの奇跡的な回復」を誉めたたえる成功談ばかりで、尿療法が効かなかった事例は切り捨てたんじゃないのか、と思えるほどでしたからね。

重視すべきは、科学的・学問的にしっかりしたやり方で、尿療法の解明を推し進めていくことなのです。私自身は尿療法の治療効果を確信していますし、これまでに顕著な効能をこの目で数多く見てきたわけですが、まだ尿療法の経験がない人たちにも尿療法について現在までに判明していることを誠実かつ完ぺきなかたちで提示するのが、重要なつとめだと思うのです。だって我々は、科学的な実証を尊重する現代社会に生きているのですから。当世の人々は、まず効験あらたかであることを「確固たる証拠」で示さぬかぎり、まったく新奇なことがらを試してみる気には、なかなかならないでしょうから。

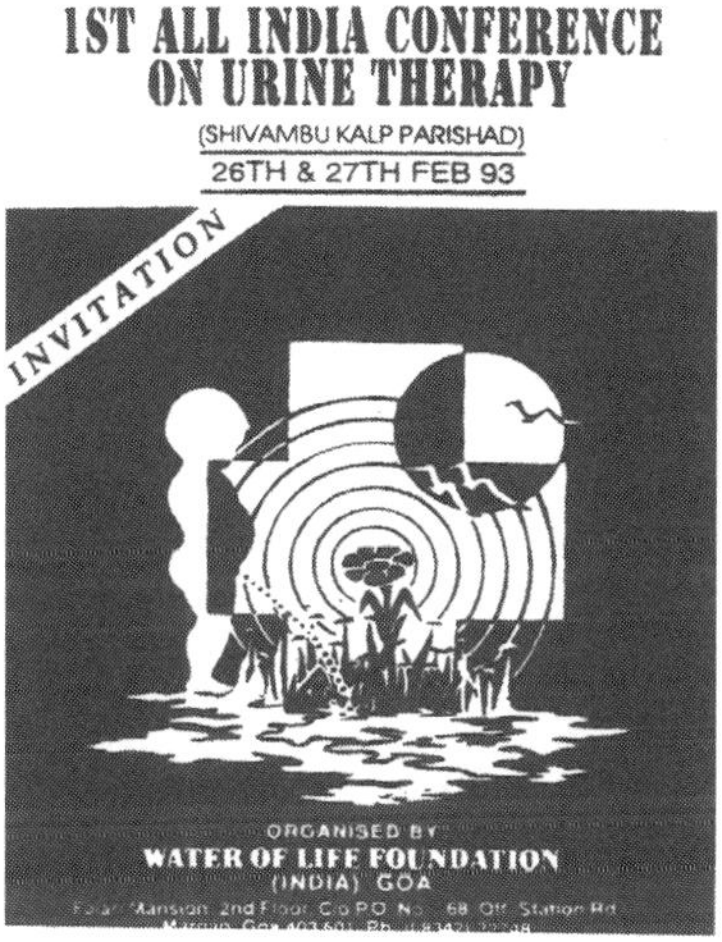

1993年（2月26／27日に）にゴアで開かれた「第１回全インド尿療法（シヴァームブ・カルパ）会議の招待状

しかしともかくも、ゴアで開かれた会議がきっかけとなり、現代社会に尿療法を復興させるという機運が一気に高まって、つぎは国際的な催しを行おう、という話に発展していったのです。実際、簡単で効果的なこの自然療法に対して、今では世界じゅうの人々の関心が急速に高まりつつあると言えましょう。

そうしたなかで私自身も、格別にすぐれたこの治療法をもっともっと多くの人たちに知ってもらい、実践してもらうために、情熱を注いでいこうと決心しています。正直に申し上げれば、私は（読者の皆さんがどう考えようとも）尿療法を〝神の恵み〟とさえ思っています。それに携（たずさ）わることができるのは、幸福なことだと思っています。

2　かんたんな尿療法の根本原理

本書では第2章以降で、尿療法の歴史や、各種の傷病を治す具体的な方法を、くわしく紹介していきます。でもその前に、オシッコが何で出来ているか（組成）や、尿療法とはそもそもどういうもので、なぜ治療効果があるのか、などの基本的なことを簡単に説明しておきましょう。

まずオシッコの組成ですが、尿は95パーセントが水、あと2パーセントが尿素、さらにあと2パーセントは各種の無機物（ミネラル）・塩・さまざまなホルモンや酵素などの固形分です。これらのうち、尿素だけは、場合によっては人に有害な作用を及ぼすこともあります。ちなみに「尿素」という物質名は、オシッコ（尿）から取り出したことに由来する名前です。もっとも尿素が人に害をなすのは、血液中に大量に（つまり高濃度に）含まれている場合くらいなものでして、オシッコを口から飲むぶんには、じかに血中に尿が入るわけではないので、こうした危険性を心配する必要はありません。むしろ、身体はごく微量の尿素を摂取すると、古くなった粘膜を新しいものへと交替させる新陳代謝をうながし、〔免疫機能を活発にすることで〕体内の浄化を助けるなど、さまざまな健康増進作用を発揮しますが、くわしい話は本書の後半で紹介しましょう。ところでもうひとつ重要なことがあります。それは、オシッコそのものは完全に無菌状態だし、それどころか殺菌作用さえある、ということです。

なお、ここで注意して頂きたいのは、本書で論じるオシッコは、逆症療法の薬物――世に言う「医薬品（ドラッグ）」――を使わず、無理のない健全な食生活をしている人が出すオシッコを指すのだということです。尿療法は「万物は循環回帰する」という天然自然の大原則にもとづく治療方法です。人体もこの大原則にしたがいながら存在し、生き続けているわけで、我々がむやみな化学物質をつかって人体に本来そなわった物質循環（リサイクリング）のはたらきを乱さぬかぎり、人体はその物質循環を維持していくのに全くふさわしいオシッコを、体内で作りつづけます。しかし、何であれ大量の化学物質を体内に取り込めば――今やどんな加工食品もさまざまな化学物質を大量に使っているわけですが――それらの化学物質の一部はオシッコにもまぎれ込んで、排泄されることになります。つまり化学物質を不自然に体内に取り込むと、尿の組成が変わるわけです。しかし通常のオシッコは、健康に有益でしかも無害な成分がいろいろと含まれている、健康に有益なものなのです。

尿療法は、生薬（ナチュラル・メディシン）を用いる自然医療です〔訳注4〕。生薬は、天然自然に即した無害な治療法で用いてこそ、治療効果を発揮します。そして患者の「患部」だけでなく、まるごとすべてに――からだ全体、さらには心にまで――働きかけて治癒力を引き出すわけです。人体には、からだ全体を自動的に調整して健康にたもつ働きが、生まれつき備わっています。自然医療は、この自然治癒力を活性化させるだけでなく、患者が自力で健康をたもち、愉快にしあわせに生きていく自覚をうながす医療なのです。西洋医学の創始者の代表格として有名な、古代ギリシアの医者ヒポクラテス（紀元前五世紀に活躍）は、人体に備わったこの〝自動調整で健康状態を維持する能力〟について、数多くの考察を世に残しました。のちの医者たちはこれを格式ばったラテン語で「ウィース・メディカートリックス・ナートゥーラーイ（VIS MEDICATRIX NATURAE）」と呼んだものでした。これは他ならぬ「自然治癒力」の、ラテン語の呼び名です。

　ところで、世界じゅうの主流派医学の医者や研究者たちが、近年になって大格闘を繰り広げてきた相手は、患者の生体防御機能、つまり免疫系のはたらきを攪乱（かくらん）したり破壊してしまうさまざまな病気にほかなりません。こうした病気は、自然治癒力や免疫系をいかにして再建し、活性化するかが、大きな課題となります。そうした経緯もあって、現在では多くの医者が、免疫系と自然治癒のしくみを大いに究明すべきだと、考えるようになりました。医者や医学研究者がこれまでとはちがう治療戦略に目を向け始めるなかで、尿療法もこの課題に対応できる新たな治療戦略として、有益な研究知見を提供しうるのです。

　尿療法はじつに自然な治療法であり、からだに害を及ぼすこともありません。ですから尿療法を「自然療法」の一種であると考えてもいいわけです。人体には自己治癒の力が備わっており、尿療法は大いなる力でこの自己治癒能力を活性化するのだ――尿療法を行なう人々は、そんな確信を抱いて実践しているのです。

　先ほど述べたように、尿療法は天然自然に存在している一種の循環回帰の大原則にもとづく治療方法です。人体に本来そなわった物質循環（リサイクリング）のはたらきには、循環の速度がはやいものもあれば、おそいものもありますが、いずれにせよそうした天然自然の物質循環のうえに、あらゆる生命が存立しえているわけです。そして我々が、天然自然の物質循環にむりやり介入せぬかぎり、循環回帰は自（おの）ずから順調に進んでいき、「使いみちがない無駄な廃棄物」が生じることは原理的にはない、ということになります。バランスがとれた物質循環のいとなみは、時として乱されることもあるでしょうが、しかしバランスはやがて回復します。我々は天然自然の物質循環のバランスをかき乱す存在ではあるけれども、同時に、天然自然のバランスを回復させる手伝いもできるわけです。こうしたバランス回復に役立つはたらきとして、我々には「自分のための生薬を自家生産する」という天然自然の驚くほど精妙な力が、生まれつき備わっています。それが他ならぬオシッコなのです。オシッコは我々が生得的に有する、天然自然の物質循環の能

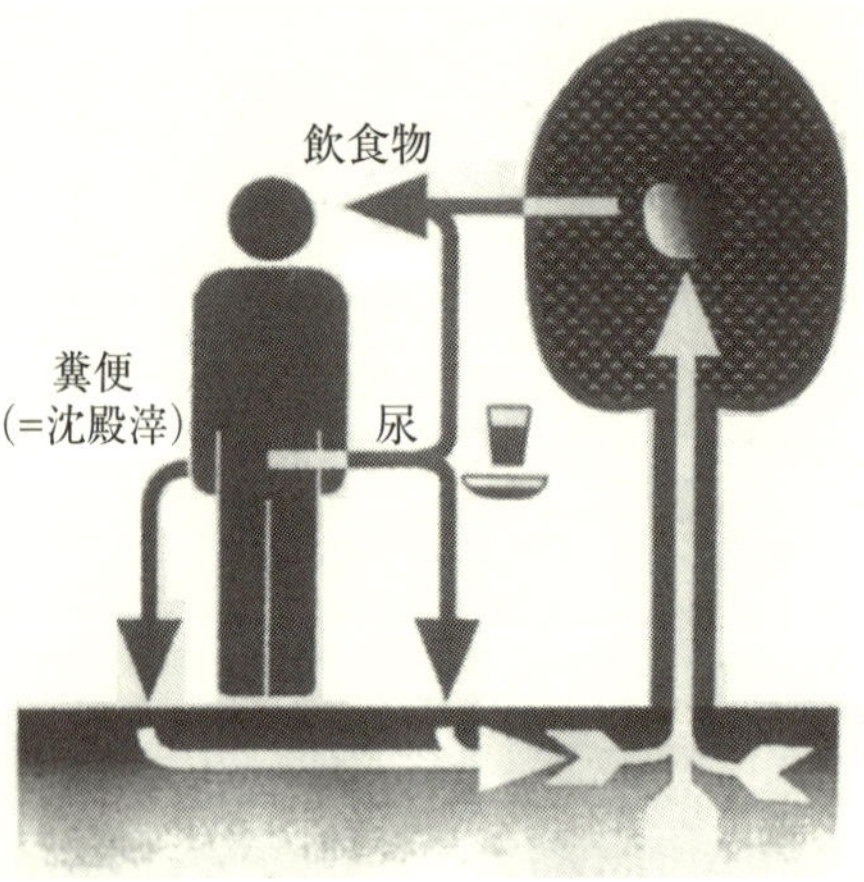

あらゆるものは天然自然のさまざまな循環回帰から成り立っている。人体から排出されたものは、何であれ、ふたたび何らかのかたちで人体に取り込まれる。尿療法は、この天然自然の循環回帰のしくみを応用して健康を増進する技術にほかならない。

力を利用した、安全ですみやかに健康を取り戻すための手段なのです。

それでは尿療法には、具体的にどのような効能があるのか？　これについては第5章で、尿療法に関する近年の科学的知見もふくめて、概観することにします。要するにオシッコを飲んだり肌に塗ることで〔免疫機能の活性化を促すことなどにより〕血液と生体組織の浄化を促すとともに、各種の有用な栄養物質をからだに送り込み、さらにオシッコに含まれている各種の物質をふたたび体内に送り込むことで、それが一種の生化学的なフィードバック信号として働くので、精妙な小宇宙ともいうべき人体のさまざまな物質の釣り合い（バランス）についての現状の問題点を、自分のからだに伝えて教え、からだの自発的な調節や回復を助けるのです。アームストロング氏は自著『生命の水』で、オシッコと水だけを飲み、それ以外の食事を断つという、〝集中的な尿療法〟について次のように述べています――

「尿は身体に取り入れられたとき、濾過（ろか）されるのである。一日、尿と、必要なら水道水だけで過ごす間に、尿はますます純粋になってくる。尿は浄化し、そして障害を取り除き、最後には病気の破壊的な作用で荒廃させられた器官や体内の輸送管を再建するのである。実際尿は、肺、膵臓（すいぞう）、肝臓、脳、心臓などを再構築するだけでなく、脳や腸、あるいはその他の内臓も修復するのである。このことは、腸の消耗性疾患や大腸炎の最悪の症例のような多くの〝死に至る病〟で証明ずみである。要するに尿は、水や〔自然療法家が推奨するように〕フルーツジュースだけによる絶食が決して達成できないことを達成するのである。」

（『生命の水～奇跡の尿療法』、J・W・アームストロング著、翻訳版一九九四年〔原著一九七一年〕、二八頁）

『生命の水』の著者アームストロング氏は、〝自然界の森羅万象のいとなみ〟を具体例(メタファー)に用いながら、尿療法の効能をわかりやすく説き明かしています。自然界はみずからを癒す方法を知っている。だから自然界から多くを学ぶべきです。自然界は均衡調和(バランス)を保つために、すぐれて〝やりくり上手(エコノミカル)〟でなおかつ〝生態系にやさしい(エコロジカル)〟完全無欠の天与のいとなみ――すなわち「物質再循環(リサイクリング)」というい となみ――を利用している。「物質再循環」の輪廻(りんね)は、なにひとつ無駄な廃物を生まないのです。たとえば森の木々は秋がくると落葉を迎えます。地面に落ちた木の葉は腐ってかたちが崩れ、それがゆっくりと大地に吸収されていきます。木々はこうして土に還(かえ)った〝木の葉の分解物〟をふたたび栄養として取り込んで生長をつづけ、やがていっそう豊かな実をつけるわけです。

水の循環回帰も、同じような輪廻を見せてくれます。大地にある水は、太陽の光と熱をうけて蒸発します。天に上がった水蒸気はやがて雲をつくります。そらの雲はやがては雨や雪となって地上に降り落ちてきます。こうして地上に帰還した水は、大地を清(きよ)め、生き物たちに栄養をあたえて、やがて湖沼や海にたまり、それがふたたび蒸発して天に上がるわけです。

これらと同じような〝物質の再循環〟が我々自身のからだのなかでも起きています。その典型は血液で、体内で文字どおりの循環回帰を繰り返しています、心臓から送り出された血液は全身を隈(くま)なく巡(めぐ)り、ふたたび心臓に戻ってくるわけです。血液のいちばん重要なはたらきは、からだのすべての細胞に、酸素と栄養を運んでいって与えることです。そして血液は、全身を旅するなかで、肝臓と腎臓を通過します。

肝臓のいちばん重要なはたらきは、血液を〝解毒〟することです。つまり肝臓は、血液から各種の毒物を取り除き、そうした毒物を貯め込んだり、分泌液に混ぜ込んで、それを胆嚢(たんのう)という袋状の器官に送り込むわけです。肝臓から胆嚢に運び込まれた〝毒物入りの分泌液〟は、胆汁として腸のなかに排出されます。〔訳注5〕腸内に排出された胆汁は、最終的に大便に混じって体外に排泄されるわけです。肝臓で毒物が取り除かれて浄化された血液は、それから腎臓に向かいます。……大雑把にいえば、血液は体内を巡りながら、このような処理をうけているわけです。

さて腎臓ですが、そのいちばん重要なはたらきは、血液がすべての成分のつりあいのとれた状態のままで維持されるように、取り計らうことなのです。この目的のために、生命維持に不可欠な重要成分であっても、血液中にそれが過剰に含まれているときは、有り余ったぶんだけ腎臓で取り除かれるわけです。体内の水分も、必要以上に多い場合は、腎臓という一種の〝濾過器(ろかき)〟をつうじて体液中の不要成分や有用成分を選りわけたあとで、オシッコとして体外に捨てられるわけです。だから、たまたま血液中に有り余っていた〝生命維持に不可欠な成分〟も、余分な水といっしょに、オシッコとして捨てられているわけです。たとえばビタミンCは生命維持に不可欠な物質ですが、どんな時でも人体は一定の分量しか吸収できません。いっぺんに大量のビタミンCを摂取した場合は、人体が利用しきれないし、血中に過剰なビタミンCが存在しているだけで、それを化学的に安定させておくために人体はよけいなエネルギーを使わざるを得なくなる、だから血中の余分なビタミンCはとりあえず体外に排泄する必要がでてくる。そんなわけで、血中の余分なビタミンCが腎臓で漉(こ)し出されて、オシッコに混じって排泄されるわけです。

もうひとつ事例を示しておきましょう。酵素が活発にはたらくためには、補酵素のような「補因子」が必要です。補因子はたいていは、食品をつうじて体内の取り込まれた無機物(ミネラル)やビタミンに他なりません。酵素はタンパク質で出来ていますが、特定の立体的な形をしています。この特殊な形をした微小な物体である酵素は、特定の物質の分子と出会うと、ジグソーパズルのコマみたいに巧みに相手の分子をはめ込んで、その相手の分子の特定の化学反応を促します。こうして酵素は、相性があう特定の物質――この「特定の酵素によって化学反応を起こす物質」を「（酵素の）基質」と言いますが――に化学反応を起こさせる〝触媒〟として働いています。しかし多くの酵素は、自分の存在だけでは、相手の分子（基質）に化学反応を引き起こすのに必要な形をしていません。他の有機物とか無機物とゆるい結合をすることで、ようやく基質に化学反応をもたらしうる形になるのです。酵素に反応性を与えるこうした有機物や無機物が「補因子」で、有機物から出来ている「補因子」を特に「補酵素」と呼んでいます。ビタミンは「補酵素」の一種です。そして補酵素のような「補因子」は、タンパク質で出来ており立体的なかたちを成している酵素に、酵素反応を引き起こすために必要な〝原子が集まって特定のかたちを成した微細物質〟（原子団）をもたらして、酵素の元々のかたちを補って〝基質に反応をもたらしやすい形〟に整形することで、酵素に反応性を与えているわけです。さてここからが本題なのですが、人体は、生命維持に必要な酵素をじぶんで作り出しています。しかし必要量を上回る酵素を作り出したとしても、食物から充分な量の栄養素、つまり補因子を摂取できない場合は、それらの酵素をうまく働かせることができません。不用な酵素を体内に抱え込んでいれば、それだけ生体のエネルギーを浪費するし、役に立たないタンパク質（＝不用な酵素）を血中に含んでいるので、血液の各種成分の釣り合いが乱れてしまいます。こうした弊害を取り除くために、人体は、血中の不用な酵素を腎臓で漉(こ)しとって、オシッコにまぜて排泄しているわけです。これは酵素だけでなく、各種のホルモンや無機物その体内物質でも同じ理由で、余分なものがオシッコとともに排泄されているのです。つまり、オシッコが生命維持に必要な各種の体内物質を豊富に含んでいることは、歴然たる事実なのです。オシッコは「老廃物」などとは到底いえない、貴重な生命維持物質の宝庫なのです。

しかしそれにしても、オシッコには有害な物質が含まれていることがあります。これはたいてい、不健全な飲食を続けてきた生活習慣の結果です。尿中から検出される有毒物質の代表格は、食品添加剤や放射性物質や、あるいはアルコールやニコチンやカフェインや、消化されぬままオシッコに混じり込んだ脂肪などです。先ほど言いましたが、だから尿療法を行なっている時期には健康な食生活を行なって毒物を体内に入れないようにしたほうがいいわけです。これを守ればオシッコも毒物を含まない健康な状態を保てます。そもそも、からだに取り込んでもいない物質が、尿といっしょに排泄されるなどということは、ないわけですから。とはいえ、そうした毒物を体内に取り込んでしまった人が尿療法をやってはいけない、と主張しているわけではありません。尿療法を行なっても充分な効能を期待できないかもしれない、と申し上げているのです。

なんらかの病気が体内で進行中のときにも、からだ自体が毒物を作り出している可能性があります。そのような毒物や、あるいは毒物の一部が、尿に含まれているのなら、その尿を飲むことで、類症療法(ホメオパティー)や同症療法(アイソパティー)のような治療効果[訳注6]も期待できそうです。このような〝毒物〟の場合は、体外から無理矢理に体内にいれた異物とはわけが違うのですから、ひょっとすると体内の〝自然環境〟の均衡(バランス)調和を回復させるうえで、なにかの役に立つかも知れません。ただし、病気に由来するなんらかの〝毒物〟がオシッコに含

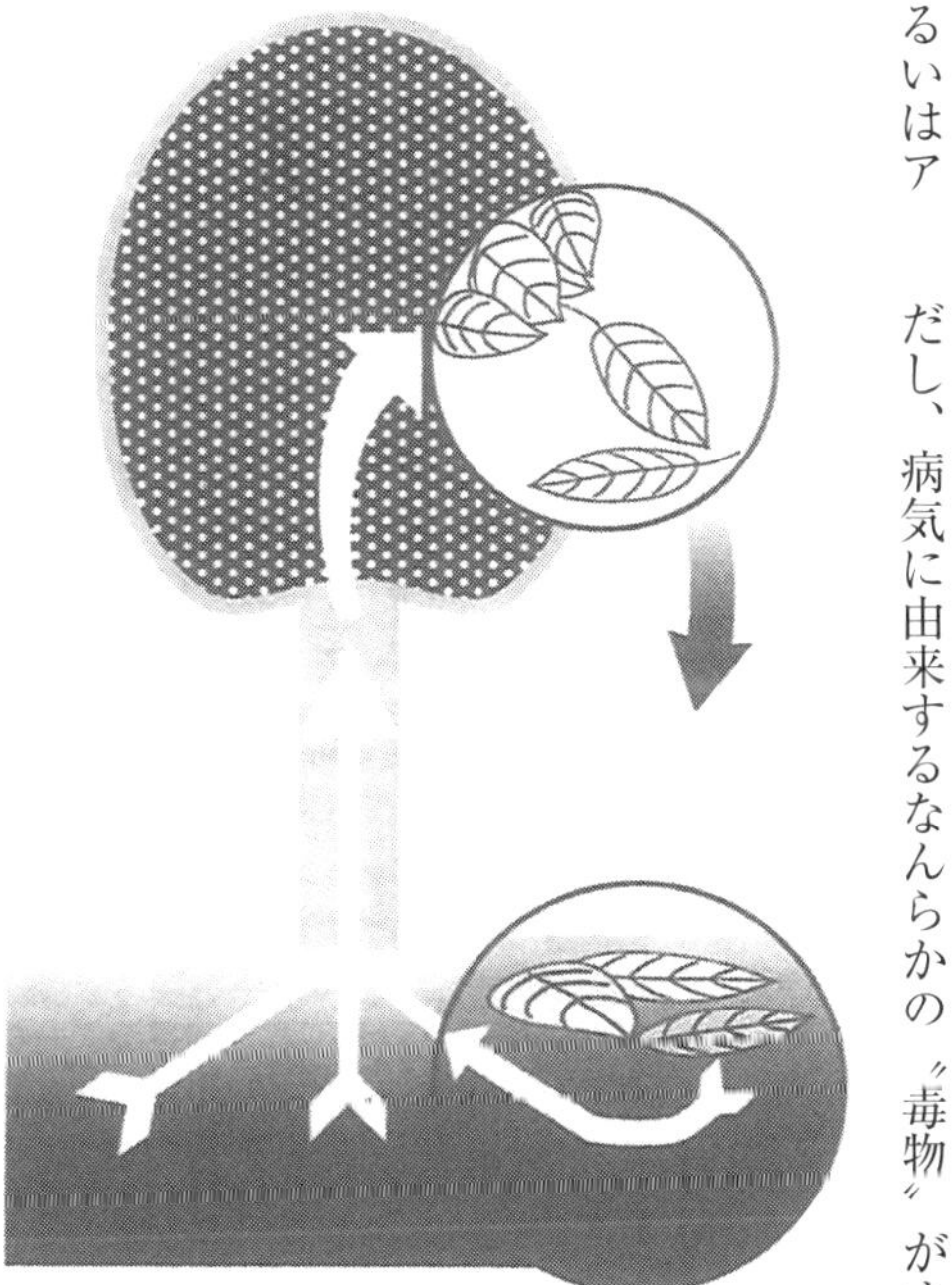

天然自然の物質循環の一例。木は自分の根もとに枯葉を落とす。枯葉は朽ちて土に還り、土に養分を残す。木はその養分を土から吸い上げて、いっそう生長していく。

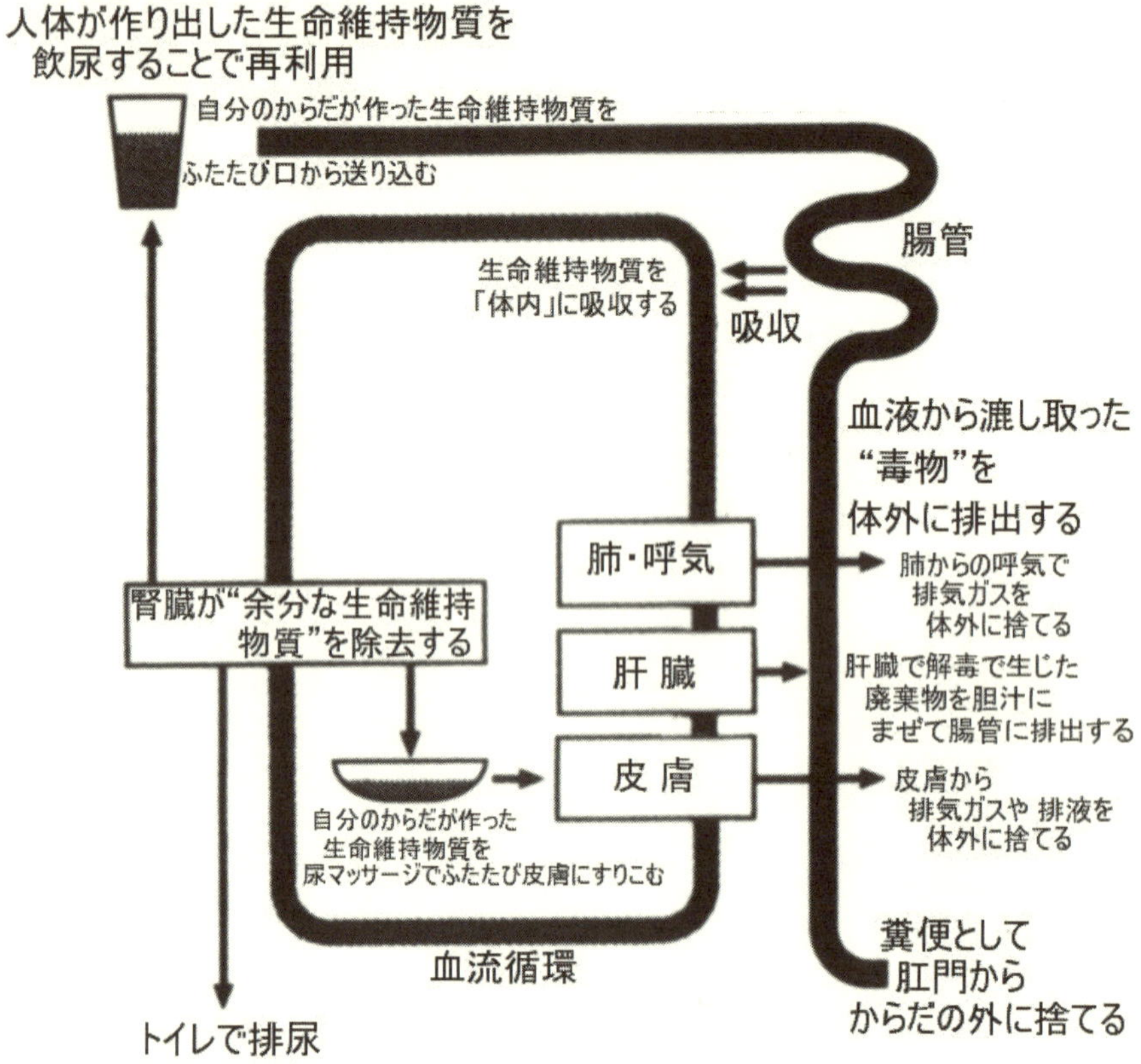
人体が作り出した生命維持物質を
飲尿することで再利用
自分のからだが作った生命維持物質を
ふたたび口から送り込む
腸管
生命維持物質を
「体内」に吸収する
吸収
血液から漉し取った
“毒物”を
体外に排出する
肺・呼気
肺からの呼気で
排気ガスを
体外に捨てる
腎臓が“余分な生命維持
物質”を除去する
肝臓
肝臓で解毒で生じた
廃棄物を胆汁に
まぜて腸管に排出する
皮膚
皮膚から
排気ガスや 排液を
体外に捨てる
自分のからだが作った
生命維持物質を
尿マッサージでふたたび皮膚にすりこむ
血流循環
糞便として
肛門から
からだの外に捨てる
トイレで排尿

人体の排泄のしくみを図式化した。人体は位相幾何学の観点からみれば、肉のかたまりに一本の管（消化管）が貫通した“ドーナツ”のような立体である。このドーナツ表面を「体表」、ドーナツの内部を「体内」と見なせば、口から人体に取り入れた飲食物は、消化管（すなわち“ドーナツの穴の周囲にひろがった体表”）の表面を移動しながら、徐々に栄養分を「体内」に吸い取られ、絞りかすになって肛門から人体の遠方に放出されるわけだ。このような、位相幾何学的には“ドーナツ状”の姿をした生命体である人体において、肝臓・肺・皮膚は、「体内」の“毒物”をじかに人体の外部に排出するための器官として働いている。これに対して、腎臓は「体内」を循環する血液から、余分な物質を漉し取るための“濾過器”として働いている。腎臓がこの働きを行なうことで、血液を成り立たせている各種の物質のつりあいが、最適な状態に保たれているのだ。尿を飲んだり皮膚にすりこむことで、これらの物質をあらためて「体内」に送り込んでやれば、人体がそれを利用する機会が生まれる。こうして我々は、自分自身のからだが作り出した各種の重要物質を、自分のからだに再利用させるという、一種の“天然自然の物質循環”を活用することができる。

まれているとしても、そのオシッコを飲んで治療的な効果を得ようと思うなら、腎臓や膀胱や尿管などの泌尿器が炎症を起こしていないかぎり、たいていは比較的少量を用いれば充分でしょう。もし泌尿器に炎症がおきていても尿療法を実行したいと考えるなら、注意ぶかく様子をみながら尿療法を進めていかねばなりません。こういう場合には、オシッコを飲むのではなく、自分のオシッコをしずくを、舌の上か、舌のうらがわにほんの数滴、たらすだけで尿療法としては充分ですし、オシッコをそのまま飲まないで、ホメオパティーの要領で水で徹底的にうすめて服用する、という方法もあるわけです。尿療法の実際のやりかたは、さらなる可能性や限界などもふくめて、第4章で詳しく論じることにしましょう。

　くどいようですが、もういちど確認しておきましょう。――肝臓は血液から〝毒物〟を取り除きます。肝臓で取り除かれた血中の〝毒物〟は、廃物利用で胆汁にすがたを変えて、腸管に排出されます。腎臓はといえば、すでに述べたように、生命維持に必要な各種の物質と水分の均衡(バランス)調和を保つはたらきをしています。

　そういうわけで、オシッコの正体は、じつは血中の固形物や各種の細胞などが腎臓で漉(こ)しとられ、ほとんど水ばかりとなって体外に捨てられた、〝徹底的に濾過(ろか)されたあとの血液〟に他ならないのです。体外に排泄された直後のオシッコには、血液の各種成分が少しばかり残っているだけです。つまり、かつてはあなたの血液に――ということは、あなたが生きるために――なくてはならない重要な成分だったものが、オシッコに姿を変えたとも言えるでしょう。ですから自分のオシッコを飲むのは、まさに自分自身の重要成分を、あらためて体内に取り込むことに他ならないわけです。

第２章　生命の水――西洋の尿療法の歴史

1　古代ヨーロッパですでに尿が活用されていた

尿療法は、「類症療法」（ホメオパティー）や「同症療法」（アイソパティー）の最も原始的な、つまり原初のありかたを現代にとどめた最も単純素朴なやりかたです。この自然療法は現代でもインドで広く行なわれていますが、尿療法が実践されてきた地域は東洋だけにとどまりません。なにしろオシッコを何らかのかたちで医薬として用いる伝統は、今でも天然自然と密接にかかわりながら生活している多くの国民や部族の〝癒しの文化〟のなかに見ることができるのですから。最近わたしは北アメリカ先住民のかたから、尿療法を実践しているという話をうかがいました。その男性は、生まれてこのかたずっと、からだとこころを清めるために定期的に尿療法を行なってきたそうで、父母や祖父母からそれを習ったとのこと。シプシーやエスキモーの人々も、今なおオシッコをくすりとして用いています。エスキモーのご婦人たちは、オシッコをシャンプーとしてよく用いています。オシッコで洗髪すると髪の毛はすぐれたこしを持ち、美しい輝きを得ることができるのです。

近代の西洋世界、つまりヨーロッパやアメリカでも、疣（いぼ）や、手足の霜（しも）焼けや、小さな傷の消毒などに、オシッコを塗るという〝癒しの知恵〟は広く知られてきたわけです。

ですから〝オシッコをくすりとして用いる〟というのは、ヨーロッパの伝統文化に根差した知恵なのです。古代ギリシアの医者たちはオシッコを使って傷を治したと伝えられています。古代ローマの博物学者として知られる大プリニウス［訳注１］は自著『博物誌』の第二八巻で、オシッコの医薬としての利用法――創傷・犬やヘビの噛（か）み傷・各種の皮膚疾患・各種の目の感染症・やけどや傷痕（きずあと）をオシッコを使って治す方法――を詳しく紹介しました。西洋社会には、オシッコの医薬としての利用法を記した歴史的文献は、ごくわずかしか残っていません。しかしオシッコをそれ以外の用途でつかう方法については、たくさんの文献が残っています。それらの古文書に記されたオシッコの利用法を、以下に紹介していきましょう。

古代ローマでは、オシッコを、織物を洗うための洗剤や、染色剤として用いていました。しかもオシッコは、いわゆる〝洗濯屋〟の人たちが回収し、一ヵ所にあつめて再利用されていたのです。なにしろ優れた洗剤だったわけですから。街かどには〝公衆便所〟がわりに石でできた大きなつぼが据えられていて、それでオシッコを集めていたのです。『皇帝伝』を著した古代ローマの歴史家スエトニウスによれば、ローマ帝国の時代にはオシッコはきわめて重要な物資だったので、ウェスパシアヌス皇帝〔訳注2〕は洗濯屋が街辻に置いていた小便つぼだけでなく、わざわざ公衆便所を新設して、オシッコの一滴一滴に強引に税金を課したほどでした。つまり当時のオシッコはれっきとした商品であり、生活必需品だったのです。そしてローマ皇帝がこのカネ儲けできる商売に一枚噛もうとした。むろん従来の〝オシッコ商人〟たちは、自分たちの商売道具に税金がかけられるなんてとんでもない、と反発しました。だって彼らが扱う〝古くなったオシッコ〟は猛烈な悪臭がする。そんな商品を扱うのだから、ただでさえ辛(つら)い仕事だ。でも皇帝は、彼らの抗議に耳を貸さなかった。そしてこう宣(のたま)ったのでした――「けれどもカネは臭わぬぞ(ペクーニャ・ノン・オーレット)」。西洋ではよく知られた「お金は臭わない（Money does not stink）」という諺(ことわざ)はここから生まれたし、さらにまた、パリに行くと今でも公衆便所のことを「ヴェスパジエンヌ（Vespasienne）」と言いますが、それもこの故事が由来なのです。

洗濯をなりわいとする人々がオシッコを業務に用いたのは、まったく合理的なことです。なにしろ、すでに知られた化学的な事実ですが、オシッコ（とりわけ尿から生じたアンモニア）は脂肪と混ぜると、白色の石鹸が自然に生み出されるのですから。オシッコを肌や頭髪に塗ると、石鹸やシャンプーを使わなくても清潔で健康な状態を保つことができますが、その理由の一端は、この化学的事実によるものです。

オシッコは北欧の織物業界でも用いられてきました。とりわけ洗剤として重用されてきたのです。ドイツの町や村で「小便かつぎ(ゼクハンネス)」と呼ばれる人たちがオシッコを集めてまわり、洗濯屋に供給していたことは、第1章でちょっと触れましたね。興味ぶかいことに、オランダのティルブルフ〔訳注3〕でも同じことが行なわれていました。なにしろこの街には「尿瓶(しびん)の人」（Bottle-Pisser）の銅像があるほどですから。「尿瓶の人(ボトル・ピッサー)」の銅像を写した絵はがきの裏側に、この〝おじさん〟の歴史が、こんなふうに記してあります――

「ティルブルフはかつて貧農の住む町であった。中世の時代、町の農夫たちは飼っている羊の毛を紡（つむ）ぎ、居間で機（はた）を織り始めた。こうして出来た毛織物を家族で用いていたが、余分に作って売るようになった。かくして毛織物の産業が生まれ、この町の経済をうるおし、一大地場産業になった。やがて小さな工場が建ちならび、時給1～2セントの低賃金で工員たちが働くようになる。ところで原料の羊毛は、オシッコを「ぶっかけ（スプラッシング）」て「縮絨（ミリング）〔訳注4〕」を施すという独特のやりかたで、高級な品質に仕上げていた。尿から生じたアンモニアは羊毛を縮絨（しゅくじゅう）させて着色するには欠かせぬ工業原料だったのだ。そんなわけで尿を工場に持参する工員には手当が支払われ、この〝オシッコ手当〟だけで年間30～40ギルダー〔1ギルダーが百セントだから時給の千倍以上になる〕も稼いだ工員たちもいた。ちなみに週明けの月曜に持ち込んだオシッコは、アルコール分が多すぎるといって工場から拒否されたそうだ。とにかくも、そんなわけでティルブルフの市民はかつて〝尿瓶の人（ボトル・ピッサー）〟と呼ばれていたのである。」

ところがオシッコには、これ以外の使い方もありました。ケルト民族の神官（ドルイド）たちにその事例を見ることができます。ケルトの年老いた神官たちは、定期的に自分自身を恍惚忘我の状態に置いて、宗教儀式を執（と）り行なえるよう心理的状態をととのえていましたが、そのために幻覚作用をもたらす「魔法のキノコ（マジック・マシュルーム）」を用いていたのです。ところが「魔法のキノコ」には、幻覚作用の発現を邪魔するだけでなく肝臓に障害をおよぼす有毒物質が含まれていた。そこで老神官たちは、「魔法のキノコ」を若者に食べさせてからそのオシッコをもらって飲む、という迂回策をとったのです。こうすれば若者の体内では、キノコの有毒物質が肝臓で除去されますが、幻覚物質のほうは元々が有毒物質でないので血液中に残ります。それがしばらくして腎臓でオシッコと一緒に排泄されるというわけ。老神官はこのオシッコを飲むことで、自分のからだを痛めることなく変性意識状態に入って行けたというわけ。

シベリアのフィン・ウゴル諸族も同じような風習を有し

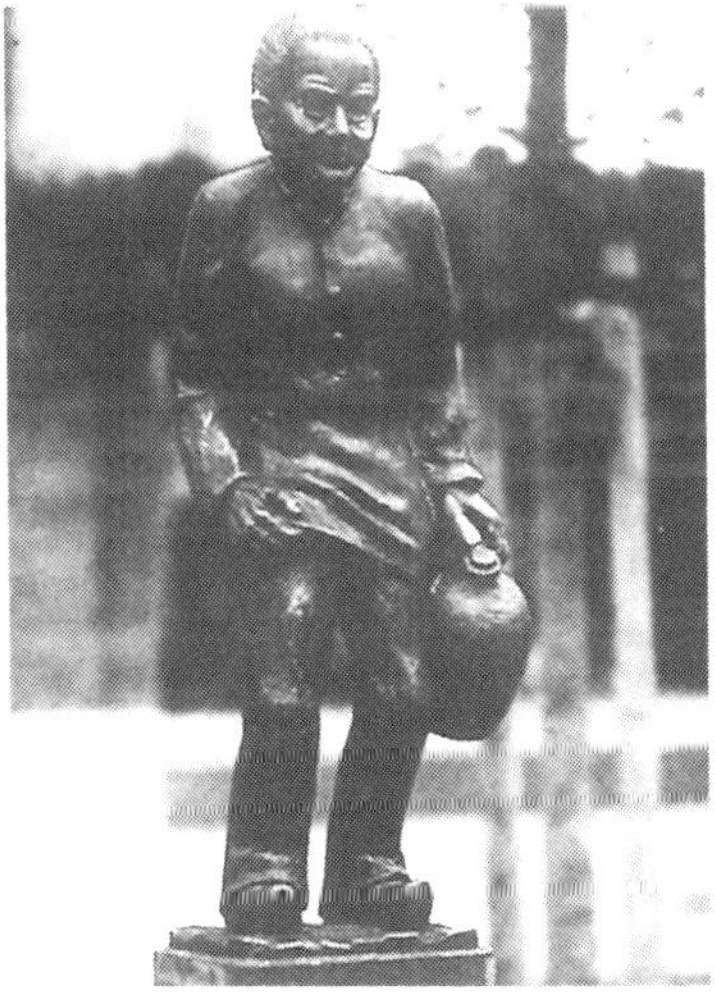

オランダのティルブルフ市に立っている「尿瓶の人（Bottle-Pisser）」の銅像

ていたことが知られています。『神々の植物たち〜その聖なる治癒力と幻覚の力』〔邦題『図説快楽植物大全』[訳注5]〕という植物図鑑に、幻覚性のキノコ「紅天狗茸」（学名・アマニタ・ムスカリア、俗称・飛ぶキノコ（フライ・アガリック））が紹介されているのですが、そこにもやはり〝オシッコを飲む〟という利用法が書かれているのです――

「シベリアに自生するこのキノコを使用していた現地の民衆は、ロシア人が酒を持ち込むまでは、これ以外の酩酊（めいてい）物質を知らなかった。彼らはこのキノコを日干しにして、そのまま食べたり、水や、トナカイの乳汁や、幾種類かの植物から搾り出した甘い液汁に、キノコの成分が溶け出したものを〝水薬〟として飲んでいた。キノコを固形のまま口にふくむと唾液を吸収して湿ったスポンジのようになるが、まず女性がそうやって口にふくみキノコを〝湿った丸薬〟のようにしてから、これを男性が飲み込む、という摂取法も行なわれていた。〝飛ぶキノコ〟を宗教儀式に用いるようになり、儀式の一環として尿を飲むという慣習も発展を遂げた。これは、幻覚性キノコを人に食べさせても、キノコの精神作用物質がその人の体内に分解されず、薬理活性を保ったまま体外に排泄されることを、この部族が長年の体験から習得した成果だったのである。植物由来の幻覚物質の使用法としては、非常に珍しいものだといえる。カムチャッカ地方の先住民族コリャーク人の、このキノコの使用法について、ずいぶん昔にこんな報告がなされていた――《彼らはこのキノコに水を注いだり煮込んだりして、その液汁を飲んで酩酊を得るのである。キノコを買うことができない貧しい連中は、豊かな連中が住む小屋のまわりで、小屋のなかの者たちが外に出てきて小便をするのをずっと待ち続け、木製の茶碗に放尿してもらい、大喜びでその尿を飲み干す。この尿はまだ幻覚キノコのききめが残っているから、それで彼らは酩酊を得ている》」

（『図説快楽植物大全』、一九九二年、原著八三頁）

ジョージ・C・アンドリュースは自著『ドラッグと魔術』[訳注6]（一九七五年）で、シベリアの最東端にあるアナーディリ地方中部のトナカイ猟師たちが〝飛ぶキノコ〟を用いて酩酊を得ていることを紹介しています。漁師たちは、キノコが足りなくなると、互いに相手のオシッコをコップ満杯に注いでこれを飲み干し、それで酔いを持続させていたのだそうです。

2　近世から現代まで、尿は医薬として使われてきた

現代の化学は錬金術の長い歴史のうえに成り立っていますが、オシッコは大昔から、この実験的な知的活動を支える物質として、重要な役割を果たしてきました。そして現代においても、オシッコは、まさに錬金術の伝統にもとづいて各種の医薬を調製したり活用する際に、重要な役割を担っているのです。「オーラ療法」と錬金術の医療応用で知られるオランダのイェッレ・ヴェーマン〔訳注7〕は、オシッコの医薬としての重要性を、ことあるごとに力説してきました。ちなみに、食事と料理のエロティックなありようを幻想的に描き、世界的なベストセラーとなったメキシコの有名な小説にも、実験好きの男が愛する女に、ことばの戯れ（たわむ）のように、かつての錬金術師がオシッコを用いてきたことを語って聞かせる場面が出てきます——

「燐（りん）というのはね、一六六九年に、ハンブルクのブラントという名の錬金術師が発見したんだけど、じつは彼は〝賢者の石〟を探していて、たまたまこの燐を発見したってわけ。彼は、オシッコの抽出物（エキス）を卑金属と混ぜると、その卑金属を黄金に変えることができると信じてたのさ。で、この方法をじっさいに試してみたら、ふだんからボンヤリと光を発していて、燃やすと見たこともないような激しさで燃え上がる、そんな物質が手に入ったってわけ。それ以来、長い年月にわたって、燐はオシッコから作りだしていたんだよ。オシッコを蒸発させてね、あとに残った固形分を蒸留器にいれて熱してやるのさ。蒸留器の鶴首（つるくび）、つまり冷却管のことだけど、これはあらかじめ、先端を水面下に浸（つ）けておいてね……。だけど今じゃ燐は動物の骨から取っているんだ。動物の骨には燐酸と石灰が含まれているからね。」

（『赤い薔薇ソースの伝説』、ラウラ・エスキヴェル著〔訳注8〕）

西暦一七〇〇年頃を境に、それ以後は、オシッコの治療効果にはっきりと言及した文献が数多く登場するようになりました。十八世紀には、オシッコを〝うがい薬〟としてきわめて有益であると絶賛した歯科医がパリにいたし、フランスやドイツの医師たちが黄疸・リウマチ性の各種疾患・浮腫・座骨神経痛・喘息（ぜんそく）の予防や治療に、雌牛（めうし）のオシッコを用いていたほどです。

十八世紀の半ばにドイツのヨハン・ハインリッヒ・ツェドラー〔訳注9〕が出版した『大百科事典』（一七四七年）には、オシッコを医薬として用いる際の助言や留意事項が、次のよ

うに記されています——

「人間のみならず動物の尿にも各種の有用物質を見出すことができる。（中略）人間の病は多くの欠乏症に対して、強壮作用や治療作用を有している。」

「例えば、ジャガイモを擂（す）った粉と硫黄の粉を混ぜ合わせ、これに日数を経た古い尿を熱して注ぎ、それを練り合わせて作った軟膏で、抜け毛が予防できる。この軟膏は頭皮にすり込むと、抜け毛を遅らせることができる（必要なら仔牛の胆汁を加えてもよい）。」

「男児から得た尿を軽く煮立てて、これに蜂蜜を溶かした水薬は、目の傷の治療に極めて効果的である。この水薬で、できるだけ頻繁（ひんぱん）に目を洗うべし。」

「尿に少量のサフランを加えた水薬でうがいすれば、あらゆる種類の喉（のど）の炎症を緩和することができる。」

「手やひざの震えは、放尿直後に得た患者自身の温かい尿を、肌にじかに浴びせて撫（な）でたりすり込むことで、緩和することができる。」

「浮腫が現れ始めたら、まずその段階で、患者自身が朝に出した尿を、空腹の胃をゆっくりと時間をかけて潤すように飲用すべし。これは黄疸の治療にも有効である。」


『生命の水』で著者アームストロング氏は、十八世紀末に英国とスコットランドおよびアイルランドで出版された『注目すべき千端万緒〔訳注10〕』のなかの記述を紹介していました。彼が引用した尿療法の知識は、次のような広範多岐なものでした——


「（尿療法は）精神と身体のあらゆる健康不振（ディステンパー）を治す、万能の素晴らしい治療法である。九日間つづけて毎朝自分の尿を飲用すれば、壊血病が治り、身体が軽やかになって元気になる。」

「先に述べた要領で飲尿すると、浮腫や黄疸に効く。」

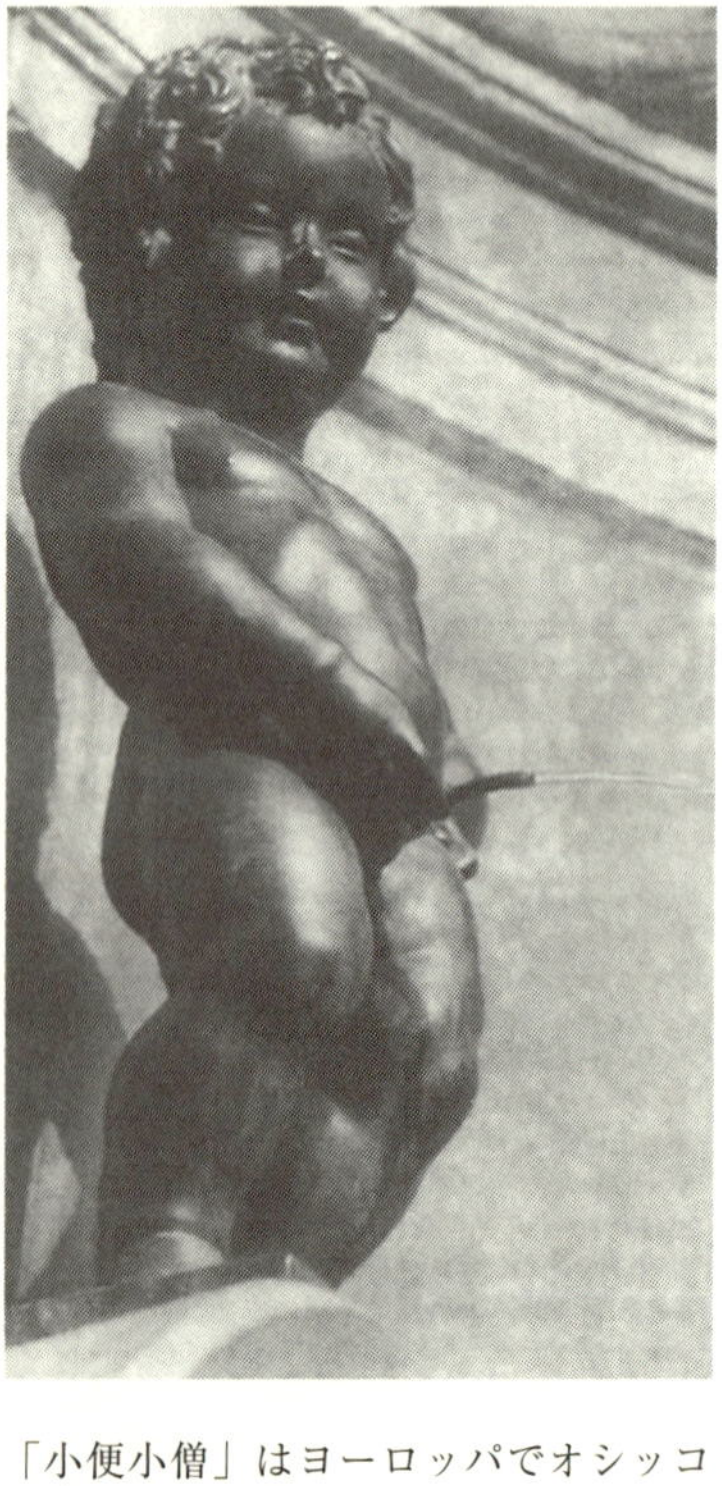

「小便小僧」はヨーロッパでオシッコが珍重されてきたことを示す、おちゃめな象徴なのだ。

「温かい尿で耳を洗うと、聾(つんぼ)[訳注11]や耳鳴りをはじめ、たいていの耳の患(わずら)いに効く。」

「自分のおしっこ(ウォーター)で目を洗うと、目のヒリヒリした痛みが治り、ものがすっきりと見えるようになり、視力が強まる。」

「これ〔＝尿〕で手を洗い、手にすりこむと、しびれて感覚を失ったり、あかぎれを起こしてヒリヒリと痛かった手が治り、関節もしなやかに動くようになる。」

「どんな生傷でも、これ〔＝尿〕で洗うと、素晴らしくよく効く。」

「かゆいところはどこでも〔尿で〕洗うと（かゆみが）消え去る。」

「尻を〔尿で〕洗うと痔その他のヒリヒリする痛みに効く。」

（『生命の水～奇跡の尿療法』、原著一二三頁）

ここに示した引用をみるだけで、この時代にオシッコがどれほど万能薬として珍重されていたかが判るでしょう。

このほかにも、一六九五年に出された『サーモン教授の英国内科医必携』[訳注12]に、オシッコが医薬として注目すべき特質を有していることや、治療効果が期待できる傷病などの、刮目(かつもく)すべき記述をいくつも目にすることができます。それらは『生命の水』に、引用文のかたちで数多く紹介されているので、ここに再録しておきましょう――

「尿は、人間とたいていの四足動物から得られるが、医術と化学では主に前者からのものを用いる。尿とはすなわち、血清、つまり血液を構成する水のような成分なのであり、体内の循環血のうち、腎動脈から腎臓に運ばれてきた血液が、そこで成分の分離を受け、成分の一部は発酵をこうむり、最終的に尿へと転換される。[訳注13]（中略）男であれ女であれ、尿は温かく、きれいに乾き、ものを溶かし、〔洗剤としての〕洗浄作用があり、〔ワインのように〕賞味できるものであり、腐敗に対する抵抗性があり、内服すれば肝臓・脾臓(ひぞう)・胆嚢(たんのう)の障害や、浮腫・黄疸・女性の閉経・疫病(ペスト)やあらゆる種類の悪性の熱病に治療効果がある。」

「体の外側への（尿を医薬として用いた）場合は、尿によって肌の汚れを清めることができるし、これで洗うことで肌を柔軟にすることもできる。これには特に温かい尿や〔放尿直後の〕新しい尿を使うとよい。毒をおびた武器による傷であっても（尿を外用薬として使えば）傷口を清めて癒し、〔傷口とその周辺の粘膜や皮膚を〕すっかり乾いた状態に回復させてしまう。ふけや乾いた皮膚がぽろぽろと剥(は)がれ落ちる問題も治療できる。脈を打っている場所に尿を浴びせて湿らせることで、発熱を鎮めることができる。震顫(ふるえ)・しびれによる感覚喪失・麻痺による運動不随に対しても非常に治療効果が高いし、脾臓の〔上の皮膚の〕部位に尿を浴びせて湿らせることで、この部位の痛みを和らげることができる。」

「尿から得られる〝揮発性の塩類〟[訳注14]にはれっきとした効能がある。つまりこれが酸を強力に吸収して、人体に生じるたいていの疾病のその原因そのものを蹴散らしてしまうのだ。腎臓や腸の中間部位[訳注15]や子宮の（中略）あらゆる閉塞状態を解消し、血液や体液の全部を浄化し、悪疫質[訳注16]（中略）、リウマチ[訳注17]や、心気症[訳注18]などの諸々の疾患を治し、癲癇や眩暈[訳注19]や卒中発作や痙攣や嗜眠[訳注20]や偏頭痛や中風病[訳注21]や跛行や、感覚麻痺や手足が思うように動かない症状や、萎縮症や憂鬱症や〝ご婦人のひきつけ[訳注22]〟や、頭部・脳・神経・関節および子宮のたいていの〝冷湿性の疾患[訳注23]〟にも、みごとな治療効果を発揮する。（白帯下[訳注24]もこの〔尿療法の治療効果が期待できる〕適応症の一覧に加えるべきであろう）」

「尿は、腎臓や尿路の閉塞状態を解消し、これらの部位に生じた酒石状[訳注25]の凝結物を溶かし、結石や尿砂・腎砂を砕いて体外に流し出す。」[訳注26]

「尿は、排尿困難症や尿閉など、あらゆる排尿障害の特効薬である。」

（『生命の水～奇跡の尿療法』、原著一三～一五頁）

以上の引用の数々も、かつてオシッコがいかに万能薬として重要視されていたかを雄弁に証言しています。きわめて広範多様な病気が、重篤な疾患から軽微なものまで、尿療法の適応症として次々と登場してくるのですから。しかもサーモン教授は、尿は血液の成分に他ならず、洗浄作用があり、腐敗に対する抵抗性がある、と言明していたのです。

3 20世紀における尿療法の発展

アームストロング氏の『生命の水』[訳注27]には、我らと同時代の科学者であるジョン・ロスタン教授の論文も引用されています。彼は、生命活動を維持するうえでホルモンがいかに重要かを力説したうえで、人のオシッコにはホルモンが大量に含まれているという事実を指摘したのでした。その論文の一部を、ここに紹介しておきましょう――

「近年、各種のホルモンの動態がわかってきたおかげで、ホルモンの研究は革命的な前進を遂げた。つまり、ホルモンのなかには腎臓で再吸収されずに尿に混じって体外排出されるものが確かにある、ということが判明したのである。脳下垂体から分泌される多種多様のホルモンも、副腎や性腺から分泌される数多くのホルモンも、通常の尿に含まれていることがすでに確認されている。（中略）ホルモン泌尿科学の分野のこの発見により、すでに広範にわたる成果が得られてきた。尿を供給源として利用すれば、健康維持に必要な物質を、事実上際限なく入手できるわけである。（中略）治療手段の開発という観点からいえば、人体が生み出すこうした多種多様のホルモンを使って、有機体としての人体に大いなる力を及ぼすことも明らかに可能なのだと、期待できる時代が訪れたわけである。」

（『生命の水～奇跡の尿療法』、原著一五頁）

ロスタン氏は〝生まれてくるのが早すぎた〟人物だった……。これは歴然としている。なぜなら世の科学者たちは今ごろになってようやくオシッコに含まれるホルモンの有用性を研究しはじめているわけですから。尿療法には、自分のオシッコに含まれている各種ホルモンを再利用するという利点があるのですが、これについては後の章（第5章）でもっと詳しく説明することにします。

二十世紀初めに活躍したT・ウィルソン・ディーチマン博士[訳注28]も、オシッコのとてつもない治療的効能に気づき、人体は〝自己修復能力をそなえた有機生命体〟に他ならず全身にあまねく知恵が宿っていることを知るに至った科学者でした。彼はオシッコについて、次のように述べています

――

「尿に含まれる物質の種類や量は、患者の病理学的状態に応じて様変わりするわけだから、（手足の骨折のような）外傷によって引き起こされた疾患や、人体の機械的・物理的破損に起因する疾患を除けば、あらゆる種類の疾病に、尿を用いた療法が適用できるわけである。現在利用可能な医薬品はすでに三十種類を超えており、患者の治療に最適な医薬品を選択し損ねる危険性を医者はつねに抱えているわけだけれども、これ（＝尿療法）を用いれば、医者は*くすり*の選択を間違える恐れから解放されるのである。（中略）人体に備わった自然治癒力で治せぬものは、人体以外のところから医学の力を投じても治すことはできないのである。」

（『生命の水～奇跡の尿療法』、原著一五～一六頁）

アームストロング氏が『生命の水』で引用していた文章を、もうひとつ紹介しておきましょう。それはシリル・スコット著『医者・病気・健康』[訳注29]からの引用なのですが、そのなかにバクスターという人物について述べた箇所があり

ます。じつはバクスター氏は、アームストロング氏から一時期、尿療法の指導を受けていた〝患者〟だったのです――

「バクスター氏は老いてなおかくしゃくたる人物であったが、自力で癌を治したと公言していたものである。それも自分の尿を使った湿布をするとか、さらには自分の尿をそのまま飲むというやりかたで。しかもこの単純なやりかたで、他のいろいろな病気も自分で治したというのだ。バクスター氏によれば、この世に存在する殺菌剤のなかで尿ほどすぐれたものは他にないという。このことが判って以来、彼は病気予防のくすりとして、大コップ(タンブラー)三杯分の尿を飲むことを日課にしていた。こうすれば、害もないし嫌な刺激臭が生じるまえに自分の尿を飲むことができる、というのが彼の持論である。そればかりか彼は、目の能力を高める点眼液としてだけでなく、ひげ剃りのあとで肌に塗る保養液としても、尿を用いていた。さらに彼は、尿が創傷や腫れやおできなどを治す優れた外用薬としても使えると、勧めていたものだった」。

(『生命の水〜奇跡の尿療法』、原著一五〜一六頁)

尿療法を絶賛する学者や知識人の発言としてアームストロング氏が引用紹介したものは、ごく限られた数でしたが、彼はそれを心強く思っていたのだと思います。とはいえ、医学界という巨大権力が依然として尿療法を無視しつづけていたことを痛感していたわけです。そんな状況であっても、彼は、他の医者や医学者たちのような〝権力への迎合〟に向かわずに、尿療法の効能を確信しながら精力的に普及に努めるという孤高の奮闘をつづけたのです。それはやはり尿療法の効き目を自分で体験していたからでしょう。なにしろ彼は、「不治の病」だと宣告されていた結核を、尿療法ですっかり治してしまったのですから。

アームストロング氏が尿療法にたどり着いたのは、長く苦しい〝旅〟のはてだったのです。それは医者から医者へとわたり歩く、容易ならざる〝旅〟でした。どの医者もけっきょく彼の症状を治すことができず、それで新しい医者をたずねて〝旅〟が続いたのでした。つぎつぎと医者を替えても、病気は悪くなるばかり。それで彼はついに、尿療法をためしてみようと決意した。理由はふたつ。まず第一に、聖書のことばが彼の探求心に火をつけた。「あなたの水ためから、水を飲め。豊かな水をあなたの井戸から」(旧約聖書・箴言(しんげん)、第5章15節)。第二の理由は幼きころの思い出だった。顔がハチに刺されて腫れたことがあったそうです。お母さんがその傷にオシッコを塗って治してくれたのでした。おばあさんが家畜の傷病をオシッコで治療していたことも、彼は覚えていたのでした。

聖書には「あなたの水」とか「あなたの井戸」と記されている。それが文字どおりの「オシッコ」を指しているのか、彼には確信がもてなかった。しかし聖書のことばに導かれて、彼は、水と自分のオシッコしか口にしない断食を決行しました。それは四十五日間にもわたる決死の試みだったわけです。断食に加えて、自分のオシッコで肌をマッサージする試みも実行しました。これもやはり聖書の一節に導かれてのものでした——「しかし、あなたが断食するときには、自分の頭に油を塗り、顔を洗いなさい」（新約聖書・マタイの福音書、第6章17～18節）。肌のマッサージに（日数を経て保存しておいた）オシッコを使えば、断食がずっと楽に行なえることも、彼は体験をつうじて知ったのでした。

　アームストロング氏は、自分で試して大きな成果を得たのち、こんどはその尿療法を、傷病に苦しむ何百人もの人々にほどこす立場に身を置いて、治療師として活躍するようになりました。それからずいぶんと歳月がたち、治療をうけた患者たちからの強い求めもあり、彼はようやく尿療法をめぐる自分の経験や知識を一冊の本にまとめたのでした。それが、すでに幾度も言及したあの天晴（あっぱ）れな著作『生命の水』なのでした。同書は、洋の東西を問わず、尿療法にたずさわるすべての人に、知恵と勇気を与えてくれる宝箱のように貴重な書物です。これまでもそうでしたし、今も、そしてこれからもそうあり続けるでしょう。

　さきほど述べたように、アームストロング氏は、尿療法——つまり自家尿（自分のオシッコ）を用いた治療の技術——が〝お医者の業界〟で幅をきかせていた既存の教義（ドグマ）と折り合っていくことの難しさを、じゅうぶんに承知していたわけです。じっさい、残念なことですが、彼は有意義な治療成果を上げていたにもかかわらず、彼の地元の英国では、医者がこれに刺激されて尿療法を徹底的に調べるというふうにはなりませんでした。

　けれどもイギリス以外に国に目をうつせば、尿療法を科学的にしっかりとした方法論で研究してきた医学者たちは、数こそ少ないけれども、たしかに登場してきました。これらの医学者たちはまず、注射針の発明[訳注30]などで皮下注射が可能になった時代に〝注射による尿療法〟を試みたのでした。この治療法はヨーロッパだけでなく米国でも試されました。なにしろ当時の高名な医師であった合衆国軍医総監ハモンド氏[訳注31]の『生理学論文集』（一八六三年）も注射器を用いた尿療法について論じていたのですから。とはいえ当時は、〝尿を注射する〟という治療法を臨床で用いていた医者がいたとはいえ、きわめて少数だったわけで、ドイツの自然療法医（ハイルプラクティカー）がこの治療法を用いていたにすぎません。ドイツの自然療法医は、とりわけ〝尿注射〟をアレルギー関連のさまざまな疾患を治す効果的な治療法だと見なしていたのです。これは現在も採用されている治療法であり、実際、ドイツの民法テレビ局で、少なからぬ数のアレルギー患者に尿注射を施している現状を、特集としてとりあげたほどです。

二十世紀の幕開けとともに、医学者たちは尿とその各種成分に大きな関心を持つようになりました。とくにドイツではその傾向が強く、〝尿注射〟の治療効果が試され、有望な成果が得られました。

ドイツの内科医クルト・ヘルツ博士は尿療法の熱烈な支持者で、一九三〇年に『自家尿療法』（*Die Eigenharnbehandlung*）を著し、自らの研究成果を世に伝えました。医師や科学者たちは当初この尿療法の研究成果への関心を示していたのですが、ナチス政権が登場して学術研究に圧力をかけるようになり、ヘルツ博士は研究をやめざるを得なくなったのです。けれども依然として多くの医者が尿療法を患者に施しつづけたのです。

一九四〇年代にドイツの医師たちが、麻疹（はしか）や痘瘡（天然痘）に曝された子供たちに〝尿浣腸〟を試みたところ、このオシッコ浣腸を受けた子供たちは発症しても軽い症状で済んだのでした。ドイツの内科医マルティン・クレプス博士が著した『医薬としての人尿――歴史・根拠・発展・実践』（*Der menschliche Harn als Heilmittel*、一九四二年）には、小児医療としての尿療法の効用と成果が記されています。クレプス博士は、ヘルツ博士の業績を、熱心な勤勉さでさらに前へと進めたのでした。

一九六五年にはドイツのエダム医師が、妊婦のつわり（悪阻）に最も有効な治療法として尿療法を推奨し、〝つわり止めとして医者がひんぱんに処方してきた化学薬品の代わりに大学病院でこの尿療法を試してみるべきだ、と提言しています。つわりに尿療法を用いても副作用はまったく観察されてこなかったから、これに興味をもつ医者はこのさき増えていくであろう、と有望視していたのです。

オシッコ丸ごとの医学的利用だけでなく、尿に含まれている個々の成分の薬効についても科学的な吟味が始まりました。オシッコに含まれる成分のうち、水に次いで多いのは尿素ですが、この主要成分である尿素については、すでに数え切れないほどたくさんの研究論文が発表されています。尿素はタンパク質が分解されて生じる単純な構造の化学物質ですが、この物質が尿療法では確固たる薬効を発揮しています。この尿素の重要性については、第5章でくわしく見ていきます。

尿素のほかにもオシッコには多種多様な物質が含まれていますが、それら個々の成分についても研究が進められてきました。たとえば妊婦のオシッコから得られたホルモンはその代表例といえましょう。いまでは「お母さんのちからで、お母さんを救おう」と呼びかけて、妊婦からオシッコを集めて加工し、不妊になやむ女性を救うホルモン製剤が作られています。さらに、こうしてホルモンを取り出したオシッコを捨ててしまわずに、別の成分を抽出して〝やせ薬〟まで生産しているのです。

オシッコには、がん治療に効く物質も含まれています。がん治療効果がすでに立証ずみの成分について、科学的研究で得られた成果をここにふたつ紹介しておきましょう。

①――アルベルト・セント＝ジョルジは（ビタミンCの発見などで）ノーベル生理学医学賞を受けた有名な生理学者ですが、オシッコから「メチルグリオキサル」という物質を抽出し、この物質が〝がん細胞を破壊する作用〟を持つことを立証しました〔訳注32〕。

②――S・ブルジンスキー博士という科学者が、ヒトのオシッコから「アンチネオプラストン」というペプチド成分を抽出したのですが、今やこの物質は、正常細胞の生長には邪魔をせず、がん細胞の生長だけを阻害するという抗がん作用をもつことが判っています。（ブルジンスキー博士が、インドのアハマダーバードにある尿療法センターに書き送った手紙がありますが、それについては第6章であらためて紹介します。）

抗がん作用をもつ物質は、その後もオシッコから数多く見つかっていますが、それらは第5章でかんたんに紹介するつもりです。たとえば、「レートリル〔訳注33〕」（これは「ビタミンB17」とも呼ばれてきました）という、がんの治療にきわめて有効な物質があります。この物質は、発見された当時は製造法が判っていなかったのですが、やがて山羊（ヤギ）に杏子（あんず）（アプリコット）の種子やアーモンドを食べさせると、その山羊の尿から実用に足るほど多くのレートリルを回収できることが判ったのです。人間だって、山羊にまけないほどの分量のレートリルを産生できることを、指摘している文献があります。

「われわれ人間も、杏子の種子（やアーモンドの種子）を食べれば少量ながらレートリルが生じる。何千年ものあいだ、がんを患（わずら）った人々に用いられてきた伝統医学の方法がある。それは尿による治療だ。火であぶり塩をかけたピーナッツは、健康な栄養源とは到底いえないシロモノであるが、こうしたものを食べる代わりに、アーモンドや杏子の種子を食べたら、いったいどんな事が起きるのか、われわれとしては観察する価値があるだろう。」

（『生物学的製剤によるがん制圧にむけて』、PHWAM デ・ヴェール、原著六〇頁〔訳注34〕）

子宮のなかで育っている胎児が、自分のまわりの羊水を飲み、それによって胎児の肺の発達が促されている――この事実が判明したのは比較的最近のことです。胎児は、文字どおり〝呼吸〟によって羊水を肺に入れています。羊水を肺に入れないと、肺がまともに育って行かないのです。ところで羊水のいちばん重要な成分は何か？　それは他ならぬ胎児のオシッコなのです。胎児がまだ子宮内にいるうちに手術を行なうと、胎児には手術の傷痕が残らないことも判っています。つまり胎児は、羊水――さらにいうなら尿素を主成分とする羊水――のなかに浮いているうちは、子宮のなかで傷をこうむっても完治できるわけです。

『治る力』〔訳注35〕を著したウィリアム・プール氏は、胎児が子宮内手術を受けたときには、まるで何もなかったかのようにその傷痕がみごとに完治するけれども、出産後に手術をうけた赤ん坊の場合は、同じ手術でも完全に消えることが決してない大きな傷痕が残ることを、同書で述べています。プール氏によれば、医師たちはこの事実を知って大いに驚き、その理由を解明するために努力の重ねているとのこと。なにしろ、この秘密が判れば、おとなの手術でも術後の傷痕を完治させる方法が見つかるかも知れないのですから。この目的を実現できるごく簡単な方法に、医師たちが気づいてくれる日が訪れることを、願ってやみません。……患者本人のオシッコを使うという、まったく簡単な方法なのですけどね。尿療法に慣れ親しんだ者なら、傷ができた部位にオシッコを浸した布を当てて〝尿湿布〟をするだけでその傷を治してしまうことぐらい、自分の経験で知っているのです。

　このように現実社会には経験的な事実があふれかえっているのに、医学界はいまだにオシッコとその治療効果をありのままに認めて研究するには至ってないのです。オシッコを構成している成分の多くはすでに有益な健康作用があると認知され、商品化さえされているのに、オシッコ自体については、医学界はいまだにその効用と向き合おうとし

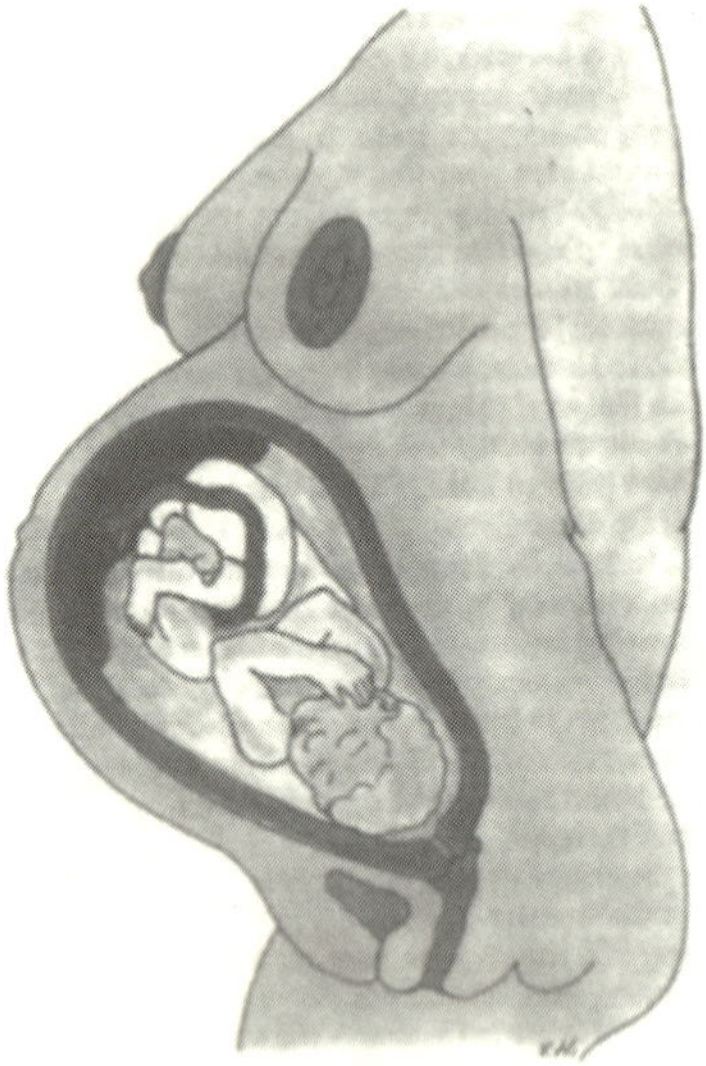

われわれは生まれる前から尿療法の恩恵に浸ってきたって？――まさにそのとおり。胎児は母親の胎内で、羊水に浸かりながら育つ。羊水のおもな成分は他ならぬ尿だ。胎児は日々、その羊水を飲み、その羊水のなかに放尿している。その尿が混ざった羊水をふたたび飲み、そしてその羊水に放尿する……。こうして自分のオシッコに浸かり、それを飲むという物質的なリサイクルの環境に身を置きながら、胎児のからだと体内の諸器官が正常な発達をとげているのだ。

ていないのです。

　オシッコの成分を商業利用している事例として、「アメリカの酵素（エンザイムズ・オヴ・アメリカ）」と名乗る米国企業を挙げておきましょう。この会社は特殊なろ過装置（フィルター）を開発し、それを使って男性のオシッコから特定のタンパク質を漉（こ）し集めています。大量のオシッコは、同社の子会社である「ポータ・ジョン」〔訳註36〕社が保有する一万台の移動式トイレをつうじて集めているのです。オシッコには、人体がつくりだしたさまざまなタンパク質がごくわずかですが含まれています。ところが、そうしたタンパク質の多くは、治療用に使えば非常に重宝する物質なのです。その代表格は〔低身長症の治療や創傷治癒・免疫機能増強に役立つ〕成長ホルモンや、〔糖尿病の治療に不可欠な〕インシュリンなのですが、このような生理活性物質は、医薬品として販売すれば年間五億ドルのもうけを生み出してくれるのです。ところが工業的に生産しようとすると、まずこうしたタンパク質を分泌する細胞を遺伝子工学で作り出し、さらにそうした改造細胞を大量培養する、という段取りを踏まねばなりません。これは非常に手間がかかるややこしい作業ですし、生産コストもきわめて高くついてしまいます。エンザイムズ・オヴ・アメリカ社の場合は、通常ならきわめて微量にしか得られないこうした生理活性物質の商品化の第一号として、ウロキナーゼを売り出しました。ウロキナーゼは血栓を溶かす酵素で、心臓に

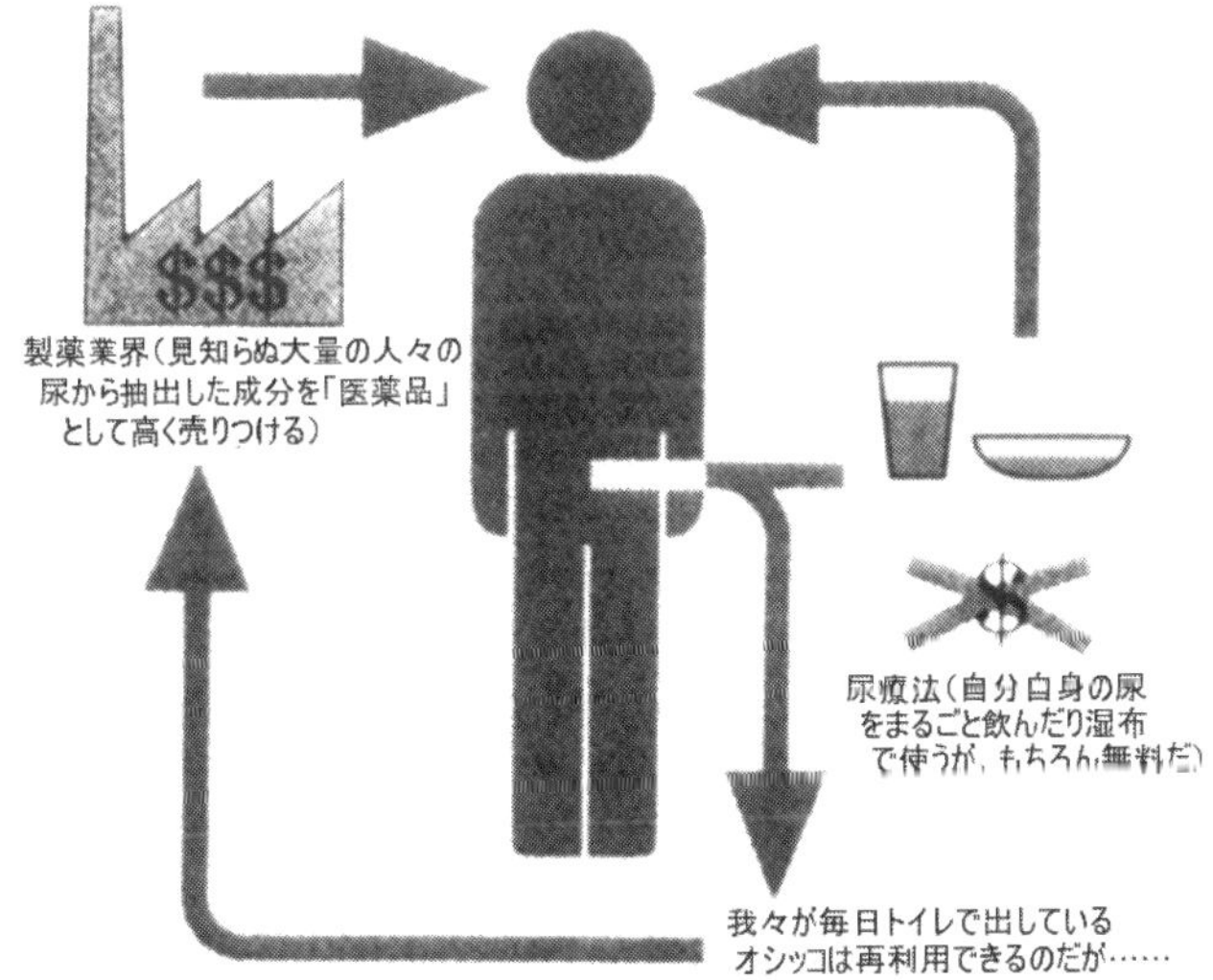

現代人は自分たちのオシッコを再利用している。
ひとつは「製薬業界」経由で我々が気づかぬうちに。
もうひとつは我々が気づきによって実践する「尿療法」経由で。

血管に血栓がつまって起きる心臓発作などの治療に、特効薬として使われます。同社はこの酵素を供給する契約を、すでに製薬業界のいくつかの最大手企業と結んでいます。

大量の人尿から貴重な医薬品を抽出する、という戦略は、中国の人海戦術的な作風をまねたものだと言えるかもしれません。たとえば上海では公衆便所に大きな〝水槽〟を用意しておいて、そこにオシッコを貯めているのです。上海市の行政当局はこうして貯め込んだオシッコを製薬会社に売りつけ、製薬会社は主にそのオシッコからウロキナーゼを抽出して商品化しています。こうしてオシッコから得たウロキナーゼは、医薬品として世界じゅうに売られているのです。

4　尿療法をめぐる最近の研究動向・実践・文献

最近では医学界のなかでも尿療法に対する関心が徐々に高まりつつあります。とりわけ自然医療の治療原理や生薬を研究してきた医者や医学者が、尿療法に注目しているのです。

一九九一年にドイツのヨハン・アベーレ医師が『クルト・ヘルツ医学博士の自家尿療法』〔訳注37〕という本を著しました。題名から察しがつくように、これはクルト・ヘルツ博士が一九三〇年に出した同名の書物の〝改訂版〟として出されたものでした。ところがアベーレ博士の〝改訂版〟はヘルツ博士の序文が一部分しか載っていない。とはいえ、この本にも尿療法のさまざまなやり方が学者ふうの筆致で紹介されていて、とりわけ尿注射について詳しく論じられています。アベーレ医師は、尿療法には科学的な証拠がないと実感していた。とはいえ、この治療法を医学界にむけて真剣に〝おすすめ〟していたのです――

「自家尿療法の分野では第二次世界大戦以前に多くの研究が行われ、著名な研究者たちがすぐれた成果を上げてきたと伝えられてきたが、先入観をもたずに見るならば、一九四五年以降、この治療法は――〝経験第一主義〟で続いてきた他の多くの自然医療と同じように――姿を消し、研究や議論の対象としてまともに相手にされることさえなくなった。それ以降は、正統的な医学からは相手にされない門外漢が、尿療法を細々とやりつづけ発展させてきたにすぎない。

現代は、科学と宗教が――かつては犬猿の仲だった両者だけれども――折り合える領域に、物理学と数学という純粋科学までが活躍できる余地を見いだし、科学と宗教の融合さえ無理なく論じうる時代になった。こうした時代に生きている我々は、もはや民衆伝統医療（フォーク・メディシン）を〝野蛮な連中が昔から繰り返してきた小汚い呪い（まじな）いの名残（なご）りにすぎないじゃないか〟と言いがかりをつけて拒絶する傲慢（ごうまん）には我慢できない。効き目がない治療術なら、何百年ものあいだ民衆の意識に残りつづけることなどないのである！　自家尿療法を行なっている治療師たちが仰天するような治療成果を繰り返し経験してきたのであれば、たとえ現時点でどうしてそんな著効が得られるか説明できないとしても、この方法しか残されていない〝不治の病〟の患者たちにも治療を試みるべきであろう。なぜなら医者の最も大切な仕事は、たとえ世間の反対や慣習に背いてでも、治療効果がある方法ならどんな治療法であっても実地に用いるべきだからだ。まさに古き格言がこう教えてくれているではないか――《正しきもの、それは実際に癒し治すものなり》。」

（ヨハン・アベーレ著『クルト・ヘルツ医学博士の自家尿療法――経験と観察』、原著七一～七二頁）

すでに述べたように、ドイツでは一九九三年にカルメン・トマスさんの『これぞ特別あつらえのジュース～おしっこ』が出版されましたが、さらに元薬剤師インゲボルク・アルマンさんの著書『自家尿療法のヒーリングパワー』〔訳注38〕も世に出ました。彼女もやはり、尿療法をやり始めた多くの人たちと同じような個人的事情で、つまり自分自身が重大な深刻な健康危機に直面して、この治療法にとりくむ羽目になったのでした。彼女の場合はアレルギー性のひどい喘息（ぜんそく）に苦しんでいたのです。逆症療法（アロパティー）の医薬品をつかっても症状はほとんど緩和しなかった。しばらくそんなことが続くうちに、彼女は化学合成された医薬品というものがまったくイヤになってしまったのです。薬剤師だったから、それまでは生活の糧だったのにね。……こうしてすっかり改心した彼女は、自然医療に救いを求めた。そのうちのひとつが尿療法だったというわけ。そして最終的に彼女は自分の経験を本にまとめ、そのなかで尿療法を論じながら、さまざまな全人的治療法（ホウリスティック・テラピー）に共通して見られる普遍的原理の数々にまで考察を広げたのでした。

「尿療法は、他のどんな治療法にも増して、自然医療を成り立たせている原理の数々を象徴している治療法である。それは《治してもらう》という受け身的な態度に甘んじることを許さずに、患者自らが積極的に自分の治療を行なうことを要求するという〔尿療法の基本的な〕在り方からも明らかである。

自分自身の尿というのは、病に苦しむどんな人にとっても特別あつらえの治療薬なのだ。なにしろ尿は、その尿をつくりだした各々の患者に正確無比に適用できるように成分が精妙に調製されていて、当の患者がまさに今現在、必要としている生化学物質を間違いなく提供してくれるのだ。尿がなぜ患者がその時々に必要な物質を的確に提供できるかというと、それは尿の成分がつねに患者の体調に応じて変化しているからである。

尿は。病気の治療薬だけにとどまらず、予防薬として飲むことで健康を維持してくれる。

〝生命のエネルギー〟という観点からみれば、健康な時だけでなく病気にかかっている状況においても、その時々の人体を成り立たせている様々な体液の忠実な〝全体縮図〟(ホログラム)が、ほかならぬ尿だということになる。つまり各種の体液がもつあらゆる情報が、尿に収録されているわけだ。

自分の健康をまもり増進させるのは、けっきょく自分自身が責任をもって行なわねばならない。――誰だって人生のなかで、この真実にくりかえし直面し、習い覚えて学んでいくことになる。なのにあなたは日々の暮らしのなかで、あなたにとって最もたいせつな健康を、そんなに安直に他人にゆだねてしまってもいいのか? ……とにもかくにも尿療法は、あなた自身の力で、正しくしかも確実に自分の健康を支えていくための、とても簡単な方法として、きっと役立つはずである。」

(インゲボルク・アルマン著『自家尿療法のヒーリングパワー』、原著五～六頁)

アルマン女史は、断食の重要性を力説しています。とりわけ慢性疾患で苦しんでいるときには断食が病気の快癒にきわめて効果的だと主張しています。さらにこの本では尿注射のやりかたや、尿と血液を混ぜて治療薬として用いる方法も説明されています。尿と血を混ぜて、それを数滴なめるという〝健康法〟を毎日続けることを推奨しています。尿療法にはさまざまなやり方があり、臨機応変に用いればいいのだと、彼女の本は教えてくれます。とはいえ著者アルマン女史によれば〝飲尿〟は――とくに〝飲尿〟のなかでも断食と組み合わせておこなう〝飲尿断食〟は――最も簡単でありながら最も効果的な尿療法なのです。

アルマン女史は、〝腎の臓〟[訳注39]を人体に不可欠な根源的エネルギーの供給源として重視しています。〝腎の臓〟は生命維持に必須の器官であり、他のさまざまな器官のはたらきを調製しながら、からだ全体の健康を維持するきわめて重要な役割を担っています。そして彼女によれば、尿療法は生命の根源的なエネルギーを回復させ、これを刺激して活性化させる優れた方法なのです。

「自分自身の尿は、〝腎の臓〟を癒(いや)すくすりとしては、我々が想像しうるなかで最良のものだ。だからこの内臓のはたらきが低下したり停止したせいで起きている病気なら、どんなものでもこの方法で、つまり〝腎の臓〟がつくりだした尿を用いることで、癒すことが可能であろう。
　からだで循環しながら流れているすべてのものは、相互に連絡しあい影響しあっている――この事実は、全人的医療の実践者ならばだれもが明確に理解していることだ。つまり、こうした循環する流れをひとつでも本来のすこやかな流れへと整えていくことができれば、それが他の循環にもつぎつぎと波及してからだ全体の健康を回復していけるのだ。」
（インゲボルク・アルマン著『自家尿療法のヒーリングパワー』、原著二四頁）

　ほかにもアルマン女史はこの著書で、水素イオン指数（pH）が健康維持に大きな役割を果たしていることを説明し、酸とアルカリのつりあいがとれた状態が我々のからだと健康にとっていかに大切かを説いています。そして尿療法での治療効果が実証ずみのさまざまな病気を列挙して、その概略を解説しています。アルマン女史とアベーレ博士がともに太鼓判を押しているのは、カンディダ感染症（皮膚や口のなかや性器とくに膣などに真菌の一種のカンディダ属菌によってしばしば起きるがんこな感染症）に対する著効です。この感染症は飲尿断食を三週間つづければ完治する、と述べているのです。薬剤師のアルマン女史が尿の化学組成をひととおり解説しているのも注目すべき点でしょう。

　スイスの内科医U・E・ハスラー博士が著した『からだのなかの薬局――自家尿療法は効験あらたかな自然療法だ』〔訳注40〕（一九九四年）は、尿からみつかった各種物質をさらに徹底的に考察しています。この著者が尿療法のことを初めて聞き知ったのは第二次世界大戦が終わった直後だったそうで、当時はほかに医薬品もなく外科手術につかう器財を消毒する手段すら事欠いていたので、医療の最前線で尿療法が用いられていたとのこと。それからずっと後になって、ハスラー博士は尿療法にふたたび熱烈な関心を持つようになったのですが、きっかけはロシアから来た医者に、ある話を聞いたからだったそうです。それは、このお医者さんがあらゆる土地からやってくる多くの患者たちを尿療法で治してきた、という体験談で、ほかの治療法を試してもまったく効果がなかったのに、まさに尿療法だけで各種の疾患を軽快させたり完治させてきた、という話だったのです。

　それでハスラー博士は尿療法のことをもっと知りたくなった。で、全人的な医療や精神生活の師匠であり西洋社会で広く名を知られた東洋人のメンタク・チア師に、尿療法について訊ねてみたそうです。

「わたしは教えを請うている我が師メンタク・チアさんを訪れ、この奇妙な治療法について耳にしたことがあるか、と聞いた。師匠はたちまち満面の笑顔になり、自らを指さしてこう言ったのだ――《私がやっていますよ。あなたたち西洋医学のお医者さんは腎臓が排泄するものはなんでも毒物だと思い込んでいるが、それは大まちがいですよ。植物はこやしで育つでしょ。人間だって植物と似たようなもので、こやしから途方もない恩恵を得ることができるのですよ》。」

（U・E・ハスラー著『からだのなかの薬局――自家尿療法は効験あらたかな自然療法だ』、原著九頁）

ハスラー博士によれば、尿療法の効き目の秘密は、まずもってオシッコに含まれている多くの薬効物質のおかげです。じっさいこの本には（二十ページも使って！）それら薬効物質と、期待できる効能が延々と解説されている。けれども博士は、尿療法の効き目の〝源泉〟はそれら尿中成分の薬理的作用だけではない、と考えているのです。つまりオシッコの中から見つかった〝生命エネルギー〟についても論じています。

「尿には驚くほど多種多様の物質が含まれているが、それらに着目すれば尿療法がなぜ著効を発揮するかが理解できる。私が呼ぶところの『AL』すなわち〝自己清流液〟(auto-liquidum、すなわち「尿」)は、生きている物質なのである。この液体には生命が満ちており、きわめて重要な生命エネルギーが含まれている。

補完医療の領域では、我々はすでに生命エネルギーを基本原理として扱っている。我々の体内には、内なる癒しの原動力が備わっているのだ。これぞ私が呼ぶところの『内なる治療者（ザ・ヒーラー・ウィズイン）』なのである。体内で活躍しているこの〝お医者さん〟は、とてもかしこい存在であり、いつだって機会さえあれば宿り元のからだを健康な状態にしておきたいと切望している。植物でも動物でも人間でも、体内でこの〝お医者さん〟が活躍しているのだ。『内なる治療者』は、我々がふだん気づきもしない我々自身のからだのなかで、我々の命令や指示を受けるでもなく独自に、いつも一生懸命に、夜も寝ないで、日曜日も休日もなしに、働いている。そして、それぞれの生物が生きているかぎり、その体内でつねに活躍を続けているのだ。」

（U・E・ハスラー著『からだのなかの薬局――自家尿療法は効験あらたかな自然療法だ』、原著四八頁）

これまで述べてきた以外の国々でも尿療法は行なわれています。若干の例をここに挙げておきましょう。米国では、自然医療を扱ってきたさまざまな学校や診療所が、尿療法も扱うようになっています。フロリダにある〝生命の水研究所〟[訳注41]（現在は〝ライフスタイル研究所〟に名を改めニューメキシコ州ルイドソを拠点に活動中）は、尿療法の普及に大きな貢献をしてきました。今やニューヨーク市内には尿療法を実践している人々を助ける支援団体もできており、その会員数は七百人にも達しています。その多くはエイズ患者たちで、この難病を〔副作用の多い高価な化学療法だけに依存せずに〕〝自分のからだのなかの薬局〟の力で乗り越えようとがんばっているわけです。最近聞いたはなしでは、カリフォルニア州の西（ウエスト）ハリウッド市にも同じような尿療法支援グループがあるとのこと。エイズ患者のなかには、この治療手段で大きな恩恵をうけた人たちもすでにいるのです。

　米国では一九九四年にマーサ・クリスティーさんの著作『尿療法バイブル～あなた自身がつくりだす究極の良薬』[訳注42]が出版されました。この本は、オシッコとその各種成分の治療薬としての価値を調べた過去の研究報告をたんねんに集めて、わかりやすく紹介したすぐれた内容です。

　尿療法は英国の健康教育団体でも広く用いられています。この団体は「矯正生理学（オルト・バイオノミー）」の専門家で『シヴァームブ・カルパ／自分が生みだす医薬をもちいて自分で治す自分だけの太古伝来健康法』[訳注43]の著者でもあるアーサー・リンカン・ポールズさんが率（ひき）いています。さらに興味ぶかいのは、英国の有名女優サラ・マイルズさん[訳注44]も尿療法の愛用者だという事実です。彼女は毎日グラス一杯の自分のオシッコを飲んでいることを公言していて、それが美容と健康の秘訣だと堂々と発言しているのです。オシッコは〝お肌の手入れ〟には素晴らしい効果がある。この事実は古代エジプトの時代から、すでに広く人々に知られていました。そして現代では化粧品業界が、やはりこの事実をじゅうぶんに承知している。それが証拠に、スキンクリームをかたっぱしから手にとって成分表示を見てごらんなさい。有名ブランドの歯磨き粉[訳注45]に、どんな成分が含まれているか調べてごらんなさい。たいていの製品に「尿素」が主要成分として含まれていることがわかるでしょう。

　フランスでも近年、尿療法の本が二冊、世に出ました。そのうちの一冊『アマロリ』[訳注46]では、尿療法のいろいろな呼び名で紹介されており、なかには赤ちゃんことばを使った「し～し～（ピーピー）療法」（pipi-therapie）という呼び方まで出てきます。この本は、尿療法がどのような病気やケガに効果を発揮し、どのように実行すれば良いかが、多くの実例で紹介していますが、それだけでなく、「全人的（ホウリスティック）」な医療とか養生の現代的な考え方のなかで尿療法がどのような意義をもつのかを、きっちりと考察しながら議論を進めています。たとえば〝自分のオシッコを飲む〟という実践をじっさいに行なって自分のからだの状態だけでなく、意識が変容して新たな高みに達して、自我が新たな〝生まれ変わり〟を経験することができた、という体験的考察に、まるまる一章が割かれているほどです。この観点からみれば、尿療法というのは、〝癒しを求める人のからだに聖水をかけて清める〟というキリスト教の洗礼の儀式の、一種の現代版だということもできるでしょう。なにしろ、病んだからだの生体組織や細胞をオシッコに浸すことで、天与の遺伝子によって日々休みなく作り直され、無数の精妙なはたらきが制御されている人体という小宇宙に、その小宇宙の深奥から、ふたたび活発な生命力を吹き込むことができるのが、尿療法に他ならないのですから。古代から伝えられてきた医療や養生術は、尿療法には特有の〝神聖なる〟効験があるのだと教えてきました。その〝神聖さ〟の秘密を知る手がかりを、我々はいま見出したわけです。

　さて本章もおわりに近づきました。その締めくくりとして、飲料水が得られぬ緊急事態のとき水の代わりにオシッコを飲んで助かった多くの事例があることを、ここで確認しておきたいと思います。

　オシッコは、じつは飲料水の代替物として非常にすぐれています。ですから水不足に苦しむ状況になったら、迷わずオシッコを飲みましょう。オシッコを飲めば、必要な水分を補給できるだけでなく、実際にからだの健康が維持できるのです。かつてエジプトで大震災が起きたときに、カイロ市内で瓦礫に埋もれながら三日間を生き延び、助け出された被災者がいましたが、この男性が生きていられたのは、何よりもまず、瓦礫のなかで自分のオシッコを飲み、健康を保っていたことが大きかったのです。ほかにも落盤事故で鉱山のなかに一週間も閉じ込められていたのに、自分のオシッコを飲み続けて生き延び、無事に助け出された男性の事例を、わたしは知っています。この鉱夫は救出されて地上に現れたとき、じゅうぶん元気な様子で、健康状態もきわめて良好だったのです。最近のニュースでは、サハラ砂漠で十日間も行方不明になっていたイタリア人スポーツ選手の話題がありました。この選手はさいわい無事に見つけ出されて母国に帰ることができたのですが、文明社会に戻ってくるや、ただちに、一見〝野蛮〟な生き残りの秘策を語り出したのです。それは、水がなかったので自分のオシッコを飲み続けた、というなんとも単純な秘訣でした。彼は砂漠に生えていた植物や昆虫などを食べ、自分のオシッコを飲んで、生き延びたのです。

　船が難破して、積んであった飲料水がなくなってしまったら、自分のオシッコを飲めば生き延びることができるのです。飲尿に踏み切れぬまま、水を飲まずに時間を費やし、脱水状態になりかけてからでは手遅れです。そうなる前にオシッコを飲むべきです。あるいは、身近に水はあるけれど、汚れていて飲用に適さない場合にも、かしこい人なら生き延びるためにオシッコを飲むでしょう。震災や、洪水などの水害に襲われた場合、身近に水があっても病原菌などで汚染されている場合が多いわけですが、放尿したばかりのオシッコならそういう汚染の心配はありません。汚れた水を飲めば重い病気になる恐れがあり、最悪の場合はそれで死ぬこともあるのです。けれどもオシッコなら、飲料水の代用物として立派に役に立ってくれます。新鮮なオシッコを飲むかぎりは、危険な目にあわずに喉（のど）の渇きをいやしてくれるし、オシッコならいつでもどこでも手に入るわけです。しかもオシッコには医薬としての効果があるから、もし遭難や災害で病気になっていても、飲尿によって健康への回復が促されるわけです。

　これまで多くの兵士たちが、食料や水の補給が断たれた荒野にとり残されながらも、自分のオシッコを飲んでいたおかげで、長期間の苦境を乗り越えて生き延びてきたのです。現代でも外人部隊の兵士たちは、戦場で病気に屈せず生き延びるために、自分のオシッコで湿布することを教わっているほどです。ついでにいえば、兵士たちは行軍に出るまえに自分の軍靴のなかに小便をすることさえあります。靴のなかをオシッコで馴染（なじ）ませておけば靴擦（ず）れの予防に役立つからです。むかしは、買ったばかりでまだ足に馴染んでいない靴にオシッコをかけて皮革を柔らかくする、という生活の知恵がごくふつうに使われていたものでした。今でもときどき、この〝自家製の万能液剤〟を活用して靴を足に馴染ませている、聡明なご老人と出会うことがありますよ。

第3章　不老不死の甘露——東洋の尿療法の歴史

1　ヒンドゥー教の伝統医療としての尿療法

尿療法は、「あらゆる医学の生みの母」と呼ばれることさえある〝アーユルヴェーダ〟[訳注1]と深く結びついています。アーユルヴェーダは、古代から伝わる一種の自然医療（ナチュロパティー）ですが、今なおインドではこれを用いた診療が行なわれています。それどころか現代では西洋の国々でもアーユルヴェーダの人気が高まる一方なのです。インドでは尿療法のやりかたを記した五千年前の古文書が発見されました。この古文書で紹介されている多くの薬草や医薬は、現代のアーユルヴェーダでもふつうに用いられているのです。

この尿療法の古文書は、『シヴァームブ・カルパ・ヴィドヒ』[訳注2]——梵語（サンスクリット）で「若返りのための尿療法の心得」——と呼ばれており、一〇七節の二行詩（シュローカ）によって作られています。さらにこの古文書は『ダーマル・タントラ』[訳注3]の一部を成しているわけです。（この古文書の全文は第7章に掲載しました。）

「シヴァームブ」とは「シヴァ神の水」という意味です。シヴァ神[訳注4]はインドの神々のなかで最高位にある神であり、この神の名は「幸運」を意味します。インドでは、そして少なくとも尿療法の実践者たちは、「シヴァームブを飲む」という言い方をしていますし、これは「幸運の水を飲む」という意味に他ならないわけです。

『ダーマル・タントラ』に盛られた「若返りのための尿療法の心得」は、次のような詩歌から始まります。これはシヴァ神が妻のパールヴァティー[訳注5]に話しかけている場面です。

第一～四節

「（シヴァ神が妻に語りかける）
ああ、わが愛しのパールヴァティーよ！
このやりかたで養生すれば、瞑想（めいそう）からも、
そしてこのやりかたからも、あまたの恵みが得られます。

だがそのためには、決められた道具をつかって
決められたやりかたで行なうのが望ましい。
　シヴァの水〔シヴァームブ〕〔=おしっこ〕は、金・
銀・銅・真鍮（しんちゅう）〔=黄銅〕・鉄・錫（すず）・ガラス・土・竹・骨・
皮革でつくった瓶（びん）や、バナナの葉を編んでつくった碗（わん）で
飲むのがよろしい。
　オシッコは、こうした容器（うつわ）ならどれでもよいが、
そこに入れて飲みなさい。
だけど土瓶を用いるのが一番よいだろう。」

『ダーマル・タントラ』には、オシッコのどうやって採取し、どうやって飲めばいいか、さらに自分のオシッコを飲むようになったらどういうものを食べればいいかが、すぐに実行できるよう具体的に説明されています。ただしこの古文書が、ヨーガ実践者、つまり心身の鍛練に生活のすべてを捧げ、きびしい修行に役立つような世俗ばなれした食事をしている特殊な人たちのために、書かれたのだということを心に留めておく必要があるでしょう。しかしそれにしても、つぎの詩句をみれば、尿療法をためしてみようと考えているすべての人に役立つ手引きになっていることがわかります。

第五節
「この方法で癒しを得ようと思ったら、
辛いものや塩っぱいものを食べるのは避けること。
過労は禁物。食事は調和のとれた軽いものを心がけること。〔以下略〕」

『ダーマル・タントラ』はオシッコを〝あらゆる種類の病苦をすっかり駆除する力〟を有する神聖な飲み物として、敬意をもって扱っています。つぎの詩句では、〔尿療法による〕体内の浄化が、瞑想しながら日々を生きるという生活様式と、密接なつながりをもっていることを教えています。

第九節
「シヴァの水は神聖なる甘露（かんろ）なのだよ！
オシッコは老いを追いはらい、
さまざまな病気やケガを癒（いや）す力を持っている。
この方法で癒しを得ようと思ったら、
自分のオシッコを飲んで瞑想をやり始めなさい。」

『ダーマル・タントラ』には、オシッコを用いた按摩（マッサージ）の重要性を説いた詩句がたくさん出てきます。じつに〝尿マッサージ〟は、〔オシッコの内服療法を補完して〕尿療法

の医療効果をより完全なものにするための、大切な補完要素なのです。〝尿マッサージ〟の医療効果については、章をあらためて詳しく解説しましょう。ここでは『ダーマル・タントラ』から〝尿マッサージ〟を指南した詩句をいくつか紹介しておきます。

第四四節

「さてパールヴァティーよ、
ここでわたしは按摩（あんま）のやりかたを
教えてあげましょう。
　教えたとおりに按摩（あんま）を行なえば、
瞑想と養生の生き方からあまたの恵みを得て、
魂がりっぱに育っていくのを
実感できるはずです。」

第四八節

「シヴァの水を全身に与えなさい。
すばらしい栄養で
万病の苦しみから解き放たれるでしょう。」

第八七節

「ああ、わが愛しのパールヴァティーよ！
シヴァの水で、昼夜に三回、
からだを按摩しつづければ、
顔はかがやきに満ち、心臓も丈夫になる。
からだは強健になり、筋肉は強く元気になる。
宙に浮くほどの至福に満たされるでしょう。」

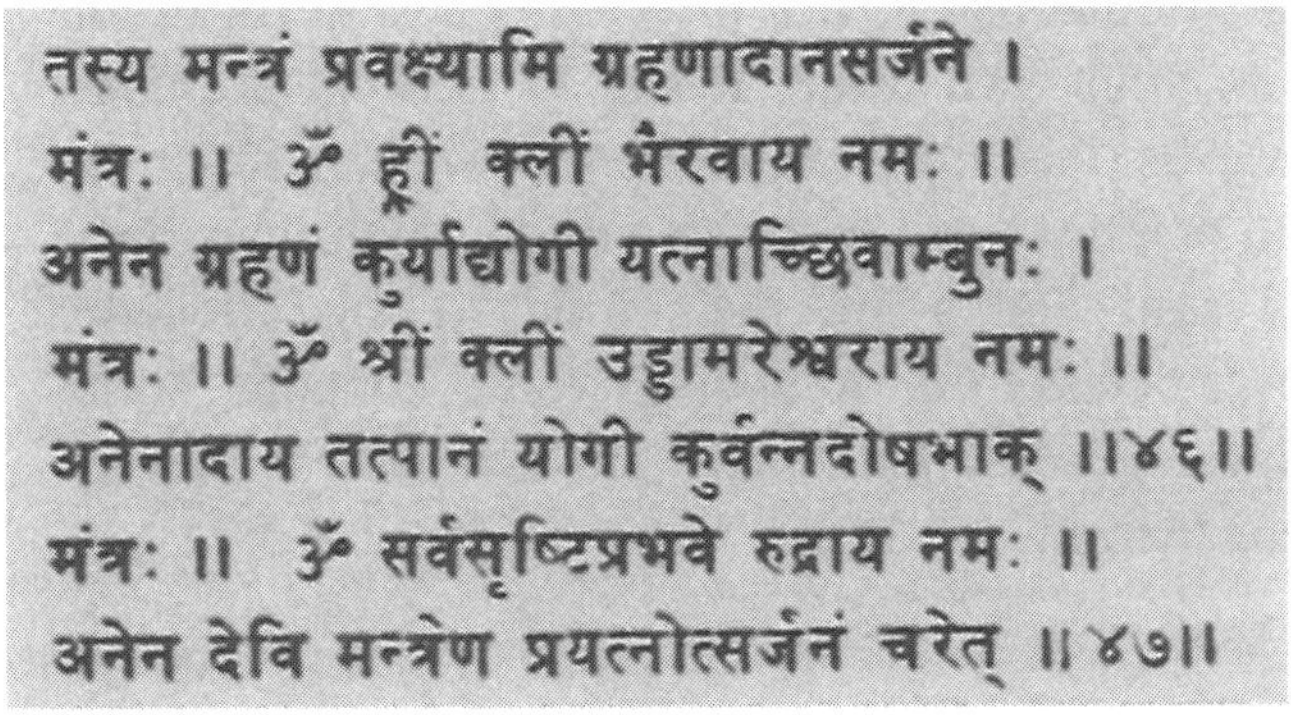
तस्य मन्त्रं प्रवक्ष्यामि ग्रहणादानसर्जने ।
मंत्रः ।। ॐ ह्रूं क्लीं भैरवाय नमः ।।
अनेन ग्रहणं कुर्याद्योगी यत्नाच्छिवाम्बुनः ।
मंत्रः ।। ॐ श्रीं क्लीं उड्डामरेश्वराय नमः ।।
अनेनादाय तत्पानं योगी कुर्वन्नदोषभाक् ।।४६।।
मंत्रः ।। ॐ सर्वसृष्टिप्रभवे रुद्राय नमः ।।
अनेन देवि मन्त्रेण प्रयत्नोत्सर्जनं चरेत् ।।४७।।

「若返りのための尿療法の心得」（Shivambu Kalpa Vidhi）は、梵語で書かれた古文書『ダーマル・タントラ』に、詩歌のかたちで記されている。

ここで注目すべきは、尿療法のやりかたを教えつつ、身体の浄化が心をきよめ、精神の平安と健康と成長につながっていくことを力説していることです。第八七節は、この健康観・医療観が文言にあらわれた典型的な事例でしょう。じっさい現在では、人のからだのなかで起きている内分泌の状態が、こころの在り方にも顕著な影響を及ぼしていると考えられているのです（第5章を参照）。わたしはこれまで尿療法を実践している多くの人々と語り合う機会がありましたが、みな尿療法を始めてから心がしっかりと安定し、高潔なこころざしを持つようになった、と実感していました。

さて『ダーマル・タントラ』に記されたこの尿療法の手引きは、最終節で、教授者のシヴァ神が妻パールヴァティーに、いま教えたことを全部秘密にしておけ、と命じています。

第一〇七節

「ああ、わがいとしのパールヴァティーよ！
シヴァの水を用いた養生法［シヴァーンブ・カルパ］を、
こうして詳しく語ってきたが、
これらはあくまでも秘術である。
秘密のままで実行するのがよろしい。
誰にも教えてはならない。」

つまり『ダーマル・タントラ』に盛り込まれた「若返りのための尿療法の心得」（Shivambu Kalpa Vidhi）は、秘密厳守をもとめた興味ぶかい戒めで終わっているのです。これに関しては、次のような口伝があることを、ここに紹介しておきましょう。――そう。シヴァ神はたしかに、妻パールヴァティーに対し、心身の健康維持のための尿療法の秘訣を教えたわけだけれども、これにはちょっとした事情があった。夫婦間でもめごとが起きて、その結果、シヴァ神は〝独り占めにしておきたい尿療法というおいしい秘密〟をやむなく妻に開陳する羽目になったのだという。

〝もめごと〟とは他でもない。結婚当初のシヴァとパールヴァティーは幸福そのものだった。が、歳月がすぎていき、相思相愛の夫婦のあいだにも断絶が生まれてくる。なぜって？　それは夫のシヴァ神が、歳月を経ても老化する兆しがまったくなく、若いときの美貌と健康そのままに、いつも元気溌剌で、情熱的な日々を愉しんでいる。妻はそれに嫉妬したのだ。そればかりではない。この妻はつねづね、夫から「わたしは不死身だ」と聞かされる。ところがその方法をたずねても、夫から返ってくる言葉はただ一つ――「それは秘密だ」。いつもそう……。妻は不満をつのらせた。そして夫に無言の圧力をかけるようになる。まず家事をサボるようになった。それでも秘密を教えてくれないとわかると、こんどは夫にコゲた食事を出すようになった。おコゲの回数はだんだんと頻繁(ひんぱん)になっていく。それでもやっぱり夫は秘密を教えない。そこで妻は思いきった手段に出た。最後の手段は〝セックス・ストライキ〟。夫からの性的要求をすべて拒絶したのだ。天地万物、この世のすべてのものは、最強の神シヴァが、妻パールヴァティーと、日々かかさずに〝性のいとなみ〟を交えることで、常時生み出され維持されている。妻がつきつけたセックス・ストライキはただちに世界存亡の危機を意味していた。妻に秘密を教えないと世界が滅亡する――シヴァ神は深刻な困難に直面し、けっきょく秘密をそっと教えることにした。自分が不死身なのも病気しらずで精力旺盛なのも、すべて自分のオシッコを飲んでいるおかげだ、という秘密を。妻パールヴァティーは夫を屈服させて、ついにこの秘密をつかんだ。だが夫シヴァ神は、これは貴重きわまりない情報なのだから、軽々しく扱っちゃダメだし、誰にも教えちゃダメだ、と釘を刺したのである……。

大昔の尿療法の智恵は、宗教的秘儀として伝承されてきたおかげもあって、現代まで生きのびて来られたのです。いわゆる「密教的な修行(タントラ・ヨーガ)」もそうした秘儀のひとつです。梵語(サンスクリット)では尿療法を「アマローリー（Amaroli）」と呼びますが、語頭の「アマル（amar）」は「不死、不滅」を意味する言葉です。「アマローリー」は、今でもたとえばクリーヤ・ヨーガ〔訳注6〕の実践のなかで、自分の意識を全宇宙を包括できるほど悠大無限に拡張するための肉体の浄化手段として用いられています。こうして見ていくと、尿療法は宗教的な修行実践と密接に結びついていることがわかります。つまり、病気を〝打ち負かし〟さえすればそれですべての目的が完了するといった類いの単なる「治療法」ではありません。

スワーミー・サテュアーナンダ・サラスワティー師〔訳注7〕は、シャンカルデーヴァン・サラスワティー医師の著書『天露利(アマローリー)』に、「アマローリー、それはヨーガ修行者の進む道（Amaroli-The Way of the Yogi）」と題する序文を寄せて、次のように述べています――

「アマローリーについては熟知しているし、わたし自身、古くからの体験者でもある。もちろん、わたしの場合は治療に用いたのではなく、ヴァジローリー・クリヤー〔訳注8〕を成就させるために、これを用いてきた。ヴァジローリーを成し遂げたいと望むなら、アマローリーをしっかりと一応すべてやり通すことが必須であろうと、今では確信をもって言える。

一九四三年から（本書『天露利(アマローリー)』が世に出た）一九七八年現在にいたるまで、アマローリーが不幸な結果をもた

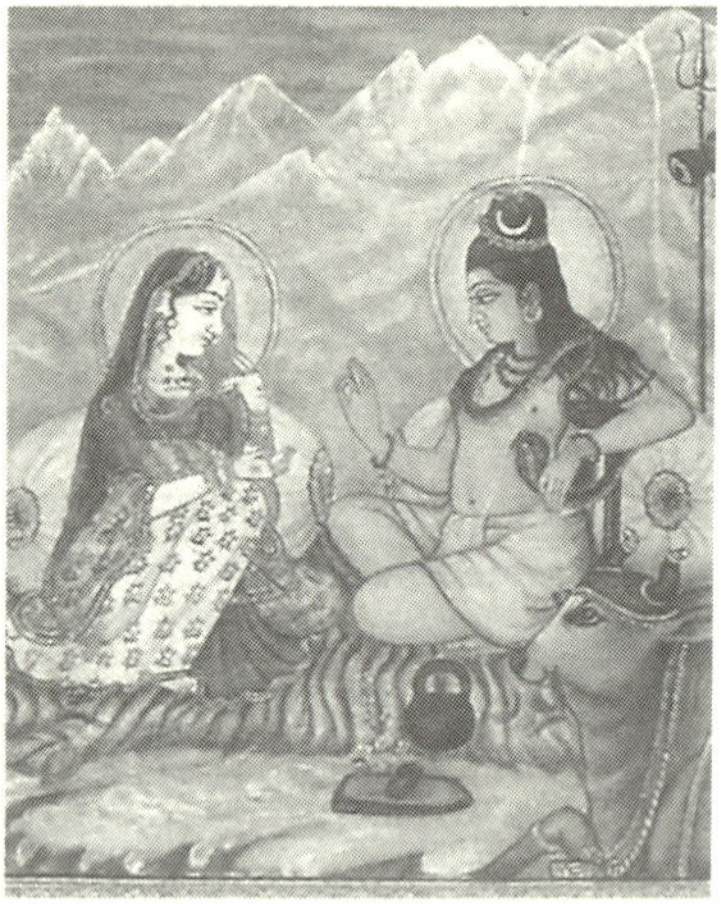

シヴァ神と妻パールヴァティー。夫の不老長寿の秘密を必死に探りだそうとした妻であるが、容易に望みは叶わなかった。が、夫は根負けしてついに秘密を教えた。けれどもこの教えを口外してはならぬ、と夫は妻を戒めた。

らした事例を、わたしは一件たりとも見たことがない。治療目的であれ、ヴァジローリーを求めてのものであれ、すべて好結果が得られてきた。つい最近のことだが、わたしは重病をわずらった紳士から、アマローリーを試すべきか相談をうけた。わたしの答えはこうである――「ぜひ試してごらんなさい、そして結果を教えてください」。それから二カ月後、彼は病からすっかり回復していた。

　病気治療の手段として、アマローリーをどう考えるか？　これは化学薬品やら合成ホルモンやらその他諸々の化学工場から生み出される〝病を射止める魔弾〟ほど有害な副作用をもたらさぬものだし、コカコーラやセブンアップなどの合成清涼飲料のように愛飲して栄養失調や健康障害をもたらすこともない。酒のような依存性や中毒性もないし、化学合成物でなく〔人の自家尿は〕いちおうヒトという動物が作りだした自然の産物だけれども、生ゼラチンほど不味(まず)いわけでもない。……となれば、人類にとって恩恵になると、確信せざるを得ないのである。

　アマローリーについて我々は事実を語らねばならない。それも可能なかぎり堂々と、朗々と、そしてずけずけと。その努力がみのれば、人類は狭隘(きょうあい)な先入観から解き放たれて、アマローリーという太古からの智恵が有する、これまで隠蔽されてきた数多の恩恵に気づくことがきっと出来るだろうと、わたしは期待している。」

（シャンカルデーヴァン・サラスワティー著『天露利(アマローリー)』、序文）

『ダーマル・タントラ』には、尿療法の精神的(スピリチュアル)・霊的な効用を述べた詩歌がたくさん出てきます。しかし一般読者の皆さんにご留意ねがいたいのは、本来このタントラは精神的・霊的な修行をおこなうヨーガ修行者に、教えを授ける目的で書かれたということです。だからそうした修行者むけの、誇張ぎみの表現がたびたび現れても不思議ではありません。たとえばこんな詩歌です――

第一九節

「この養生法を八年間つづければ、

この世に満ちている五大元素のすべてを

征服することができるでしょう。

　九年間つづけていけば、

朽ちることなき生命を

得ることができるでしょう。」

　インドでは古来から、物質世界の現世は「土」「水」「火」「気」「空」の五大元素で成り立っていると考えられてきました。これらの元素を征服できれば、精神的・霊的な自由が得られ、輪廻転生の煩わしき宿命から解脱できるのだ、と考えられていたのです。この宿命観のもとでは、死後の〝よみがえり〟は祝福すべき奇跡ではない。なぜなら人は俗界のしがらみから完全に解き放たれるまで、死んでは生き返るという繰り返しを無限に続けざるを得ない、という理屈になる。この終わりなき輪廻を終わらせるには、善行をやりとげるか、智恵の光りで真理を見きわめるしかない、というわけです。

　このような人生観・世界観のもとで「不死の境地に到達する」とはどういうことか？　それは精神的・霊的な自由と解放を成就させることだ、という答えに行き着くわけです。『ダーマル・タントラ』には、尿療法が人の気持ちや性格にまで影響を及ぼすのだと教えている詩句も少なからず見られます。

　さらに、尿療法を薬草といっしょに用いる効用も、この古文書にはっきりと書かれています。『ダーマル・タントラ』に記された尿療法のやりかたは、アーユルヴェーダの伝統的な養生法と密接につながっているのです。アーユルヴェーダは「長寿の科学」を意味するインド独特の自然医療と生活作法の知識大系で、数千年の歴史をもち、いま現在も実践されており、大きな効果を上げているのです。尿療法とアーユルヴェーダの深い関係を示し、アーユルヴェーダの処方で調整した薬草由来の自然医薬と併用する秘訣を教えている『ダーマル・タントラ』の詩句を、いくつか紹介しておきましょう――

第三七節

「硫黄と、乾燥させた油柑の実と

ナツメグの粉末をいっしょにして、

シヴァの水で毎日飲みなさい。

あらゆる苦痛が消え去るでしょう。」

第六二節

「南蛮草藤の五つの部分を

粉末にしたものを、シヴァの水といっしょに飲みつづけ

れば、
誰よりも完全に瞑想を習得して、
このうえなく愉快な人生を
生きることができるでしょう。」

第八五節

「ああ、女神よ！
朝はやく、自分のオシッコで鼻を洗って、
鼻の通じをよくすれば、
カプファ、ピッタ、ヴァータの三要因[訳注9]が
原因でおこる諸々の病苦は、消え失せるでしょう。
そして何でも美味しく食べられるようになり、
からだは強く健康になるでしょう。」

尿療法の教えを説いたインドの古文書は、『ダーマル・タントラ』だけではありません。これ以外にも、古来の宗教書や精神修養の書物で、尿療法や「アマローリー」（文字どおり〝不老長寿の甘露〟）に触れているものは少なくないのです。そうした古文書の記述の多くは、シャンカルデーヴァン・サラスワティー著『天露利（アマローリー）』に再録されていますが、そのうちのいくつかを、ここに紹介しておきます――

『ハタ・ヨーガ・プラディーピカー』（**第3章96～97節**[訳注10]）

「カーパーリカ派[訳注11]の教義に曰（いわ）く。〝天露利（アマローリー）〟の行法をおこなうときは、出てる最中のものだけを飲むべし。出だしは（胆汁が多すぎて）刺激が強すぎ、出がらしは役に立たぬから、これらは捨てるべし。〝天露利〟の実践者というのは、アマリを飲む者、日々これを鼻から吸う者[訳注12]、ヴァジローリーを行なう者である。」

『ジャナールナヴァ・タントラ』（**第22章**[訳注13]）

「正義（ダルマ）と不義（アダルマ）について正しく理解すれば、世界のあらゆるものは神聖だとわかる――大便も小便も、経血[訳注14]も爪も骨も、マントラの探求者からみれば、すべて神聖なものなのだ。
ああ、パールヴァティーよ。尿の始原を成す聖なる水には、さまざまな神が住んでおられるのに、その尿が汚れているなどと、どうして言えようか？」

『ハリット』（**第1章のオシッコに言及した部分**）

「人のオシッコは基本的な存在であり、苦味があり、明るい輝きをもつ[訳注16]。人尿はさまざまな眼病を治し、からだを強健にし、消化のはたらきを改善し、咳や風邪を追い払う」

『ブハーヴァ・プラカーシ』[訳注17]（第7章のオシッコに言及した部分）

「人のオシッコは毒を消すので、適切に用いれば新たな生命力を与えてくれるし、血を浄化して肌の悩みを解消してくれる。塩っ辛い味がするが、これはさまざまな塩がたくさん含まれているからだ。」

『ヨーガ・ラトナーカル』[訳注18]（「尿の効用」第11節）

「人尿は血中の胆汁の量を調整し、寄生虫を駆除し、腸を浄化し、咳を鎮め。高ぶった神経を和らげる。塩辛い味がして、だるさを追い払い、解毒の働きがある。」

『スシュルタ・サムヒター』[訳注19]（英語版四六八頁）

「人のオシッコは毒を消す。」

『ティルマンデヒラム』[訳注20]（第八三〇節）

「シヴァの水は勇者のための医薬なのだ。神聖なる甘露、シャクティ[訳注21]の恵みであり、人を偉大な力で満たしてくれるのだ。ナンディー神[訳注22]がそれを教えてくれる。これぞすべての医薬の大本なり、と偉大なる賢人たちがいずれも語ってきたのである。」

『ヴャヴァハーラ・スートラ』（第42章）

『ヴャヴァハーラ・スートラ』はジャイナ教の軌師範（アーチャーリャ）プハトラパーフ〔紀元前四～五世紀のジャイナ教の最高指導者〕がまとめた正経典で、その第四二章に信仰者が守るべき戒律を列挙されている。この戒律のなかに、修行者は断食の期間中に、自分が出したオシッコをすべて飲むべし、という教えが記されている。

『シヴァーパールヴァティー サムバード』[訳注23]

『シヴァーパールヴァティー サムバード』は梵語で記された古文書で、アハマダーバードのアタワレ教授が研究調査を行なってきた。ひどく痛んだ状態で判読が難しい箇所もあったが、アタワレ教授の努力で判読できた箇所は次のとおり――

シヴァ神が妻パールヴァティーに語ったことば

「女神（ディーヴィー）よ[訳注24]、よくお聴き。シヴァの水（すなわちオシッコ）は大いなる浄化をもたらしてくれる。からだから一切の不純物を取り去ってくれるのだ。シヴァの水は正真正銘の、不老不死の甘露（アムリト）であり、しかも自分のからだからどんどん湧き出てくる甘露なのだよ。」

「オシッコを飲むには、まずオシッコを入れる瓶を布でふいて清潔にしておくこと。瓶を拭いているあいだじゅう、つぎの真言（マントラ）を唱えなさい――〝アストラーヤ・

プホート〃」

この教えには、次のような真言(マントラ)も紹介されています。こちらの真言はオシッコを飲むまえに朗々と七回繰り返して唱えるべし、と教えています。

「オーム、アイーム、フリーム、アムリトドブハーヴェ、アムリタ、バルシーニ、アムリタム、クールー、ノー、スワーハー」

真言(マントラ)は、聖なる発話であり、とても短い〝お祈りの言葉〟といえるでしょう。最高級の万能マントラというべきヒンドゥー教の「オーム・ナマハ・シヴァーヤ」(これは「シヴァ神をただひたすらに崇めます」「御心が行われますように」という意味)や、仏教の「オーム・マニパドメ・ホゥーム」(これは「蓮華の宝珠よ、幸いあれ」の意味)は、西洋でも知る人は多いでしょう。

『シヴァ・パールヴァティー サムバード』は、尿療法ではやく効き目を得たい場合は一日に三回――朝・昼・夕にそれぞれ一度、通常は食事の一時間まえか一時間あとに――飲みなさい、とも教えています。期待される薬効もこう記してあります――

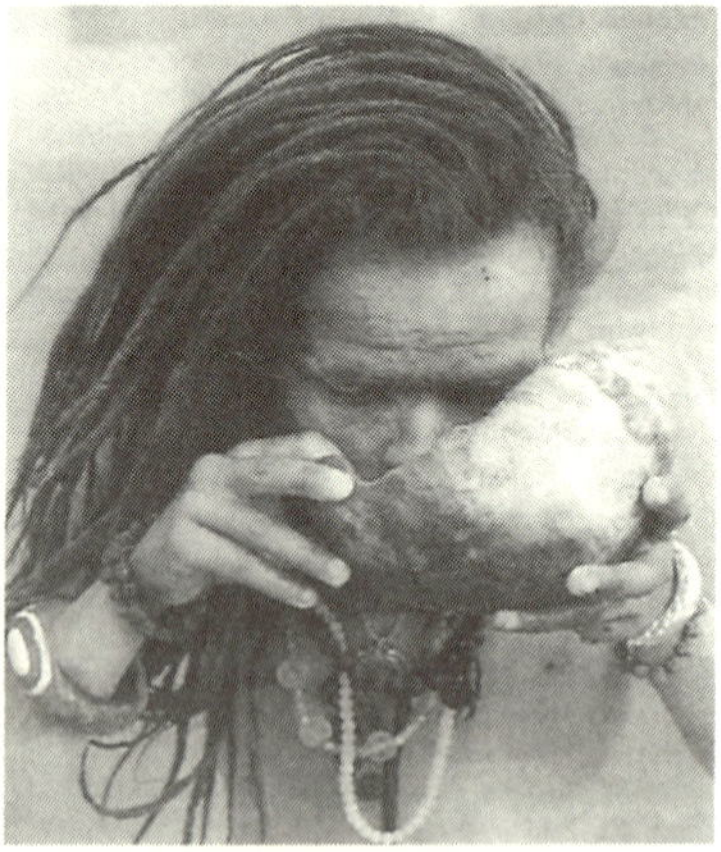

一人のサードゥフ[訳注25](インドの聖者)が頭蓋骨のうつわでオシッコを飲んでいる。オーストラリアの科学者たちはインドのヨーガ修行者が実践してきた"飲尿"という修行法と、それが瞑想に有効だとされてきた論拠を、近年ようやく調べ始めた。その研究者たちが提出した仮説によれば、朝のオシッコにはメラトニンというホルモンが含まれているので、それで"鎮静剤"として役立つのだという。

「シヴァの水を日々飲みつづけていけば男も女も性愛の力に大いに満たされさまざまな老いのきざし(老い衰えや子作りの力の減退)はすっかり消え去ってしまうのだ。」

『シァタパタハ・ブラーホゥマナ』[訳注26]

「ソーマ(月の神)の飲み物は、ほかならぬオシッコである。」[訳注27]

聖なるヴェーダの伝承は、オシッコを飲みながら〝幻覚物質〟を使用するという宗教的習俗を語り伝えてきました。「ソーマ」というのは、幻覚体験をもたらす植物を醸(かも)して造った一種の飲み物です。それがどんな植物だったのかは今のところ不明ですが、いろいろと推測はされてきました。第2章で紹介した『神々の植物たち〜その聖なる治癒力と幻覚の力』〔邦題「図説快楽植物大全」〕に、こんな記述が出てきます――

「リグ・ヴェーダ〔訳注28〕には神酒ソーマをめぐる宗教的儀式のなかで飲尿が行なわれることが、こんなふうにはっきりと書かれている――『水を湛(たた)えて膨れあがったものたちのオシッコが、ソーマとなって流れ落ちた。膀胱(ぼうこう)を満杯にした神々がソーマを豪雨のように放ったのだ』〔訳注29〕。風神ヴァーユと雷神インドラに扮した神官たちがソーマを牛乳に混ぜて飲み、そしてソーマを放尿するのである。ヴェーダのなかで言及されるオシッコは、有害で不快なものではなく、雨の喩(たと)えとして用いられる高雅なものなのだ。しかも同じように、ふりそそぐ雨のめぐみは、ほとばしるオシッコにも喩えられ、そらの雲は自らのオシッコで大地を肥沃にすると歌われたのである。」

(『図説快楽植物大全』、一九九二年、原著八三頁)

ヒンドゥー教のヨーガ行者たちは、今でも昔ながらのやりかたで尿療法を実践しています。しかし西洋流の、人体のしくみや働き、医療と健康などについての学問知識がインドに流れ込んだ結果、「尿は有毒で汚いものだ」という近代西洋社会に特有の偏見がこの国の人々の意識にまで影響を及ぼすにいたり、それまでインドの大衆が行なってきた尿療法の伝統は、断絶の危機に追い込まれました。なにしろインドの国民は、いまや伝統的な尿療法よりも、逆症療法を商売にしている医者が書いた薬剤(くすり)の処方箋を信じて頼る思考習慣に染まってしまったのですから。……とはいえ、近年、尿療法に関する多くの本が、インド国内で使われている幾つもの言語〔訳注30〕で出版されるようになり、尿療法に対する民衆の関心も、以前と比べればずいぶん高まっています。

インドの人々に尿療法についての関心をふたたび呼び起こしたのは、アームストロング医師の『生命の水』でした。ほどなくしてラーオジーブハーイー・マニブハーイー・パテール氏が一冊の本を著し、これがきっかけでインドで尿療法が復興したのです。パテール氏はインド独立の闘士(フリーダム・ファイター)として有名な人士であり、インド独立の父マハートマー・ガーンディヒー〔訳注31〕の助手を務めていた人物です。パテール氏は自分で尿療法を試してみて、喘息と心臓病がすっかり治ってしまったのでした。これがきっかけで尿療法の探求に向かった彼は、やがて一九五九年に『マーナヴ・ムートラ』〔訳注32〕という本を著します。これは有益な情報がてんこ盛りに収められたとても役に立つ本でした。少なくとも三か国語に翻訳され、十万部以上も売れたのです。
『マーナヴ・ムートラ』が世に出たことで、インドの民衆は尿療法をようやく本格的に実践するようになりました。そして現在では、数こそ少ないですが、ちゃんとした病院で、患者が尿療法を受けることができるようにもなりました。インド国内でキリスト教徒が運営している「ベタニア癩病コロニー」〔訳注33〕は、ハンセン病〔癩病〕の患者たちが治療を受けながら暮らす生活拠点になっていますが、ここでも尿療法が実地に用いられて成果を上げています。毎朝ハンセン病の患者本人のオシッコをほんの少量、グラス一杯のオレンジジュースにまぜて、それを患者に飲ませることで、この難病の症状が実際に軽快していると伝えられています。

効き目があり、しかもまったく無料で行なえる尿療法という治療手段を、多くの民衆が利用できるようになれば、インドのような貧しい国では極めて重要な意義をもつことになります。かつてこの国の首相を務めたモーラールジー・デーサーイ氏が、尿療法を広く社会に普及してくれたので、今では〔西インドのマハーラーシュトラ州の州都である〕ボンベイだけでも三万人、〔インド北西部の〕グジャラート州では三十万人が尿療法の実践を行なうようになりました！

しかもアームストロング氏によれば、興味ぶかいことですがインドでは多くの人が、自分では気づかぬうちに、尿療法の恩恵を受けているのだそうです。ガンジス川で沐浴をするだけで、尿療法の恩恵を受けるというわけです。インドでも環境汚染は年々歳々、深刻になっていますが、しかし聖なる河ガンジスの〝オシッコ汚染〟については、むしろ沐浴の民たちに恩恵を与えているかも知れない……というのです。アームストロング氏曰く――

「広く知られたあの『母なるインド』〔訳注34〕という本を読んだことのある人なら、かなりの量を割いて、土地の人々の「不潔な習慣」をあれこれと取り上げて論じていたのを思い出すだろう。この本を書いた女性は、現地人が健康維持のために実践しているさまざまな行為を「迷信」扱いにしていたが、彼女が「迷信」として掲げたものの一つが、北インドの中央部を流れる或る有名な川では、ある地点を流れる水に病気なおしの霊力が宿っている、という信仰であった。民衆はこの場所で水浴びをしたり、川の水を飲むのである。これに治療効果があるなんて、いったい信仰心を超える何かが働いているのだろうか？　そんな疑問をいだき、彼女は川の水を採取して、ヨーロッパで専門家たちに分析してもらった。はたして〝癒しの水〟の正体は、尿を純水で薄めただけのものだったのである。」

（『生命の水〜奇跡の尿療法』、原著一二五頁）

インドの人々は、マラリアに罹らぬための予防策として、雌牛のオシッコを当たり前のように飲んでいます。わたしがインドで出会った多くの西洋人も、マラリア予防の錠剤を何ヵ月もぶっとおしで飲みつづけるのは副作用がこわいという理由で、やはり雌牛のオシッコを飲んでいました。わたし自身もインド旅行中はいちどもマラリア予防薬を飲まず、自分のオシッコの薬効に頼りきりだったのです。

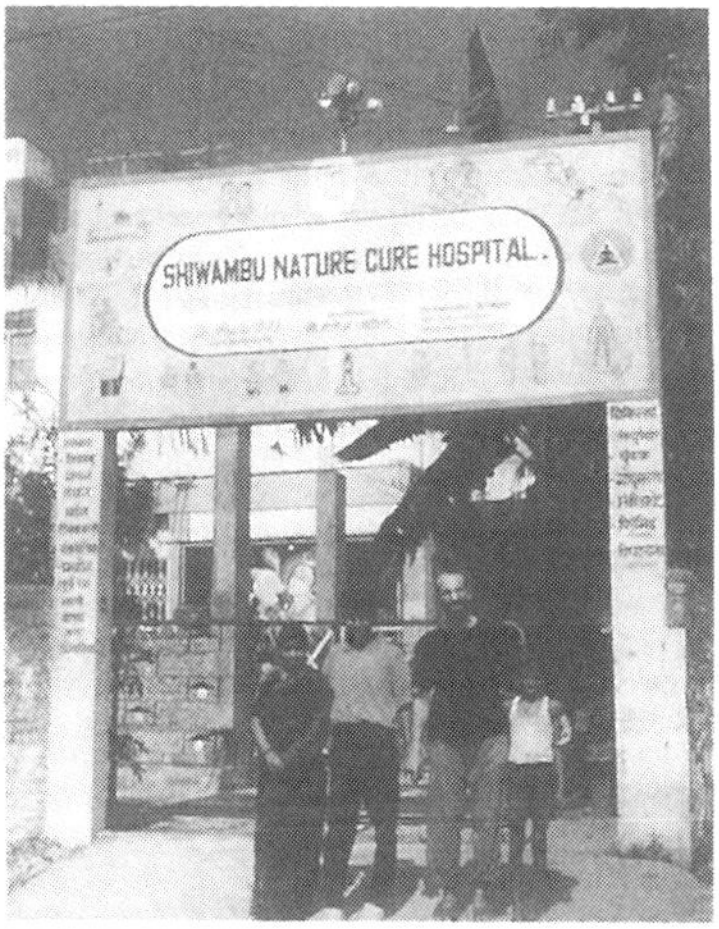

インドの地方都市コールハープル（マハーラーシュトラ州）にあるこの医院では、尿療法が実践されている。正面玄関の上に堂々と「シヴァの水自然療法医院(Shivambu Nature Cure Hospital)」の看板がかかっている。インドでは尿療法を「シヴァームブ（Shivambu）」と呼ぶことが多い。これは文字どおり「シヴァの水」という意味だ。

インド滞在中に何人もの尿療法の治療師と会いましたが、そのうちの一人から聞いた話では、雌牛のオシッコには特に肝臓の働きをととのえ、最適な働きを維持するための酵素が大量に含まれているとのこと。そのおかげで人体が病気とたたかう能力が高められ、マラリアのような重病にも適切に対応できる、というわけ。彼が言うには、まさにそういう理由で、患者が重病で集中的に尿療法を行なう必要がある場合は、「あなたも牛のような食事をしなさい」と冗談をまじえて患者に尿療法を指導しているとのこと。けれどもこの言葉は冗談ではなく真剣な内容が含まれています。つまり患者に、加工食品でなく自然な食品を尊重し、野菜などの植物を中心にした菜食で、自分のオシッコの治療効果を強めて、それを飲むという戦略を教えていたのです。

先ほど言及した『母なるインド』には、デュボワ神父[訳注35]という人物が、雌牛のオシッコを用いて尿療法を実践していたことが引用のかたちで紹介されています。

「『あらゆる種類の不潔を浄化する手段として、尿はもっとも効果的なものだと見なされている。私自身もしばしば目撃してきたことだが（中略）インド人は雌牛を放牧しながら、牛が放尿するのを待っていて、放尿が始まるとその貴重な液体を真鍮の容器に集めて、冷めないうちに家に持ち帰る。こんな光景も目撃したのだが、インド人は〔雌牛が放尿しはじめると〕尿を両手のひらで受け

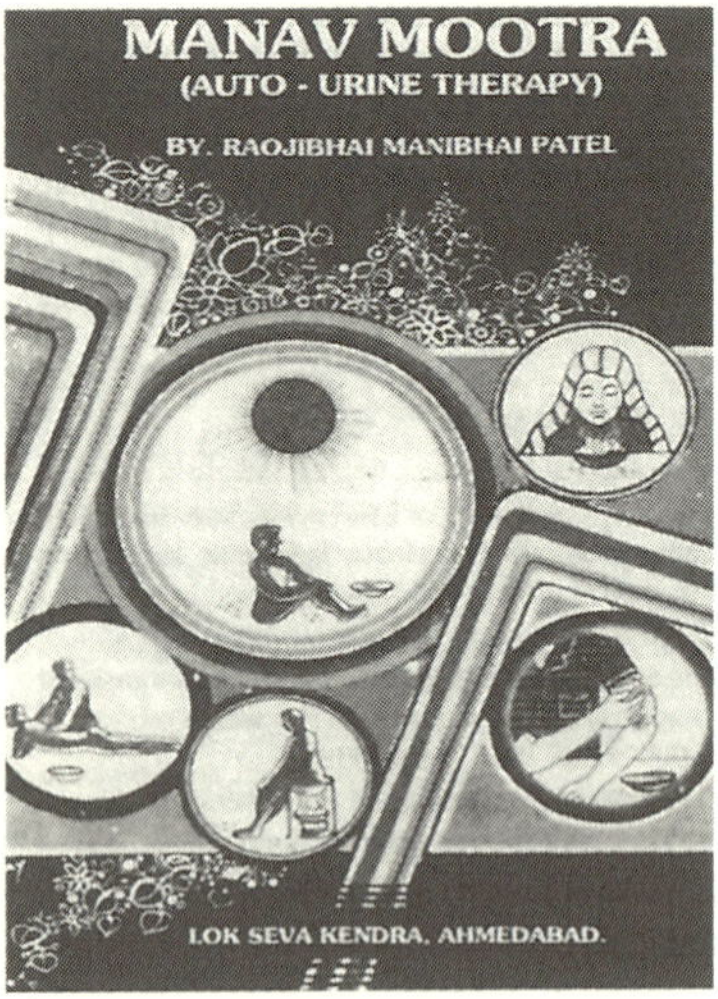

尿療法の解説書『マーナヴ・ムートラ／自己尿療法——健康全般に役立つ尿療法についての専門的知見』。ちなみに「マーナヴ・ムートラ」は梵語およびヒンディー語で「人のオシッコ」という意味。

止めて、まずそれを飲み、のこりを顔や頭に擦り込んでいた。こうして尿を擦り込むと、皮膚に付着したあらゆる汚れを払い清めてくれるのだという。そしてこれを飲めばからだのなかのあらゆる汚れが浄化されるのだそうだ』デュボワ神父はさらに、非常に高徳な聖者たちが尿を毎日飲んでいる、とも記している。」

（『母なるインド』、原著二二五頁）

2　仏教の伝統医療としての尿療法

仏教や道教でも、伝承のなかで尿療法のことが語られています。そもそもブッダ自身がアーユルヴェーダ医学に熟達し、尿療法の効力を知っていたのです。仏教の経典のひとつである『マハーヴァッガ』〔訳注36〕には、ヘビに噛まれたときにはオシッコを毒消しに用いるように、とブッダが助言したという記述が出てきます。

チベットの偉大な仏教徒であり、ヨーガ行者である聖者ミラレパ〔訳注37〕は、こんな言葉を遺（のこ）しています——

「わたしは喉（のど）が渇いたら、青く澄んだ水を飲みますが、それが叶（かな）わぬときには、自分が出した水に頼ります。しかし、慈愛の泉から流れ出たものを飲むことも多いです。

さらにしばしば女神たちの魅惑の甘露を、ちびちびと啜（すす）って過ごします。〔訳注38〕」

おそらく尿療法は仏教の伝播とともにチベットやモンゴルや中国にもくまなく広まったのでしょう。チベット仏教のラマ僧の多くは、尿療法の助けをかりて易々(やすやす)と百歳を迎えています。エヴェレスト山に挑んで名を残した登山家のひとり、モリス・ウィルソン卿[訳注39]もラマ僧たちから尿の効用を聞かされた人物です。彼は遠征中にオシッコを飲んだり肌のマッサージに用いるという尿療法を実行していました。だからこそ困難きわまる登山の旅で、次から次へと襲い来る苦境に耐えることができたのでしょう。

わたし自身も先年のインド旅行の際、ニューデリーの空港でアムステルダム行きの飛行機を待っているときに、多くのチベット人僧侶に出会ったのですが、通訳を介して「尿療法を知っているか」と聞いてみると興味ぶかい答えが返ってきたのです。このお坊さんたちが言うには、自分のオシッコは通常は飲まないが、僧侶仲間のだれかが病気になったときには高位の聖職者のオシッコを頂いて飲んでいる、というのです。ラマ僧の世界では、高位の聖職者のオシッコのほうが純粋さも清らかさも優(まさ)っている、とのこと。東洋では古来より、心の清浄と、からだの清浄とは密接につながっていると考えられてきました。わたしはインドで、ヴィパッサナー瞑想[訳注40]に集中しながら尿療法も実践している人たちと話したことがあるのですが、彼らから聞いたのは、ヴィパッサナー瞑想を十日間集中的に続けると、自分のオシッコがどんどん浄化され、清らかになっていくのが実感できるのだそうです。体液の酸性とアルカリ性のバランスを測定してみると、ストレスが高まるとまず血液が、そして結果的にオシッコも酸性に傾くことが知られています。だから瞑想でストレスを減じてやれば、血液は自然に良質なものに改善されるわけです。

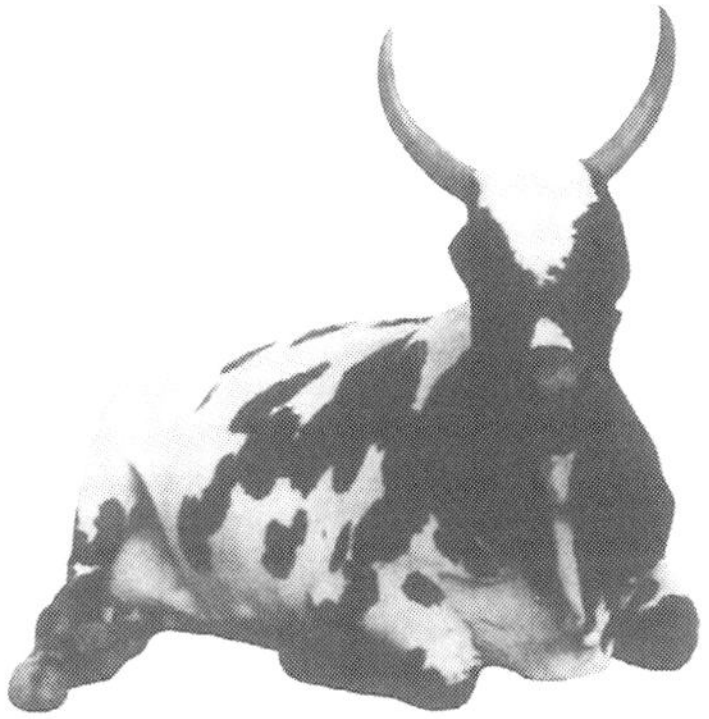
雌牛はインドでは聖なる動物だ。その信仰はさておき、少なくとも雌牛のオシッコはさまざまな病苦をいやす素晴らしいくすりであることが、すでに実証されている。

チベット医学では、今でも精神疾患の治療手段として尿療法が処方されているし、伝統医学では、からだの症状だけでなく、こころの症状についても、オシッコを手がかりに診断を行なう技術が使われてきました。つまり単純な（身体の）疾患だけでなく、悪魔や悪霊に憑依されたといったたぐいの精神的異常も、患者の尿で病理診断を行なってきたのです。

テリー・クリフォード女史は自著『チベット仏教医学と精神医学[訳注41]で数多の尿療法の処方例を紹介しました。

ここにオシッコを用いた処方の事例をふたつ紹介しておきましょう。

『四部医典』（第七七章から）〔訳注42〕
（悪霊払いについて）

「これらすべての基本的な悪霊は、『癒しの牛酪』と呼ばれる、軟膏として塗ってもよし、嗅ぎぐすりとして嗅いでもよしの、食べるくすりを用いることで、すみやかに解放される。『癒しの牛酪』の成分はつぎのとおり――①三大薬用果実（ハリタキ［Chebulic myrobalan-arura］、毗黎勒［Beleric myrobalan］、油柑［Emblic myrobalan］）、②白檀（Sandalwood）、③サフラン（saffron crocus）、④黄実の鵯上戸（bya-kri）〔訳注43〕、⑤三大香辛料（生姜、畢撥、黒胡椒）、⑥小豆蔲（カルダモン）、⑦目木（バーベリー）、⑧松の実（pine）、⑨*Fanacetum sibiricum*〔訳注44〕、⑩クタジャ（*Holarrhena anti-dysenterica*）〔訳注45〕、⑪カスカス榧（pu-shel-rtsi）〔訳注46〕、⑫白芥子（white mustard）、⑬インド鹿の子草（Indian valerian）、⑭柏槇（juniper）、⑮ラベンダー（lavender）、⑯チャバ胡椒（Piper chaba）、⑰福神草（Costus speciosus）、⑱鐵筷子（hellebore）〔訳注47〕、⑲白い鳥兜（white aconite）、⑳孔雀石（spang-ma）、㉑鶏冠石（realgar）、㉒〝六種の尿〟〔訳注48〕。」

（『チベット仏教医学と精神医学』、原著一八一～一八二頁）

『四部医典』（第七八章から）

「毒による〔精神の〕攪乱には、次の成分からなる丸薬に頼れ――①山牛蒡（dpa-ser）〔訳注49〕、②白い鳥兜（white aconite）、③赤い鳥兜（red aconite）、④骨砕補（re-ral）〔訳注50〕、⑤鬱金、⑥「香りよき水」（尿）」

（『チベット仏教医学と精神医学』、原著一八八頁）

この直後に記された第七八章の注釈には、〔丸薬の材料につかう尿について〕さらに詳しい説明が出ています。

「先に述べた粉末を、赤牛の尿に混ぜよ。これには、七日のあいだ家の中にとどめ清浄な草を食べさせた牛を用いねばならない。その牛の尿を日の出時に採取し、篩で漉して粉末をまぜて、濃厚な練り薬になるまでぐつぐつと煮込む必要がある。尿は、それも健康で清潔な人や動物の尿療法なら尚更であるが、すぐれた消毒と解毒のくすりになると信じられている。ほかに手段がない場合は、感染を防ぐために尿をじかに傷口に当ててもよい。ここ〔第七八章〕では内面的〔精神的〕な毒による反応を抑えるために尿が用いられている。」

（『チベット仏教医学と精神医学』、原著一九〇～一九一頁）

テリー・クリフォードは、アーユルヴェーダとチベット医学におけるオシッコを利用の概略をつぎのように述べています——

「血液とか尿のような物質も医薬に含めているわけだけれども、これは現代人からみればひどく嫌悪感を催すとんでもない蛮行と思えるかもしれない。だがこのような物質は中国を筆頭に世界じゅうの伝統医学に見られるものであり、科学的研究によって少なからぬ効用があると判明した事例もひとかたならず現れている。たとえば尿であるが、最近の研究で、化学合成された鎮静剤のような副作用などまったく無しに、精神と感情を落ち着かせる強力な鎮静剤として働く物質が含まれていることが判明している。これを発見したのはじつにデンマークの科学者たちなのである。」

（『チベット仏教医学と精神医学』、原著二〇九頁）

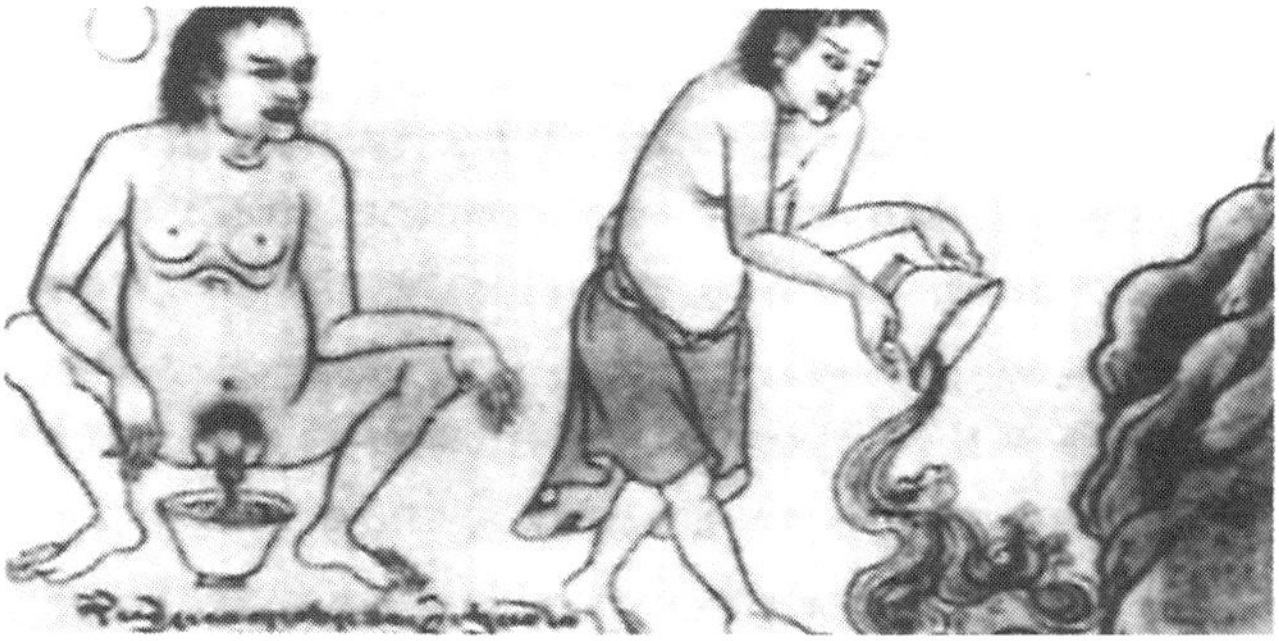

チベットの仏画掛軸（タンカ）には、尿療法を描いたものもある。この仏画は、患者のオシッコを（目で見て）調べることで、病気の診断ができることを「図解」したものだ。

チベット医学の医師たちは、いまでも西洋を訪れた際に、患者がコップに出したばかりのオシッコを一見するだけできわめて正確な診断を下すという驚異の能力を見せてくれます。それどころか宝石を扱っている職人に、宝石にオシッコをかけなさい、と助言したりもするのです。これは宝石を防護するだけでなく、その宝石を扱う職人や、身に着ける人たちが、宝石との完全なる一体感を育む（はぐく）のに役だっています。宝石にオシッコをかけることで、放尿した本人ならではの〝生物学的情報〟から成り立っている薄膜が宝石を包みこみ、それが宝石を保護することになるのです。

オーストリアの登山家ハインリッヒ・ハッラーは『チベットでの七年～ダライ・ラマと過ごした日々』[訳注51]の著者として有名ですが、この本には、彼が第二次世界大戦のさなかにインドで強制収容されていた体験や、そこから脱走してチベットに逃げた話が書かれています。数多の危険を乗り越えて、彼は最終的にダライ・ラマとの交流を許され、さらにこの若き法王の家庭教師になったのでした。ハッラー氏はチベットの各地を旅するなかで、かの国の民衆の習俗や伝統をまなび、オシッコを医薬に用いるという知恵にも触れたのでした。もっともハッラー氏は「典型的」な西洋人でしたから、この尿療法の話には懐疑的な態度を示しています――

「ダライ・ラマ猊下ご自身がお使いになられたものはすべて、病気を治し悪霊を退散させる最善のくすりであると見なされていた。だから私が、猊下の宮殿の炊事場でいただいた焼き菓子とか果物を自宅に持ち帰ると、皆がわれ先にとそれを求めたものだった。そうしたものを分け与えるのが、友人たちを喜ばせる最高の方法だったのだ。彼らはそうした〝お土産〟を手に入れるや、その場で食べてしまう。これ以上すぐれた〝お守り〟はない、と信じていたのである。

だがこれはまだましなほうだ。私がとうてい理解できなかったのは、実際そうだったのだが、誰もがこの生き仏様のオシッコを自らすすんで飲みたがったのである。おおかたの人たちが欲しがっていたけれど、だがそうそう簡単に出るものではない。ダライ・ラマ猊下ご自身は、首を横に振って承服しなかった。実際、誰かに頼まれてもその場で応じることはなかった。けれども彼ひとりの力ではこうした慣習に逆らうわけにもいかず、結局、渋々とこれを受け入れていた。だがあらためて考えると、インドでは民衆が街なかで、聖なる牝牛のオシッコを飲むというのが、日常の光景なのである。」

（『チベットでの七年～ダライ・ラマと過ごした日々』独語版三八七頁、クーン・ヴァン・デル・クローンによる英訳）

「この土地の人々が、医学校の僧たちが施す診療よりも、文字どおり患部に手を当てる〝手当ての治療〟や祈りによる治療に信頼を置いていることを、我々は知ることとなった。ラマ僧たちは、たいてい自分の聖なる唾液を患者に塗りつける。ツァンパ[訳注52]とバターと聖者のオシッコをまぜて薄粥をつくり、このおかゆを病人に施すのである。」

（『チベットでの七年～ダライ・ラマと過ごした日々』一九八四年・英国グラナダ出版による英訳版）

昨今では台湾でも尿療法ホットラインというサービスが

発足し、尿療法の普及が進められています。インドで入手した新聞記事[訳注53]によれば、台湾では日常的に飲尿を実践している人がいまや二十万人にも達しているとのこと。

台湾北部の仏教修道院の僧たちも、やはり尿療法の普及に努めています。この修道院では二十人の僧と二千人にもおよぶ信者たちが、確信をもって尿療法を実践しています。それどころか彼らは尿療法を啓蒙するパンフレットを作成して、仏教系の書店やレストランに配って回っているほどの熱心ぶりです。ほかにも最近、『魔法の黄金水療法』という本を（これはまだ英訳版が出ていませんが）世に出した仏教徒がいます。これは重病に苦しんでいた人々が飲尿によって快癒した体験談をまとめた本だそうです。

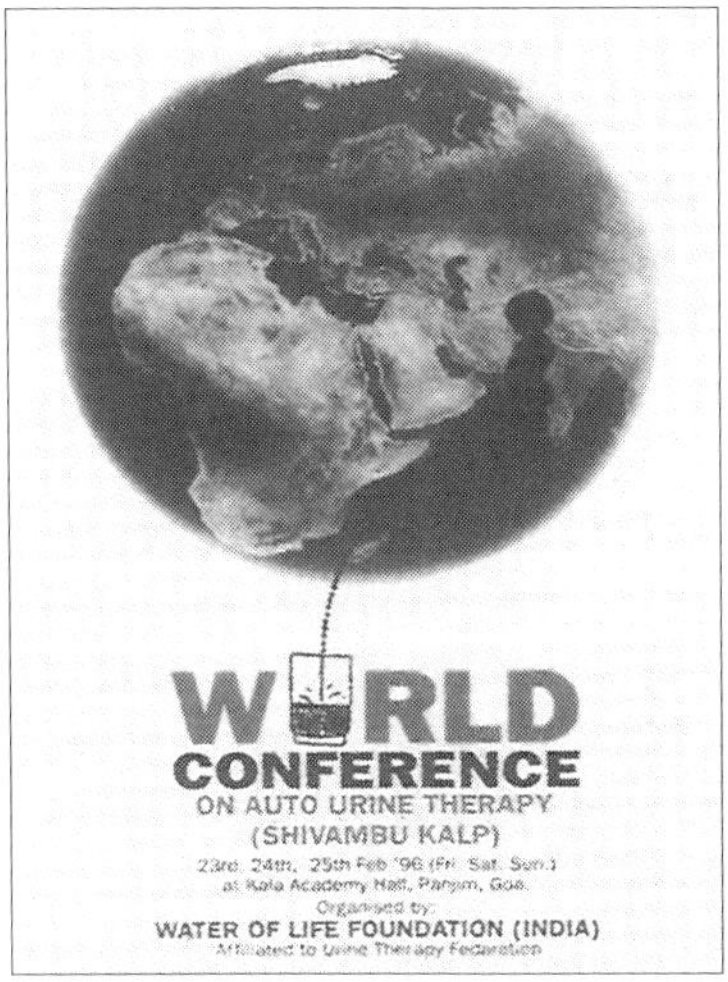

1996年、インドで第1回の自家尿療法世界会議が開かれ、洋の東西を問わず世界じゅうから尿療法の実践者が結集して、経験に裏づけられた知識の交流が図られた。

朝鮮と日本でも尿療法の実践はますます広がりをみせています。日本では二百万人以上の人々が尿療法を実践しているとのこと。わたしは最近、尿療法を扱った日本の本を手に入れました。それは『情報水～水の記憶は途方もない治癒力を有している』といった題名の本です[訳注54]。

フィリピンのA・A・コルデロ氏は白著『がんを治す12の方法』[訳注55]で、尿療法は癌にも治療効果を発揮すると述べています。彼は、スウェーデンで伝統医学を実践している医者のことばを紹介しているのですが、それを本章の最後にかかげておきましょう。このことばは、西洋と東洋でそれぞれに発展してきた尿療法が、たがいに影響を及ぼし合いながら発展してきたことを我々に気づかせてくれる、まさに本章の結語にふさわしいものなのです。

「健康を保つ〝くすり〟として尿はなぜ有効なのか？ヨーロッパの医師カール・A・B・ヘルム・Y・ストランド[訳注56]はこんなふうに説明してくれた。」――

「この世にあなたを生み出した偉大なる創造主は、この緑の地球にあなたが誕生したときに、とても貴重な贈り物を下さったのです。二個一組の、お薬を作ってくれる工場でした。つまりあなたのお腹にそなわった二個の腎臓がそれなのです。二つの腎臓は、誰のためでもなく、まさにあなたのためだけに、最もすぐれたお薬を作ってくれています。しかも腎臓は、あなたがどんな病気に襲われても、その病気を治すのに最も適切なお薬を、あなたが生きているうちはいつでも休みなく、生産してくれているのです。ですからあなたが賢明な人で、この二個一組の貴重な〝お薬工場〟から生み出される恵みを、受け入れるだけの豊かな知恵とひろき心をもっていれば、あなたのからだはその恵みを得て幸福でいられるのです。うまれつき自分のからだに備わった、良薬を作り出すかけがえのない〝製薬装置〟の恩恵を、ぜひとも享受（きょうじゅ）してほしい。病気になりそうな体調のときや、すでに病気になったなら、これを毎日飲むべきです。これを飲み、昼も、夜も、毎日欠かさず飲むべきです。朝も、昼も、夜も、毎日欠かさず飲むべきです。これを飲みつけていれば、いつなんどき、どんな病魔が襲ってきても、あなたはその病魔と、優勢に戦うことができるのです。

自分の尿を飲むことに充分に慣れるまでは、尿を、それと同じ分量の天然水や天然アルカリ水で割って、水割りで飲むことをお勧めします。これは美味しく飲めますし、病気を治す優れた飲み物なのですから。」

（『がんを治す12の方法』原著より）

第4章　浄(きよ)きながれに身をまかせ——尿療法を実行する

1　尿療法をはじめる前に

第1章では尿療法の最も基本的なことがら、第2章と第3章では尿療法の歴史について解説してきたわけですが、そのいちばん重要なのは実際に尿療法をどう行なうかです。そしてこれを知ってもらうのが、本書の究極の目的でもあります。もっとも、尿療法の実践要領は、自分でやってみれば自然とわかります。尿療法に関するかぎり、健康を害する副作用とか、「絶対にこれを行なってはいけない」という禁止事項（医学用語でいう「禁忌」）は、これまで報告されていません。だから自分のオシッコの効用を、自分のからだで試すことは、誰でも自由にできるわけです。ただし、それでも注意すべきことがあるので、次のことを留意しながら尿療法を試みましょう。

まず、これは差し控えるべきこととして、常識として覚えておいてほしいのですが、逆症療法のための化学合成された医薬品や娯楽目的の薬物(リクリエイショナル・ドラッグ)(訳注1)を使いながら尿療法を行なうのは、やめたほうがいい。こうした物質を摂取しながら尿療法を行なえば、健康を害する可能性だって、ないとは言えないからです。

逆症療法の医薬品をすでに使っていて、尿療法を試みようと思うなら、医薬品を使わずにすむようになるまで、できることならまず尿の外用（つまりオシッコを肌に擦(す)りこむ按摩(マッサージ)）から始めることをお勧めします。

すでに何かの医薬品を使っていて、それをやめることができないとか、中断すると支障がでる場合には、しょうがないのでオシッコを二、三滴だけ嘗(な)めてみるとか、一種の類症療法(ホメオパティー)用チンキ剤(訳注2)として〔水で大幅に薄めて〕用いることから始めてみましょう。こうしてごく少量のオシッコを飲んだり塗ったりした場合は、それでからだに何か反応が出るか、気分はどうか、具合が悪くならないか、など自分の感覚を研ぎ澄まして体調の変化を注意ぶかく観察してみてください（詳しくはのちほど「4―5 注意すべきことなど」の節で説明します）。

さらにいえば、尿療法を行なっている期間中は、飲食物や嗜好品に気をつかうべきです。尿療法を行ないながらでも、酒やコーヒーや煙草は、節度をまもって愉しむぶんには問題ないでしょう。けれどもこれらの嗜好品が人体に及ぼす悪影響は、尿療法をしているからといって弱まるわけではありません。そして尿療法を集中的に行なうようになれば、飲食物や嗜好品についても一層きびしい自己管理が必要になるでしょう。

尿療法をやり始めると、からだのなかで解毒が急激に進むので、その結果いわゆる「好転反応」が現われることもあります。好転反応として、具体的には下痢や嘔吐や発疹（吹き出もの）が起きることもあるかもしれません（詳しくはのちほど「4―5 注意すべきことなど」の節で説明します）。

尿療法には、①内服（たとえば飲尿）と、②外用（たとえば尿マッサージ）の、二種類の方法があります。内服と外用はたがいに補い合って最善の成果をもたらしてくれる方法であり、その意味でそれぞれが重要な意義と役割を持っているわけです。だから尿療法の極意は、本来じつに簡単なものなのです——つまり自分のオシッコを飲んで、肌に塗ってマッサージすればいい。しかしこれを実行するやり方として、具体的にはいろいろな方法があるわけです。それらのうちで、もっとも重要な尿療法のやり方をこれから紹介していきましょう。しかし最初はとにかく自分のオシッコに接するという体験をするのが肝心です。なめたり塗ったりしてみれば、そこから先はあなた自身で、ご自分に合った尿療法のやり方を選ぶことができるはずです。

ところで、どんな治療にもあてはまることですが、ひとたび特定の治療に身を委ねたら、あとはそれが病をすこしずつ癒していくのを待ちながら、治療の効果を信じて気長に待つことが大切です。尿療法を始めれば、からだが浄化され、健康な状態に回復していきます。しかしそれは長い時間がかかることもあるでしょう。一人ひとりに個性があるように、尿療法の効き方にも、それぞれの人に応じた個性があります。なぜなら病が癒えていく過程も、その個性的な特徴も、治癒に要する時間も、次のような数多の要因によって変わってくるからです。まず病気の根本原因が決定的な役割を果たすでしょう。ついで、尿療法やそれ以外の治療をどれほど集中的に行なってきたかという〝治療の強度〟も決定的です。そして順番からいって最後になってしまいましたが、あなた自身が尿療法の効用をどれほど確信し、どれだけ本気になって取り組んだかが、軽視できない要因として働いているのです。

2　ちびりちびりと最初のひとくち

コップ一杯のオシッコをぐいっと飲み干（ほ）す覚悟が決まるまでは、心のなかであれこれと思い悩むこともあるでしょう。なにしろ「オシッコは不潔なものだ」とか「オシッコのことを人まえで話すのは下品だ」とか、世間にはオシッコをめぐるさまざまな〝べからず（タブー）〟の掟（おきて）があふれていて、我々は気づかぬうちにその迷信にがんじがらめに縛（しば）りつけられているわけですから。「オシッコを飲むのは健康によい」という知識をたとえ頭脳（あたま）で理解していても、じっさいに自分でオシッコを飲んでみることは、少しずつちびちびとであっても、なかなか出来ることではないでしょう。そんな自分の気持ちを押し殺して無理矢理に実行する、というのはお勧めできません。あくまでも自分の気持ちに忠実に、行動することが大切です。自分の心とからだを、尿療法の理論と実践をすんなりと受け入れることができる状態にまで持っていくことが大切です。じっさいに尿療法を始めたら、自分の心とからだが、それにどう反応しているかを、注意ぶかく感じとる心構えが必要なのです。

ベアトリス・バートネット医師は自著『尿療法――あなたのいのちを救う希望』（本邦未訳）で、オシッコを不潔と決めつけてタブー視する社会通念について、そうした迷信を吹き飛ばすような視点を示してくれました。――我らが文明社会では、血液とか、血液を原料にした生物製剤を〝医薬品〟として用いると必ず世間に反発が生じるけれども、じつは世の人々が抱くそうした嫌悪感は尿や尿療法に対して抱く感情と同じようなものなのだ、と……。なるほど我々の社会では、赤血球や白血球や血漿（けっしょう）をはじめとして、血液のさまざまな成分をプラスチックの袋に詰めて製品化した各種の「血液製剤」を日常的に用いています。しかし実は、オシッコだって一種の「血液製剤」に他ならないのです。あるいは、たとえば我々は、お母さんが赤ちゃんに母乳を飲ませている場面をみても「不潔だ！」とか「忌（いま）わしい！」などとは感じませんよね。我々は牛が分泌した乳汁を「牛乳」として飲み、牛とか山羊（やぎ）とかその他もろもろの畜獣が分泌した乳汁を微生物で発酵させた成れの果ての物体を「チーズ」として平気で食べているわけです。さらに我々は、そうしたチーズにわざわざ青カビを繁殖させて「ブルーチーズ」にしたり、発酵させてヨーグルトや発酵乳にして、それらの味覚を楽しんでいるわけです。それればかりじゃない。他にも「珍味」と称して、我ら文明社会の成員は、一見グロテスクな食べ物をありがたがって食べているわけですよ。

なのにオシッコだけは、飲むなんてめっそうもない、飲尿なんて想像すらできない、と反発しているのが我々の社会なわけです。けれどもすでに述べたように、体内から出たばかりの新鮮なオシッコには、血液に含まれているのと同じ物質しか含まれていない。オシッコとして排泄された液体は、排泄の直前までは血液の一部として体内を流れていたわけで、血液だったときには口内の舌の血管のなかも流れていたでしょう。血中として流れていた時には毒でもなければ薄気味わるくもなかったのに、それがオシッコになったとたんに〝不潔で有毒で気持ちわるい〟物体に変わるなどと思うのは、まったく不合理なことなのです。

オシッコの何が気持ちわるいのでしょうか？　色がついてるから気持ち悪いってことはないですよね。（なにしろ白ワインもビールもフルーツジュースも、オシッコと同じ色なのに飲めるでしょ。）においが気持ち悪いってこともないでしょ。（なにせオシッコよりもずっとひどい臭いのチーズだって、しこたま食べてるわけですからね。）人肌かげんの温もりが気持ち悪いってことでもないでしょう。……だとすると、オシッコを飲むのが嫌だという理由は、その味がイヤだということなのでしょうか？　だけど尿療法の未経験者で、オシッコの味をはっきり味わえるほど、たくさん飲んだことのある人なんて、いったいどれほどいるでしょう？そんなにいないはずですよ。日常的に飲尿を行なっている人たちは「オシッコは飲んでみると口当たりがよい穏やかな味わいで、不快なことなんて全然ないですよ」と教えてくれます。たしかにオシッコは、すこし塩っぱい味がします。でもそれはスープや海水とおなじような塩っぱさなのです。

「オシッコは不浄だし毒がある」という間違った思い込みに囚われていて、その思い込みのせいでオシッコの風味に激しい嫌悪感を感じるような場合は、そういう悪しき条件反射の縛りから抜け出すために、まずは新鮮なオシッコを、入浴時にからだにかけてみたり、とりあえず口に入れてうがいをしてみることをお勧めします。オシッコの風味や、液体としての感触や、触れたときの感じ方は、すぐに慣れるものですから。そして、自分自身が作り出しているすばらしい〝水ぐすり〟であるのに、それをむやみに嫌っていた非合理の感情なんて、たちまち消え去って過去のものになってしまうでしょう。

しかしそうは言っても、オシッコを口に持っていくことすら、未経験の人にとっては、それはそれは気の重いことでしょう。だからなかなか実行できるものではない……。

そういう場合はオシッコを肌に一滴落として、かるく摩(さす)って、自分のオシッコがどんな匂(にお)いなのか確かめてみるといいでしょう。そうすれば心のなかの〝迷いの壁〟を乗り越えるのは、ずいぶん楽になると思います。じつは人間の〔排尿したばかりの新鮮な〕オシッコが悪臭を放つなんて滅多にないことなのです。うそや大げさではなく、オシッコは甘美な芳香を発することもあり、多くの人がそれを「いいにおい」だと感じるほどなのです。オシッコを自分のからだに塗って、からだのあちこちを按摩(マッサージ)するのも、自家製の〝いのちの水〟に慣れ親しむ効果的なやり方です。

　自分自身が作り出している黄金色の霊妙なる万能薬、すなわち自分のオシッコを、飲むのはどうしても嫌だ……。そんな嫌悪感を乗り越えるにはどうすればいいか？　まずは自分のオシッコを、ほんの一滴、口にふくんでみましょう。それができたら今度は、一日に一回、ひとくちでいいですから、自分のオシッコをなめるつもりで、ちょっぴり口に含んでみてください。それができたら今度はさらに、少しずつでいいですから、コップ一杯の自分のオシッコを、ぜんぶ飲み干せるように、気持ちとからだを慣らしていきましょう。自分のからだ(ボディ)とあたま(マインド)ときもち(ソウル)を尿療法に慣らしていくには、これがいちばん安心で満足できる方法でしょう。

　だけど別のやり方もあります。これは私〔＝著者クーン・ヴァン・デル・クローン〕が自分で試したやり方ですが、まず一日か二日、断食をするのです。そうするとオシッコは本当に水っぽくなるのですが、これをコップで飲むと、一杯目にはちょっと気がつきませんが、二杯目にようやく、なんとなく塩っぱい風味を感じることができるわけです。これを実行すれば、「オシッコは穢(きたな)い」とか「オシッコは汚れた味がする」という先入観なんてたやすく打ち破ることができますよ。

　しかしそれでもまだ、自分のオシッコをそのまま飲むことが無理だという人は、フルーツジュースをいれたコップに、ほんの少しオシッコを混ぜて飲んでみましょう。蜂蜜をぬるま湯で溶いて、そこに少量のオシッコを混ぜて飲むのもお勧めです。このやり方でオシッコを飲むのに慣れたら、そこから先は、自分のオシッコをそのまま飲めるようにもっていけばいいのです。

　このように蜂蜜を溶いた水とかジュースのような健全な飲み物にオシッコを混ぜる、というやり方に慣れれば、もうこうした面倒くさいドリンクを作るよりも、いっそのことオシッコをそのまま飲んだほうがいい、という気分になってきます。しかし人によっては、そうやってオシッコを飲んだ直後に歯磨きをして口の中を浄(きよ)めようとする人もいるでしょう。

　繰り返しますが、なにかを行なうときは、できるだけ簡単で快適にできるやり方が一番いいのです。とりわけ尿療法を始めるときは、これは大事なことです。生まれてからこのかた、いまの今まで「とんでもなく野蛮だ」とか「気持ちわるくて絶対に無理だ」と信じてきたものに慣れていく時には、心もからだも、しばし、これを我慢する必要があります。しかし「我慢」といっても、飽くまでも心とからだが心地よい状態で〝我慢〟すべきなのです。黄金色にかがやく水ぐすり、すなわちオシッコのありがたみを実感するには、飲尿を行なうにしても、まずは自分のからだに感謝するのが大切なのですが、心とからだの心地よさを最優先にすることで、これが実現できるでしょう。

3　オシッコを〝くすり〟として内服する

（1）飲尿〔オシッコを飲む〕

【適応】〔訳注3〕――疾病の予防手段、元気回復のための強壮剤、軽微な疾患の治療薬として服用します。

朝一番に出るオシッコの、出ている最中のものを〔容器に〕集めましょう。出だしと出がらしのオシッコは〔容器に〕入れる必要はありません。その理由ですが、まず出だしのオシッコは尿道に付着していた汚物を洗い流してくれるものであり、尿療法には出来るだけ清潔なオシッコが必要なので、その要件に当てはまらないからです。出がらしのオシッコも、沈殿物が混じっていることがあるし、膀胱内のオシッコの大部分が排泄されたあとの残りの尿であり、オシッコ本来の成分をほぼ出し切ったあとの、すでに尿療法の〝くすり〟としての価値がほとんどないものなので、やはり尿療法には使いません。自分自身の新鮮なオシッコだけを飲むわけです。

まずオシッコをほんの二、三滴、口のなかに小さな滴を垂らしてみる。ここから尿療法を始めるのが、かしこいやり方でしょう。これができたら、つぎは小さなグラスにオシッコを入れて、それを飲んでみましょう。これができたら、さらに徐々にコップに入れるオシッコの分量を増やしていき、自分が快適だと思うぶんだけ飲めるように、からだと心を慣らしていくのです。快適に飲めるオシッコの分量は人によってさまざまです。日々にコップ一杯で充分だ、という人もいれば二、三杯はいける、という人もいるでしょう。朝一番のオシッコだけでなく、午後や夜にもオシッコを飲む余裕があるのなら、たいていは食事をしてから一時間ほどあとに出てくるオシッコが一番良質です。なお、飲尿を行なってから最低三〇分は、食事をしないでください。そしてまた、食事をしてから少なくとも一時間は、オシッコを飲まないでください。

夜間は、からだがすっかり緊張を解いて寛ぎ、昼間の疲労と消耗から回復する時間帯です。夜のあいだに、各種のホルモンが体内でさかんに分泌されるのです。ですから朝一番のオシッコこそ、生命活動の重要な物質がもっともたくさん含まれているわけです。

毎日、朝一番のオシッコをコップに一杯のむだけで、たとえば健康のために食事制限をするなどということは必要なくなります。とはいえ、日常の食生活では食塩とタンパク質（特に動物性タンパク質）の摂取を控えたほうがいいでしょう。そうすることで、飲尿の際に自分のオシッコがさほど塩っ辛くなくなるし、〔肉の摂取による〕オシッコの芳香も、さほどきつくなくなります。

しかし何よりも、一日に何回か飲尿を実践するとなれば、タンパク質と塩分を控えめにした食事を行なうことがきわめて重要であり、まさに必須になってきます。オシッコと水だけで断食をする場合は別ですが（この〝飲尿断食〟については後で詳しく述べますが）、〝飲尿断食〟にまで進まないのであれば、新鮮な野菜と果物を多めに食べることをお勧めいておきます。「4—6 食物の影響」の節で、食べものや飲みものがオシッコにどんな影響を及ぼすかを説明しましょう。

（2）飲尿断食〔飲尿と水以外は口にしない断食〕

【適応】——各種の慢性疾患、身体の浄化をめざす一般的な断食。この「飲尿断食」では、断食をしながら、オシッコを用いた徹底的な按摩と、尿浣腸を行なうことが重要になってきます。（詳細は以下に述べます。）

自分自身のからだから出したばかりの新鮮なオシッコを用いましょう。オシッコと水だけで、最低でも一日は断食することができます。アームストロング氏は『生命の水』になかで、自分が指導する患者には時として四十日間も飲尿断食をさせてきた、と述べています。これを実行するま

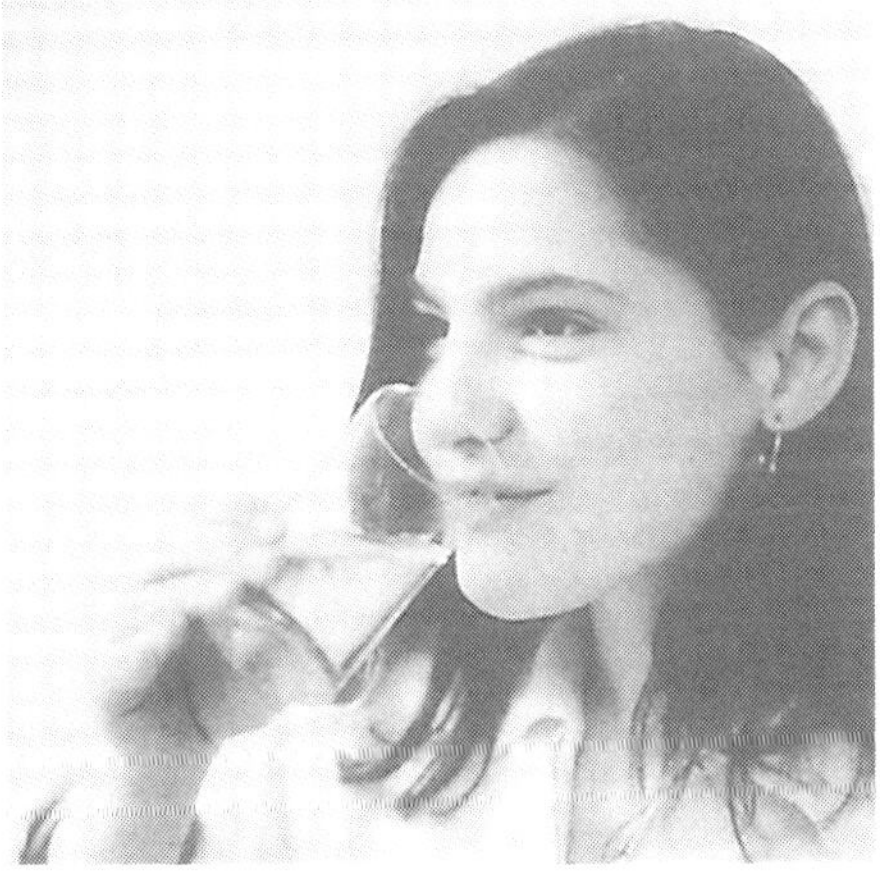

飲尿——オシッコの風味に慣れてしまえば、簡単に実行できて安全で、尿療法の効き目が実感できるのが飲尿に他なりません。飲尿には、口内にオシッコをほんの数滴だけ垂らすという控えめなやり方から、排泄されたオシッコをすべて飲むものまで、様々なやり方があります。

えに、断食について書かれた本を読んでちゃんと予習をしておくことをお勧めします。何日間も断食をつづける場合は、断食について訓練を受けた人にちゃんと見てもらい、指導を受けながら実行するのがよいでしょう。必要だと感じたらどうかお医者にも相談し、指導をうけてから断食に進みましょう。

　そもそも断食は、それだけでも心身の調子を回復させるきわめて有効な方法なのです。ですから〔食物を一時的に断ちながらも〕水とオシッコも飲んで過ごす〝飲尿断食〟を行なえば、ずばぬけて治療効果の高い断食療法が実現できます。このやり方で一歩一歩着実に進めていくのが、最善の断食療法となります。

　その〝飲尿断食の一歩一歩〟をここで説明しておきましょう、これは重要な心得です。とりわけ、ある程度長時間におよぶ断食を行なおうと考えている人には、大切なことですから。

【1】飲尿断食の準備

　飲尿断食を行なおうと決めたら、まずオシッコを飲むということに慣れておく必要があります（前節「1　オシッコを飲む」を参照）。準備もせずにいきなり完全な断食を行なうのは禁物です。これまで断食した経験のない人が初めて行なうとなれば、なおさらのこと準備が必要です。

【2】断食のまえに行なうこと

　断食を始める二日前に、タンパク質が豊富な食事や、揚げ物や脂っこい食事の量を減らしましょう。フルーツや生野菜は消化しやすいですし、〔訳注4〕〔食物繊維によって〕腸内を洗浄するはたらきがあるので、これにより断食が快適に始められます。この時期に飲尿の量を増やしていきます。

【3】断食を開始する

　断食を開始したら、口にするのは水とオシッコだけです。断食をしているあいだは労働は休みましょう。あるていど激しい運動をするのは可能ですが、飲尿断食による身体の浄化を順調に進めるには休憩と息抜き（リラクゼーション）のくつろぎを行なうのが重要になります。

　飲尿断食は、最初はオシッコの出だしと出がらしを避けて、排尿の途中のオシッコを飲みましょう。オシッコを飲んだあとは、清涼な水を飲み、そのあとはまたオシッコを飲む、というふうに、オシッコと水を交互に飲んでもよいでしょう。飲尿断食に慣れてきたら、からだから出てくるオシッコをぜんぶ飲み干してもいいでしょう。この時期には排尿がさかんになります。十五分ごとにオシッコが出る、という事例も珍しくないほどです。

　日没から寝るまでの時間帯、つまり晩方のオシッコは、飲まなくてもかまいません。そうすれば尿意を催して起きる必要もなくなります。夜にぐっすり眠ることができれば、からだの疲れをしっかりと回復することができるのですから。さらにいえば、晩方のオシッコは、飲尿ではなく、マッサージや温湿布や足湯などの外用に使う目的で、ためておくのもよいでしょう。

　飲尿断食を始めたものの、吐き気を催すのであれば、そこで断食をいったん中止しましょう。また気分が良くなったら再開すればいいのです。

　飲尿断食をいつまで続けるべきか？　それはこの方法で治したいと考えている病気なり健康障害がどんな種類かによって決まるでしょう。飲尿断食を二週間以上も続けてみれば判(わか)ることですが、それくらいになるとめったに空腹を感じることがなくなります。これはオシッコがアルカリ性であることに起因すると考えられます。つまりアルカリ性のオシッコだけを摂取しつづけることで、空腹感そのものが低減するのです。さらにいえば、各種の無機質(ミネラル)〔訳注5〕やホルモンなどの重要な栄養物質を、飲尿によって無駄なく再利用(リサイクル)できるようになり、空腹感が低減するのだと考えられます。

　断食を長期間つづけることができれば、効率よく養生を進めることも可能でしょうが、しかし長期間におよぶ断食をいきなり実行するのはお勧めできません。一〜三日間の短期的な飲尿断食から始めたほうが断然快適なのですから。

　飲尿断食をしているあいだは、断食をしている当人も、その指導をしている（尿療法師などの）治療者も、万事が順調に進むように配慮して、慎重でありながらも楽観的に飲尿断食を続けることが重要です。飲尿断食を行なっているうちに、下痢をしたり嘔吐したり、あるいは皮膚に発疹が出るというかたちで「好転反応」が起こる場合もあるかも知れませんが、これは恐れる必要はまったくないのです。けれども（下痢や嘔吐や発疹などが）ひどくならないように、からだの調子をみながら手加減するのが賢明でしょう。断食を、からだに苦痛を与えるほど長期間激しく続けて「断食を徹底的にやりとげる」よりは、むしろ実行期間を繰り上げて、多少早めにやめておくほうが無難です。

　ここでぜひともお勧めしたいのは、放尿してから日数が経ったオシッコを温めて、それを用いた全身マッサージを毎日行なうことです。（尿マッサージのやり方や効能は本章の後出にある「4―4　オシッコを〝外用薬〟として用いる」の節を参照して下さい）。尿マッサージは血液の循環(ちのめぐり)を改善します。しかも日数を経たオシッコを、マッサージで皮膚に擦(す)りこむことで、断食にともなう心臓の動悸〔訳注6〕を抑えることもできるのです。さらに、尿マッサージを行なうことで、皮膚をとおして筋肉やリンパ組織にじかに栄養を与えることができるわけです。

　飲尿断食をつづけている期間中に、もうひとつぜひともお勧めしたいのは、尿浣腸です（次々項の「3　尿浣腸」を参照）。多くの病気は、腸の健康状態の乱れに起因しているので、腸管に溜め置かれている有毒な廃棄物を体外に掃き出して腸内をきれいな状態に保つことがきわめて重要なのです。

【4】 飲尿断食が終了してからの回復期間

通常の、自然な飲食の習慣へと徐々に回復していくためには、飲尿断食を終えてから一定の回復期間を過ごすことが必要になります。少なくとも一週間の時間をかけて、徐々に少しずつ、細心の注意を払いながら、飲食の習慣を調整しなおして、飲尿断食を始めるまえの日常に戻して行きましょう。断食を終了させる最善の方法は、断食の最終日の夕方ちかくに、オシッコと水だけを飲む実践をやめることです。それから一時間後に、コップ一杯のオレンジ果汁か、グレープ果汁か、リンゴ果汁か、水でうすめたレモン果汁を飲みましょう。そして翌日、昼食の時間にコップ一杯の果汁をまた飲んで、これ以降は果汁の多い果物を食べはじめて、ここから普通の食事へと徐々に戻っていくわけです。

そして翌日から、野菜スープと、温野菜〔＝蒸した野菜〕とご飯で、固形食を再開します。これは現代人の食事にありがちな不健全な習慣に陥らないで、断食前の食生活に戻るための、すぐれた〝入り口〟としてお勧めします。

（2-a） 軽食を併用した〝軽い飲尿断食〟

【適応】――固形食を完全に絶った断食が、不適切である場合や望ましくない場合に行なうものです。

〝飲尿断食〟、つまり水とオシッコだけしか摂らない断食が、つらくて実行できないときは、一日に一食だけ軽い食事をとるという〝軽い飲尿断食〟をお勧めします。この断食も、基本的なやりかたは前節の「飲尿断食」と同じですが、軽食を食べながら行なうので、さらに若干の注意が加わります。

【1】 飲尿断食に加えて、軽い食事をとるわけですが、精製小麦粉でなく全粒小麦粉〔全麦〕で作ったパン、玄米、温野菜〔＝蒸し野菜〕、生の野菜か果物を、夕方ちかくに食べるのが望ましいでしょう。食物はよく噛んでたべましょう。

【2】 食事をはさんで前後一時間〔合計で二時間〕は、〔水やオシッコも含めて〕飲食を差し控えましょう。

軽食を併用した〝軽い飲尿断食〟は、かなり長時間にわたってやり続けることが可能です。ですから、病気などでからだが弱っているときでも実行可能な方法といえるでしょう。

（3） 尿浣腸〔オシッコをもちいた浣腸〕

【適応】――ごく少量の尿浣腸は、飲尿を行なわずにオシッコの薬効を利用できる方法ですし、アレルギーを患っている場合にも有用です。多めのオシッコを用いる尿浣腸は、とくに断食を行なっている最中に、腸を浄化するにはお勧めの方法です。

ごく少量の尿浣腸は、スポイトとか〔注射針がついていない〕注射筒に少量のオシッコを入れて、それで浣腸を行なえば簡単です。排尿したばかりの新鮮なオシッコだけでなく、日数をおいたオシッコも、尿浣腸に使うことができます（日数を経たオシッコを用いる尿浣腸については本章の後出にある「4—4　オシッコを〝外用薬〟として用いる」の節を参照して下さい。）多めのオシッコを用いる尿浣腸は、オシッコだけでなく、温水をオシッコとまぜて用いてもよいでしょう。尿浣腸をおこなう場合は、オシッコを腸内に注入したら、できるだけ長い時間、腸内にとどめておくように心がけてください。尿浣腸は、腸内に注入する浣腸液〔オシッコと、場合によっては一緒に用いる温水〕の分量や、浣腸液を腸内にとどめておく時間を、臨機応変に変えながら行なうとよいでしょう。そもそも浣腸のやりかたが分からない、という読者は、まず浣腸についての解説書を読んで予習してください。

尿浣腸が大きな治療効果を発揮し、とりわけ各種の慢性病に尿浣腸が著効を示すことは、これまで多くの尿療法師が力説してきました。慢性疾患を患っていると、たいていは、からだに大量の毒素が溜まります。つまり人体の生体組織が毒物で汚染されていると言えるわけです。浣腸は体内、とりわけ腸内から、毒物を追い出すすぐれた手段です。しかも尿浣腸を行なえば、オシッコに含まれている多くの薬効成分を、オシッコを口から飲むよりも効率的に体内に取り込むことができるのです。

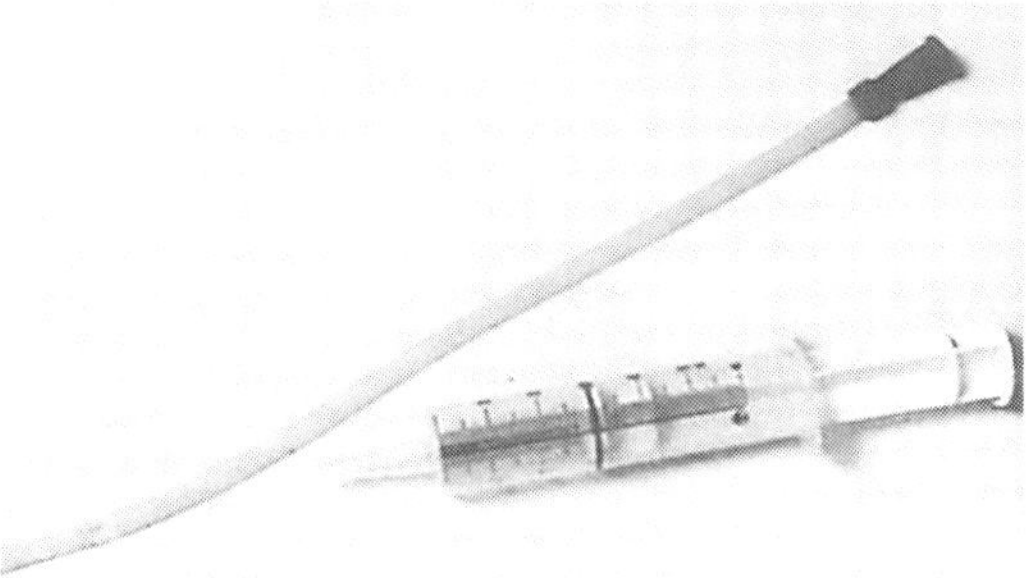

尿浣腸は、腸内を洗浄して腸の生体組織を再生するための優れた養生法だ。

(4) 尿うがい

【適応】——喉や歯の痛み、歯周病、その他の舌や口内の各種の疾患に用います。

尿うがいで心がけることは、口にいれたオシッコを二〇〜三〇分間、そのまま口に含み続けるということです。そんなに長い時間は口に含んでいられない、と思った場合でも、できるだけ長時間、オシッコを口内に保ち続けてください。尿うがいは、歯ぐきや口内や舌の傷病をなおす効果的な治療手段です。しかも尿うがいを行なえば、歯痛が速やかに消え去り、歯の健康を保つことができるのです。アフタ〔訳注7〕を伴う口内炎も、尿うがいを行なえば速やかな治癒が期待できます。尿うがいを終える際には、口のなかに長時間含んでいたオシッコを吐きだしてください。これで完了です。

(5) 尿を用いた膣洗浄〔訳注8〕

【適応】——膣や子宮の各種の疾患や炎症の治療に用います。

ゴールデンシール〔訳注9〕の煎じ汁とオシッコをまぜた洗浄液で膣洗浄を行なえば、洗浄だけでなく、膣に生じる多くの不快な症状を和らげたり治すことができます。排尿したばかりの新鮮なオシッコや、日数をおいたオシッコだけを〔他の薬草などは使わずに〕膣洗浄に用いても、良い結果が期待できるでしょう。下り物〔＝帯下〕が気になる場合や、カンディダ感染症〔訳注10〕やヘルペスや腫瘍に対しても、尿を用いた膣洗浄をお勧めします。

(6) 尿を点眼薬・点耳薬〔訳注11〕として用いる

【適応】——目や耳の各種の疾患や炎症や、耳の痛みの治療に用います

目の痛みや、眼球がヒリヒリと焼けつくような不快な感覚や、眼精疲労は、排尿したばかりの新鮮なオシッコや、いったん煮てから冷ましたオシッコを、目に数滴たらすだけで症状を和らげることができます。このようにオシッコを目薬として点眼するだけでなく、洗眼用のうつわにオシッコをいれて、それで洗眼するのもお勧めです。場合によっては〔オシッコをそのまま点眼するのは刺激が強すぎると感じたときなどは〕、水ですこし薄めて点眼するのが良いでしょう。

結膜炎や、コンタクトレンズの装着によって眼球がヒリヒリと焼けつくような不快感を感じたときには、オシッコを目薬として点眼すれば治癒や症状の緩和が期待できます。目薬がわりにオシッコを日常的に点眼していれば、視

力の改善が期待できるでしょう。
耳の痛みや感染症には、排尿から四日経ったオシッコも点耳薬として有用です。排尿したばかりの新鮮なオシッコでも治療効果はありますが、日数の経ったオシッコは点耳薬として効きめがあるのです。

(7) 尿を鼻から吸い込んで点鼻薬として用いる

【適応】——鼻や副鼻腔(びくう)や目の、各種の疾患や炎症に用いる。

ヨーガ修行では、「ネーティ」〔訳注12〕と呼ばれる養生法が伝統的に行なわれてきましたが、それがまさにこの方法なのです。ネーティでは、塩水を小さなお椀(わん)に入れておき、それを鼻の穴から吸い込むわけですが、ここではオシッコを用いるわけです。鼻の穴からオシッコを吸い込むのは、鼻づまりや、副鼻腔炎などのさまざまな副鼻腔の疾患や、首から上の呼吸器のさまざまな不調や病気に、いちばん良く効く治療法なのです。それだけではありません。このやり方で、鼻ではなく、目を洗えば、目の健康を増強することができるのです。いずれにせよ、鼻で吸ったり目を洗ったりする際に、オシッコの刺激が強すぎる場合は、オシッコを水で薄めて用いましょう。

　まず、新鮮な〔つまり排尿されたばかりの〕オシッコをコップかお皿に注ぎます。必要だと思ったら、これにぬるま湯を混ぜてもかまいません。こうして容器にはいったオシッコを、鼻の穴から片方ずつ、ゆっくりと、可能なかぎりゆっくりと、吸い込みましょう。そしてオシッコを鼻の穴から吸い込んだら、すぐに口をあけて、口からそのオシッコを吐き出しましょう。こうして左右それぞれの鼻の穴からオシッコを吸い込み、それを口から吐き出すという動作を何度も繰り返します。最後に鼻を擤(か)んで、鼻のなかに残っているオシッコを出してしまいましょう。この尿療法は、「ネーティ」修行専用の〝鼻洗浄どびん(ネーティポット)〟を用いて行なうのもよいでしょう。

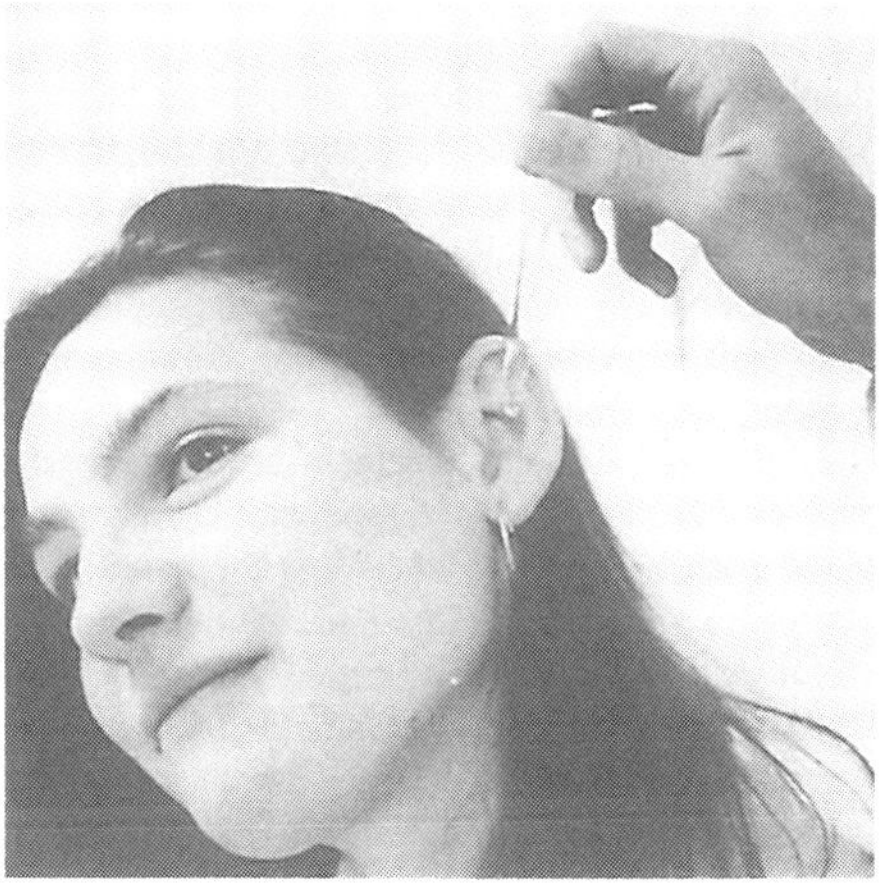
尿を点耳薬として用いる。

鼻からオシッコを吸い込む、という鼻洗浄は、やり始めた当初は〔鼻のなかに液体を入れるのですから咽せたりして〕不快かもしれませんが、やり続けていれば慣れてきます。この尿療法を日常的にやり続ければ、すぐに風邪を引かない強健なからだになるでしょう。

(8) 類症療法用チンキ剤

【適応】――飲尿を実行できない場合や、飲尿によって十分な量のオシッコを経口摂取するのが無理な場合や、劇的な治療効果を一気に得ようとするのではなくむしろ治療効果を微調整しながら得ようとする場合、とりわけ各種のアレルギーの治療に有効な、〔飲尿療法を〕側方から支援する治療手段である。

オシッコを、水で百万倍に薄めて〝オシッコの希釈液〟をつくり、その滴を舌の上に垂らしてみましょう。最初は、オシッコの希釈液を一日に二滴、舌の上に垂らすことから始めます。それから一日あたりのオシッコ希釈液の滴下の量〔しずくの数〕を徐々に増やしていき、一日に十滴まで舌の上に垂らすようにしてみましょう。この「オシッコを水で百万倍に薄めた希釈液」――すなわち「類症療法用チンキ剤」――は、以下に述べる手順で簡単に作ることができます。

【a】――医学用の点滴器を一個、そして〔化学や薬学の実験に用いる〕小さな試験管を六本、用意します。

【b】――それぞれの試験管に、〔点滴器で〕水を十八滴いれましょう。そして、試験管が倒れて水が漏れ出すのを防ぐために、これらの試験管をコップのなかに立てかけておきましょう。

【c】――自分のオシッコの出はじめや出がらしでなく、出ている真っ最中のものを、別の容器に入れましょう。そして、先ほどの〔水を十八滴いれた〕試験管のうちの一本目〔第一の試験管〕に、このオシッコを二滴加えましょう。

【d】――この「第一の試験管」を二五~五〇回よく振ります。試験管を振るさいには、まず一方の手の手のひらで〔こぶしをつくるように〕試験管をしっかりと握り、親指で試験管の口を押さえて中身がこぼれ出ないようにします。さらに試験管を握ったこぶしを、もう一方の手のひらで上から包み、つまり両手で二重に試験管を握って、振るようにします。なにしろこの試験管を振るという作業は〔「類症療法用チンキ剤」を作るうえで〕とても重要なのです。

【e】――「第一の試験管」の中身を二滴、二本目の試験管〔第二の試験管〕に入れましょう。そして、またこの試験管を先ほどと同じ要領でよく振ります。なお、点滴器は使ったたびごとに、しっかりと水ですすいでおきましょう。このやり方で、十八滴の水が入った試験管に二滴の希釈液を加えてよく振る、という作業を繰り返していきます。最終的には、「第五の試験管」の希釈液を六本目の試験管（第六の試験管）に二滴加えてよく振る、というところまで行くわけです。

【f】――以上の希釈作業に連続によって、「第六の試験管」のなかには、「第一の試験管」の（十倍希釈の六乗、すなわち）百万倍に薄められた希釈液が出来上がります。

完成した「類症療法（ホメオパティー）用チンキ剤」は、使いたいときに自由に使ってかまいません。症状によって、毎日、数滴を舌のうえに垂らすという使い方もできます。もっとも私自身は、このような使い方をあまりしたことがありません。しかし、たとえばオシッコに多くの膿汁（うみ）が混じっているなどの理由で、オシッコをじかに飲むのは賢明じゃないと思えたり、とてもムリだ思うときは、こうして「類症療法（ホメオパティー）用チンキ剤」を舌に垂らすやり方が、実用的だし役に立ちます。

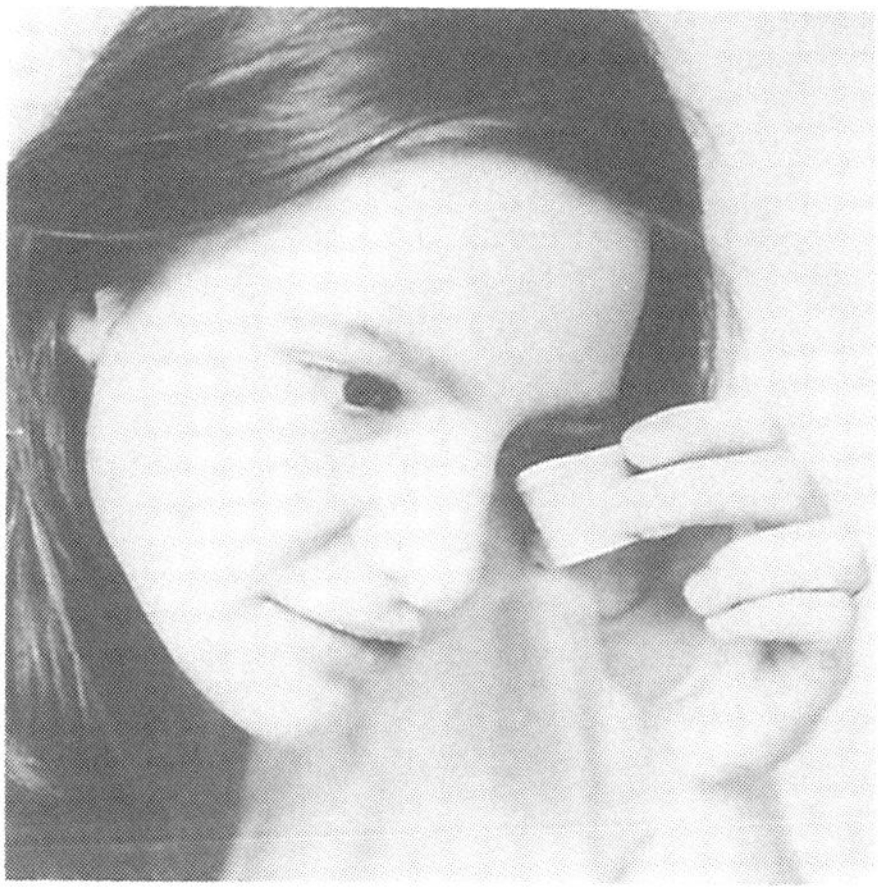

オシッコを洗浄液として用いた、目の洗浄。

(9) 尿注射

【適応】――飲尿を実行できない場合や、飲尿によって十分な量のオシッコを経口摂取するのが無理な場合、とりわけ各種のアレルギーの治療に有効な、〔飲尿療法を〕側方から支援する治療手段である。

ドイツで自然医療を行なっている医師たちのなかには、筋肉に尿注射をおこなうという方法で、この治療手段を日常的に実践している医者もいます。この尿注射という手段は、すでに有意義な治療成果を上げており、とりわけ各種のアレルギーの治療に役立っています。とはいえ、私（クーン・ヴァン・デル・クローン）自身は実際に尿注射を用いた治療行為を行なったことがないので、紹介はここまでにしておきます。もし読者の皆さんが尿注射を試してみたいと思うのなら、ぜひとも尿注射を実際に行なった経験者と連絡をとり、まずは助言を受けることをお勧めします。

尿注射については、ヨハン・アベーレ著『クルト・ヘルツ医学博士の自家尿療法――経験と観察』、ウルリッヒ・ハスラー著『からだのなかの薬局――自家尿療法は効験あらたかな自然療法だ』とインゲボルク・アルマン著『自家尿療法のヒーリングパワー』に詳しく紹介されています（巻末の文献一覧を参照）。

4　オシッコを〝外用薬〟として用いる

排尿後、数日のあいだ保存しておいたオシッコは、温めて使えば、よく効く外用薬になります。通常は排尿から少なくとも四日のあいだ保存しておいたオシッコを用いるのがよいのですが、それよりも長い日数が経ったオシッコでも外用薬として用いてかまいません。日数を経たオシッコは、ワインに喩えることもできるでしょう。つまり貯蔵の期間が長ければ、それだけ発酵が進んで最終的に〝すぐれたもの〟になる、というわけです。私はいつも排尿後、四～八日を経たオシッコを外用薬に使っています。

ところで排尿後のオシッコの保存法ですが、こげ茶色のガラス瓶に入れ、瓶の口にコルクか脱脂綿をつめてフタをしておくか、鍋ぶたがついた瓶かガラスの水差しに入れておくか、あるいはそうした容器に入れて（栓をねじこんで密閉するのでなく）鍋ぶたをかぶせておくのが良いでしょう。なぜなら、オシッコの発酵には空気が必要であり、このような保存法なら容器内に外の空気がごくわずかに入っていくことができるからです。

尿素は分解するとアンモニアになるので、オシッコを容器に保存しておけば、日数が経つにつれてアルカリ性が強まっていきます。それに伴い、保存していたオシッコはそれまで溶け込んでいたカルシウムが析出して沈殿するので、排尿から日数が経つとオシッコは（カルシウムの固体の粒子をふくむことで）濁った液体になります。ですから〝古いオシッコ〟は沈殿物が混ざっているのが正常なのです。

尿療法を論じた古代の書物『シヴァ神の水を用いた養生法』（第7章参照）には、オシッコをマッサージの塗り薬として用いる際には、分量が最初の四分の一になるまで煮つめなさい、と書いてあります。しかしこれまでの実践で、たとえこの指示どおりに煮つめたものでなくても、日数をおいて発酵させたオシッコは（外用薬として）きわめて優れた薬効を発揮することが、すでに確認されているのです。

排尿後に長時間保存した〝古いオシッコ〟は、強烈な臭いがするので、これを「汚いものだ」と思ってしまう人がいても不思議ではありません。しかしそれは大まちがい。単純な誤解なのです。なぜならこの強烈な臭いの正体は、アンモニアに他ならないからです。

オシッコは、排尿後の数日間〔空気にふれる状態で放置しておくと〕細菌のはたらきで発酵が進みます。しかしこの発酵のおかげで、オシッコに秘められた洗浄力・浄化力はますます増強するのです。たとえばオシッコの主要成分である尿酸は、酸化されてアラントインという化学物質に変化しますが、このアラントインは皮膚の傷をなおす強力な治癒力をもつ物質なのです。

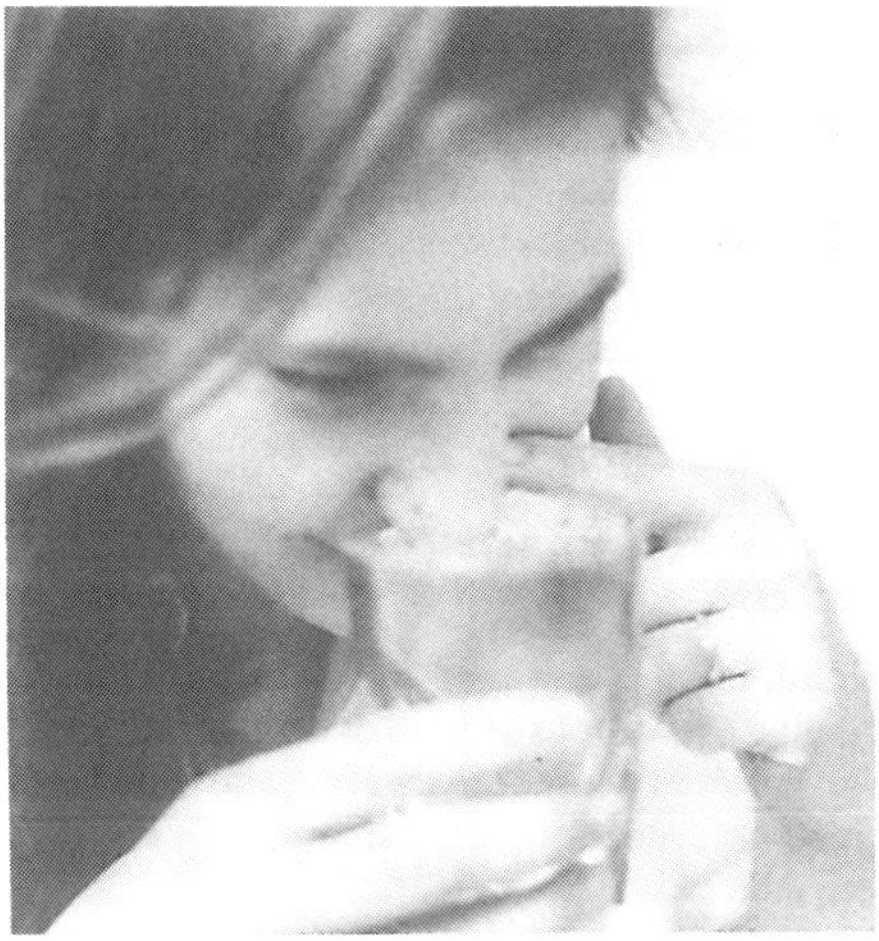

尿を鼻から吸い込んで点鼻薬として用いると、副鼻腔(びくう)を効果的に洗浄できる。

オシッコの主要成分である尿素も、温めると治療効果がますます高まります。しかも一般に、温めた液体は、皮膚に塗ると毛穴をひらく作用があるので、外用薬として使えば皮膚に浸透しやすいわけです。ちなみに皮膚は、人体において最も大きな器官であり、さまざまな物質を体内から体外へ排泄するだけでなく、体外から体内にとりこむ、重要な役割をになっている（ふるいのような）〝小さな小窓〟の集合体でもあるのです。オシッコを外用薬として用いるにあたり、皮膚のそうした特性を知っておくことは意義ぶかいことです。

（1）尿マッサージ

【適応】——飲尿断食を補完する養生法として用いる。各種の皮膚疾患の治療や、肌の手入れや若返り・元気回復の強壮塗布液(トニック)や、石鹸の代わりに用いる。

オシッコを、マッサージ〔＝按摩〕で皮膚に擦りこみましょう。尿マッサージは、発疹その他の吹き出ものから、湿疹や、さらには皮膚がんまで、あらゆる皮膚疾患に用いることができます。そればかりでなく、オシッコはすぐれた〝肌の手入れ薬(スキンケア)〟なので、皮膚が病気でなくても尿マッサージを行なえば健康の維持増進に役立ちます。さらにオシッコは肌の脂肪分と出会うと、天然の石鹸をつくり出すので、皮膚を洗浄する作用もあるのです。

この尿マッサージは、各種の慢性病を治す重要な養生手段ですし、断食療法の治療効果を上げるには不可欠の方法でもあります。

オシッコを用いた全身マッサージはたっぷりと時間をかけて行ない、最低でも二十分間は続けるようにしましょう。徹底的な尿マッサージを行なう場合は、少なくとも一時間は続けるのが良いのです。そして徹底的な尿マッサージにおいては、事前に、塗布するオシッコを半分ずつに分けて、それぞれを別の容器に入れておきましょう。これは最初の半量で尿マッサージを続けているうちに肌に塗っていたオシッコが汚れてきたら、もうひとつの容器のオシッコを注いでマッサージの後半をやりとげるためです。マッサージのやり方ですが、上半身は頭頂から心臓にむけて、下半身は足の爪先から心臓にむけて、といったぐあいに、からだの端々から心臓にむけて、やさしくやわらかに皮膚を揉み摩りしていきましょう。足の裏・手のひら・あたま・かお・背中、それに鼠蹊部（＝股の付け根）や脇の下のようなリンパ腺がある箇所は、とくに注意ぶかく、慎重にマッサージしましょう。

尿マッサージでオシッコが皮膚から吸収されるには、最低でも一時間はかかると考えてください。あとは、ぬるま湯で、からだに塗ったオシッコを洗い流します。このとき石鹸を使わないこと！　化粧水（天然のですよ！）を肌に塗り摩れば、オシッコのにおいは消えます。

マッサージで擦りこんだオシッコがつよい悪臭でない場合は、肌のオシッコをお湯で洗い流さなくてもよいでしょう。マッサージを徹底的に行なえば、たいていは肌に塗ったオシッコが皮下に吸収され、アンモニアも蒸発してしまうので、すこしの時間まてばオシッコのにおいは事実上消え去ります。いずれにせよ、尿マッサージは慣れるまでに多少の時間はかかります。しかし健康と活力をもたらす養生手段なのです。

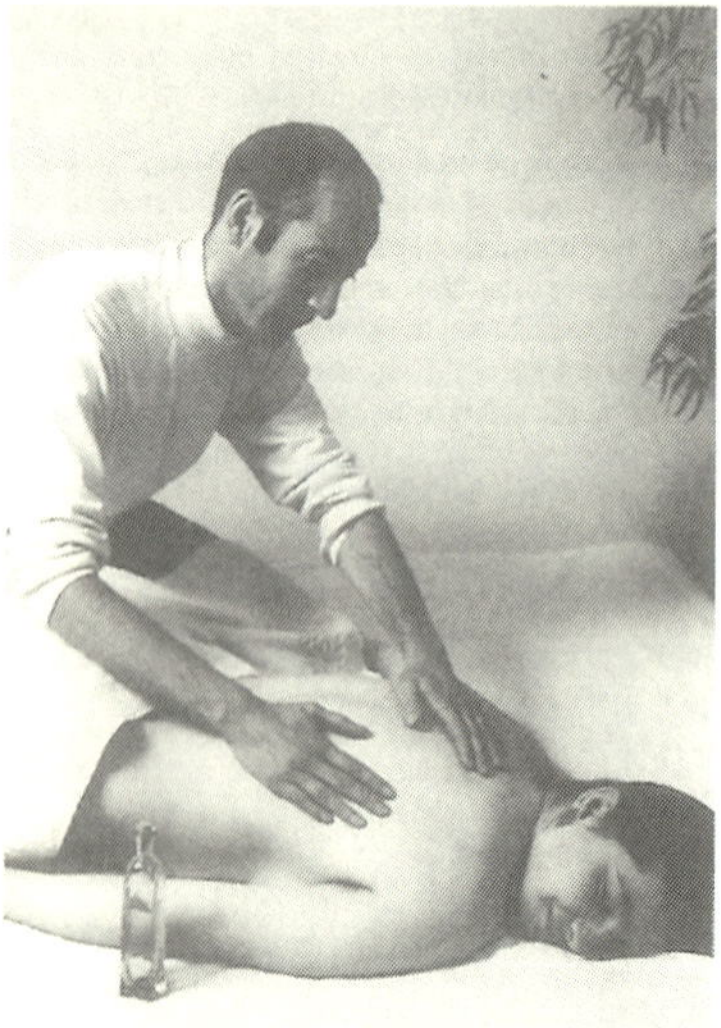

尿マッサージでオシッコを肌に擦りこむと、皮膚は新たな活力を得て、血液の循環も盛んになる。

(2) 尿湿布

【適応】――病気をわずらった身体部位や内臓や皮膚の治療、外傷の治療に用いる。

まずオシッコを瓶や水差しにいれて、その容器を、お湯を満たした大椀や洗面器などに漬けて湯煎(ゆせん)し、なかのオシッコを温めます。そして温めたオシッコに、布きれか脱脂綿を浸して湿布を作ります。布と綿のどちらを使うかは、湿布をあてる場所に応じて選びましょう。じゅうぶんにオシッコを含ませた湿布を、患部に当てます。なお、尿湿布は、〔布や綿にオシッコを浸して作る〕布製や綿製の湿布だけでなく、粘土(クレイ)とオシッコをこね合わせて作った「粘土湿布(クレイ湿布)」でもよいでしょう。排尿直後の〝新鮮なオシッコ〟も、時間が経った〝古いオシッコ〟も、煮つめたオシッコも、湿布用にうってつけです。尿湿布は、少なくとも一時間は、患部に当てておきましょう。湿布が乾いてきたら、温めたオシッコを注(つ)ぎ足すのが望ましいでしょう。

皮膚病で傷口が開いていたり腫れがひどい場合には、尿湿布をお勧めします。腫れている患部とその周辺に尿湿布を当てれば、尿マッサージよりも治療効果があります。

尿湿布を使えば、非常に広範囲な傷でも、深い傷でも、外傷をとても効果的に治癒することができます。第1章で述べたように、私は足に大けがをしましたが、尿湿布の驚異的な治療効果を身をもって体験しました。ですからちょっとした旅に出かけるときは、けがに備えての救急用にかならず〝古いオシッコ〟を瓶にいれて持ち歩くことにしています。じっさいに使ってみると、これが良く効くのです。

痔の治療には、肛門と腹部に同時に尿湿布を行なうと効果絶大です。

なお、粘土とオシッコをこね合わせた「粘土湿布(クレイ湿布)」は、肌に直接あてることで、乾癬(かんせん)のような皮膚病の治療にも用いることができます。

(3) 新鮮尿を肌に擦(す)りこむ

【適応】――肌の手入れ全般、およびかみ傷・咬創・刺傷・凍傷や、発疹・皮疹・吹き出物・かぶれや、創傷の治療に用いる

見るからに健康で、肌もすべすべとなめらかで傷(いた)んだところがない――そんな生き方を望むなら、毎日、朝か晩に、新鮮な〔排尿したばかりの〕オシッコを肌に擦りこむことをお勧めします。セクシーな美貌を売りものにしている芸能人や、美人コンテストの優勝者が、美貌をたもつ秘訣が、まさにこの方法なのです。朝、寝起きのシャワーを浴びる際に、この〝新鮮尿を肌に擦りこむ〟養生法をため

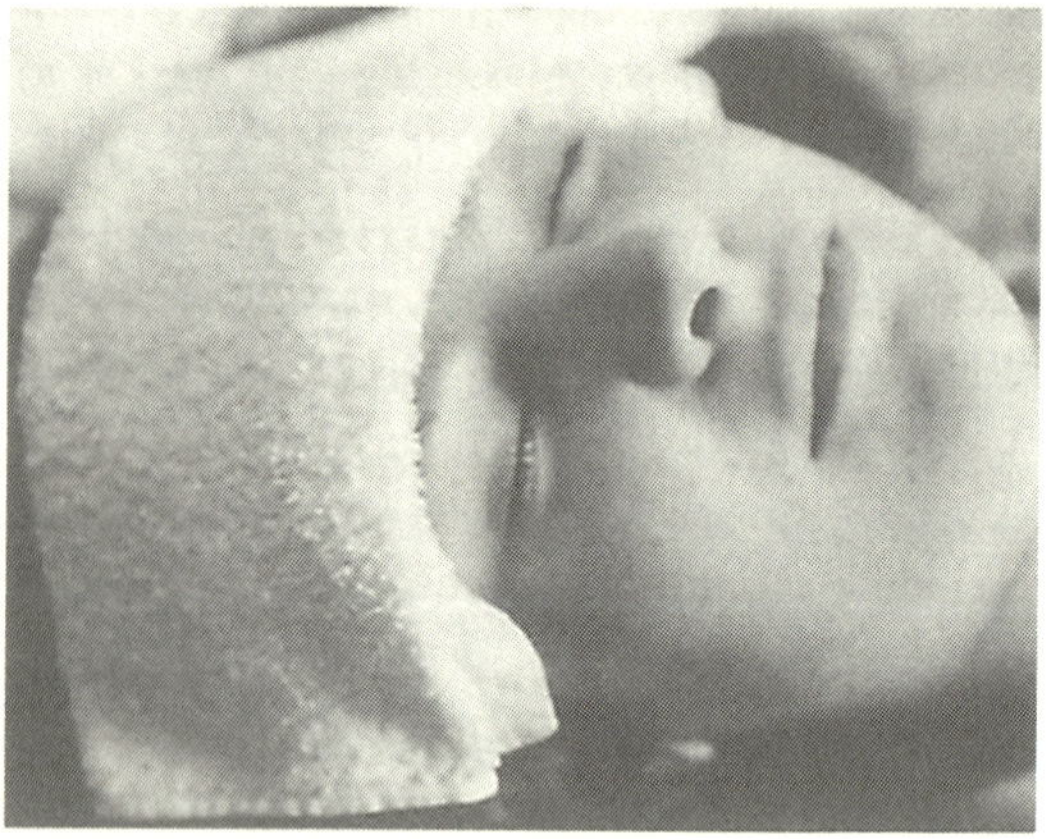

尿湿布をあたまに当てている。

してみると良いでしょう。ひげ剃（そ）り後の〝肌のお手入れ〟として、アフターシェイヴ・ローションの代わりに新鮮尿を擦りこんでも、やはりすばらしい効能を実感できます。ひげ剃り後の肌のお手入れに新鮮尿を擦りこんだ際に、オシッコのにおいが気になる場合は、（天然素材の）香料を含んだ全身用化粧水（ボディローション）や肌用化粧水（スキンローション）を上塗りすれば良いでしょう。

私〔＝クーン・ヴァン・デル・クローン〕の場合は、朝、シャワーを浴びるまえに、新鮮なオシッコをしっかりと肌に擦りこむことにしていますが、とくに美顔と頭髪の健康を願いながら顔と頭皮への刷り込みは念入りに行なっています。これをすると肌がすべすべと柔らかくなり、髪の毛も光沢（つや）が出て、生まれ変わったような力強さが出てくるのです。

（4）尿を用いた足湯と腰湯

【適応】――足のひりひりする痛みや〔水虫のような〕真菌感染症には足湯（フットバス）を用い、生殖器や肛門部のひりひりする痛みや各種の疾患や痔には腰湯（ヒップバス）を用いる。足湯は、凍瘡（しもやけ）のほか足の皮膚のあらゆる傷病、とりわけ真菌感染症や湿疹に、きわめてすぐれた治療効果を発揮する。足の裏にはさまざまな内臓反射区（リフレックス・ゾーン）〔訳注13〕があるので、足湯によって足を温めることで血液の循環を促し全身の健康増進も期待できる。

腰湯は、生殖器のさまざまな疾患や健康不順のほか、痔のような肛門の疾患にも、お勧めしたい治療法です。

この治療法は、新鮮で温かいものだけでなく、排尿から日数が経った古いオシッコを加熱して用いてもいいでしょう。足湯や腰湯をおこなう際には、洗濯おけか大きなたらいの中ほどまでオシッコで満たす必要があるので、じっくりと丸一日かけてオシッコを容器に貯めましょう。それでも充分に貯まらないときは、ぬるま湯を足して薄めたオシッコを用いてもかまいません。

（5）頭皮と髪の毛に尿マッサージを施す

【適応】――頭髪の手入れ全般に用いる。シャンプーの代わりに洗髪剤として用いる。雲脂(ふけ)症や脱毛症や禿頭(はげ)の治療に用いる。

尿マッサージは、ふけ症や、生気を失った頭髪や、脱毛とか禿頭に対しても、きわめて優れた治療法です。オシッコを頭皮に擦りこみながら、きびきびと元気よくマッサージしましょう。三十分から一時間もたてば頭皮からオシッコが皮下に吸収されますから、その後にぬるま湯で（石鹸やシャンプーを使わずに）あたまを濯(すす)ぎましょう。これにより頭髪は清潔になり光沢をとりもどすのです。尿マッサージをしてこうした濯ぎをせずに頭髪と頭皮にオシッコを残したままにしておけば、じつは頭皮および頭髪への健康増進効果ははるかに強化されるのですが、しかし社会生活をしているかぎり、これが適(かな)わぬ場合もあるでしょう。頭皮と頭髪への尿マッサージに用いるオシッコは、新鮮なものだけでなく、日数をおいた〝古いオシッコ〟でもよいのです。そして〝古いオシッコ〟のほうが強力な効き目をみせてくれるのです。

じっさい、私はあたまのてっぺんがほとんど禿(は)げていたのに、この方法を実践したら髪の毛がふたたび生えてきました。むろん、これを行なえば必ず禿げたあたまに髪がフサフサ生えるなんて保証するわけではありませんよ。だってあたまが禿げるのは、数多くの要因によって起こるわけで、頭皮以外の問題が関わっている場合もあるのだから。しかしそれにしても頭皮に尿マッサージを行なえば、髪の毛の美しさと活力が増すことは確実でしょう。徹底的な尿マッサージを実行している人たちは、めったに白髪にもならず、歳(とし)をとっても若いときの髪の毛の色つやのままでいる場合が多いのです。

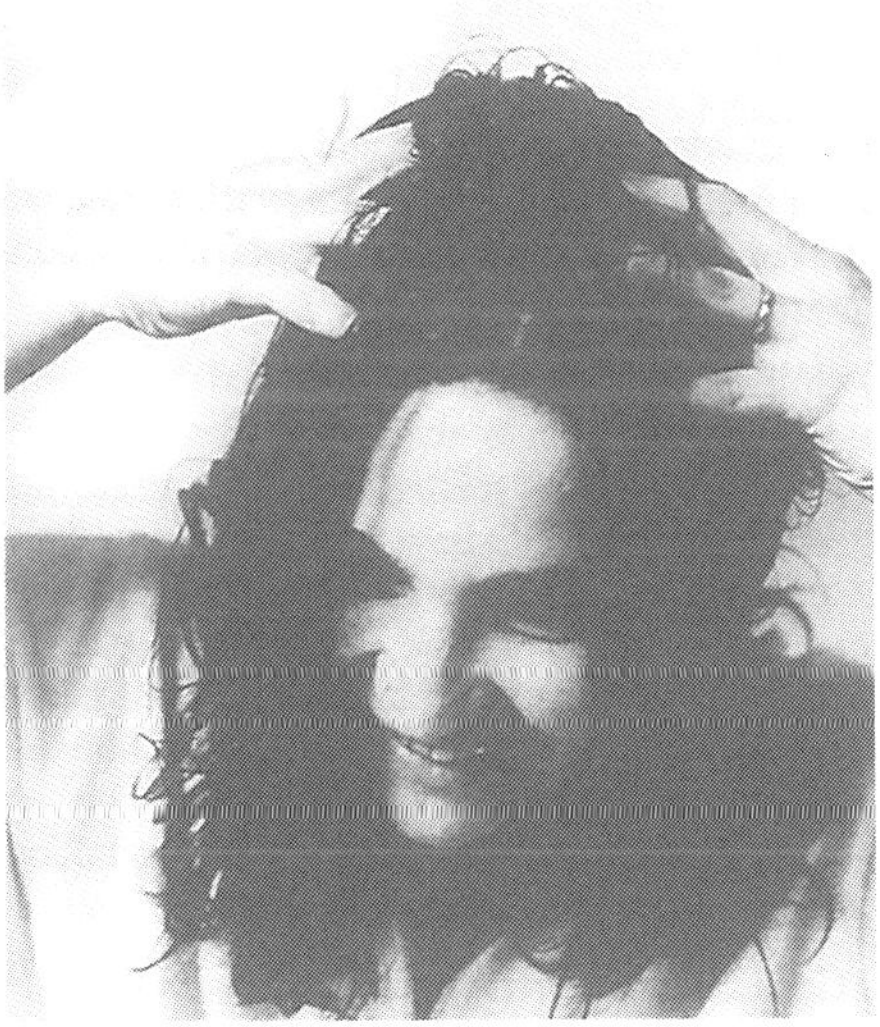

オシッコはあなたの頭髪をよみがえらせ、本当の意味で頭髪を浄化してくれる。

5 注意すべきことなど

(1) 注意すべきこと

まず全般的な注意ですが、尿療法は、他の（たとえ医者が処方したものでも）逆症療法の化学薬剤や娯楽目的のドラッグと併用すべきではありません。他の薬物と摂取しながら尿療法を行なえば、組み合わせによっては健康に有害な場合もありうるからです。

すでに逆症療法のくすりを飲んでいる場合は、まず（尿マッサージのような）尿の外用による尿療法だけを行ない、できることなら薬物が体内から完全になくなるまで、この外用の尿療法をつづけて下さい。

「いま薬剤投与を受けているのですが、尿療法を始めたいのです、どうすればいいですか?」――こんな質問をよく受けます。わたしの答えはこうです。――まず、そのお薬をもし止めた場合、生命にかかわるような危険な状態になったり、耐えがたい苦痛に襲われるようになるのか? それをしっかり考えてください。そういうことが確実に予想できないとしても、お薬を止めたらとても安心できない、とても不安だと思えたら、そのときは、まず外用の尿療法〔=尿マッサージなど〕を試してみて、それで自分の身体がどう反応するかを慎重に見きわめてください。それを行なってから、いよいよ飲尿による尿療法に踏み出すことになるわけですが、最初は、希釈しない純粋なオシッコか、あるいは希釈して〝類症療法用(ホメオパティー)チンキ剤〟に作り上げたオシッコを、ほんの数滴、口にいれることから始めましょう。そして身体がどう反応するかを用心ぶかく観察しながら、だんだんと口に入れるオシッコの量を増やしていきましょう。

これで健康状態に改善がみられたら、そのときはまた、以前に飲んでいたお薬をふたたび飲むべきかどうか、あらためて考えてもいいでしょう。

逆症療法の化学薬剤で、飲まなくてもなんとか済ますことができるものなら〔徐々に服用量を減らすなり、服用の間隔を徐々に長びかせるなどで〕（だんだんと）服用を止めていくのが望ましいでしょう。そしていつでも可能な場合はそうした化学薬剤の代わりに自然医薬(ナチュラル・メディシン)を用いるよう心がけてください。自然医薬は、たいていは尿療法ときわめて相性が良く、互いに相手を補い合うかたちで治療効果を発揮するのです。

（2）心得ておくべき重要事項

自然医療の全般について言えることですが、尿療法もいわゆる「好転反応（healing crisis）」をもたらす場合があります。そもそも「好転反応」とはなにか？　尿療法によって体内にオシッコをふたたび送り込むと、しばらく経って（その時期はあなたの身体の状態により、尿療法から一日後のこともあるし一週間後とか一か月後のこともありますが）からだは〝解毒〟のはたらきを開始します。この〝解毒〟のはたらきで、長年からだのなかに溜め込まれていたさまざまな毒物が体外に排泄されます。場合によっては子供の頃にかかった病気にかかわる毒物も、このときに排泄されるのです。しかし体内のこうした毒物を体外に排泄する道すじは、ごくごく限られています。つまり皮膚・腸管と肛門・呼気・口・鼻が、体内の毒をそとに排泄する主な道すじなのです。（第1章ですでに説明しましたが、腎臓は、毒物の排泄については副次的な役割しか担っていません。なぜなら腎臓の主要なはたらきは、まずもって血液の諸々の成分の均衡調和を健康な状態に保つことだからです。）

さらにまた（尿療法によって健康回復に動き出した身体は）体内に巣食っていたウイルスの退治を始める場合もあるでしょう。体内のウイルス退治のために、からだは体温を上げます。つまり健康時には経験しない「発熱」が起きるわけです。

このように解毒やウイルス退治などのために、からだが防御反応を発動すると、具体的には発疹・皮疹・吹き出物が肌に現われたり、ひどく汗をかいたり、発熱で健康時よりも体温が上がったり、膿疱ができたり、下痢や嘔吐や頭痛や咳などに悩まされることも、珍しくないわけです。これがいわゆる「好転反応」です。しかし「好転反応」につきもののこうした〝症状〟は、現われても数時間から数日で消えてしまうものです。そして「好転反応」が消え去れば、あなたは（尿療法の治療効果によって）すこぶる爽快な気分を満喫できるでしょうし、健康状態が格段に改善されるはずです。

「好転反応」は、からだが自ら健康を回復するために発動している反応なのですから、その意味で〝自然な反応〟です。ですから、よほどのことがない限り、この〝自己治癒に向けた自然な反応〟が現われているあいだは、尿療法をやめずに続けることが望ましいのです。必要だと感じた場合は、尿療法を（しばらくのあいだ）通常よりも散漫な（もっと服用量を減らしたり服用時期の間隔を延ばすなどの）やり方で続けてみてください。尿療法にからだがどう反応するかは人さまざまなのですから、各人が自分のからだの〝内奥から発される声〟にじっくりと聴きとる心がまえが必要なのです。そして場合によっては尿療法をしばらく中断して、からだに休息をあたえるのが良いでしょう。

尿療法では、服用量の微妙なちがいに警戒や注意をする必要はありません。つまり一般の医薬品のような「過剰摂取」への警戒は、まず必要ないということです。とはいえ尿療法で体内にとりこんだオシッコの量が、好転反応（つまり体内の解毒の進行具合）の強弱や、体調回復の速さに関係しているのは、はっきりと判ります。

これから尿療法の実践に役立つ〝手引き〟をお教えします。これは〔ぜんぶで十三項目と〕けっこうな分量になりますが、あくまでも〔絶対的教条としてすっかり頼りきるべきものではなく〕自分で考え、自分で試すのに有用な〝参考のための手引き〟であることを肝に銘じてお使い下さい。どんなやり方で実践すれば自分に有効なのか？　逆に、どんなやり方だと自分には効かないか？――それは皆さん一人ひとりが自分で試してみて、その経験から学ぶべきものなのです。人によっては、自分のオシッコを口にして、強烈な塩辛さや苦味などで不快感を感じる場合もあるでしょう。さらに人によっては強烈な好転反応を経験する場合もあるかも知れません。しかしたいていは活力がみなぎり、生きている喜びをからだの奥から実感し、体調が良くなるなど、尿療法の健康増進効果を身をもって体験することになるはずです。

ここに列挙する〝手引き〟の数々は、スワーミー・シャンカルデーヴァン・サラスワティー医師の著書『天露利（アマローリー）』に記されている実践の心得とおおむね同じですが、どんなやり方であれオシッコを〝くすり〟として内服する〔飲尿療法の〕場合はしっかり従うべきでしょう。

【1】どんな種類の薬剤（くすり）であれ、逆症療法の化学薬剤を服用しながら医学的治療を受けている最中であるなら、その状態で尿療法を始める場合は注意ぶかく慎重に一歩一歩すすめて行きましょう。できるなら、医薬品の服用をやめてから少なくとも二日間の間隔をおいたのちに飲尿を開始するようにしましょう。

しかし医薬品の服用をまだ完全にやめていない場合や、医薬品の服用をやめることができない場合や、やめないほうが良い場合でも、オシッコを内服する方法はあります。つまりそういう場合には、最初は希釈しない純粋なオシッコか、あるいは希釈して〝類症療法（ホメオパティー）用チンキ剤〟に作り上げたオシッコを、ほんの数滴、口にいれることから始めて〔身体がどう反応するかを用心ぶかく観察しながら〕だんだんと口に入れるオシッコの量を増やしていけば良いのです。

〔前項の「注意すべきこと」を参照〕

【2】肝臓・腎臓・心臓に疾患があり、そのせいでタンパク質の消化や〔たとえば手足や腹部に水腫が溜まっている

など）体内での水分の均衡調和の維持が困難になっている場合は、尿療法を始めるまえに、医学に通じた尿療法師や尿療法に理解のある医者に相談してください。高血圧の人も、やはり尿療法を始めるまえにそうした専門家に相談しましょう。あなたが選んだ治療法、つまりこの場合は尿療法ですが、それを頭ごなしに否定したり拒絶するのではなく、しっかりと受け止めてくれる寛容で偏見のない専門家に相談しましょう。

糖尿病や腎臓疾患をわずらっている人は〔血液の〕pH（水素イオン指数）が非常に低い場合もあります[訳注14]。このような場合は、オシッコの内服を始めるまえに、かならず〔血液の〕pH値を測定して、「酸性血症」であれば正常値に戻ってから尿療法を始めましょう。血液のpHが正常値に戻って尿療法が始められる状態になっても、飲尿療法を行なうのであれば、アルカリ性が強いオシッコを飲むように心がけてください。

【3】オシッコに膿汁が混じっているのに尿療法を行なわねばならぬときは、いっそう慎重な態度が求められます。腎臓や膀胱や尿道の感染症を〔飲尿による〕尿療法だけで治すのは、尿療法の十分な経験と治療成功への確信がある人に限られてくるでしょう。しかしたいていはオシッコを口に含むにしてももっと軽微なやり方、つまり前述の「類症療法用チンキ剤」の項目（4-3-8）で説明したように、希釈しない純粋なオシッコか、あるいは希釈して〝類症療法用チンキ剤〟に作り上げたオシッコを、ほんの数滴、口にいれるというやり方が好まれています。

【4】もっと〔飲尿の服用量が多いとか服用時期の間隔が短いなどの〕徹底的な尿療法を実行しているさなかには、タンパク質と塩分の摂取量を減らした食事を心がけましょう。精製糖や精白粉〔＝精製漂白した小麦粉〕や缶詰などの、精製加工や化学添加物などを施した食品は避けましょう。薬草類（や薬草湯）を飲食すると、オシッコが辛味や苦味をおびることがあり、すんなりと飲尿を行なうのが難しくなる場合もあります。尿療法師のなかには、ミルクを飲まないように勧める人もいますが、その最大の理由は、まずもって市販の乳製品が加工食品で不自然な添加物を加えてあるからであり、しかもミルクを飲食すると体内で大量の粘液が生じるからです。尿療法を行なう際に注意すべき食事の心得として全般的に言えるのは、酸性食品や、食べると身体組織を酸性に傾けるような食べ合わせを避けて、アルカリ性食品を積極的に食べたほうが良いでしょう。

（この次の節「4―6 食物がもたらす影響」で、食べものや飲みものがオシッコに及ぼす影響をさらに詳しく論じて行きます。）

【5】酒・たばこ・カフィン含有飲食物〔＝コーヒー、

コーラ、緑茶、紅茶、ウーロン茶、ココア、チョコレート、栄養ドリンクなど）は、断固たる決意で、摂らないように努めましょう。酒・たばこ・コーヒー、それにジャンクフード〔訳注15〕と肉類を飲食せずに尿療法を行なえば、この療法の効能を最大限に引き出すことができるのです。

【6】好転反応は、からだが自発的にすばらしい勢いで浄化を進めていることや、体内に溜まっていたさまざまな毒物が人体の自然な排泄機能の限度をこえて急速に体外に排出されていることを、如実に示すものです。好転反応が起きているときには、人体は、平時とは違うやり方で体内の排泄物を外に出しているわけですから、結果として現れる人体の反応が平時と異なっていても何ら不思議ではありません。すでに述べたように、好転反応が現れたら、飲尿の量を減らすか尿療法を一時的に中断して、からだを休ませましょう。以下〔a〜f〕に、好転反応として起こりうるさまざまな症状と、それらへの対処法を紹介しておきましょう。

〔a〕下痢が起きた場合——好転反応で下痢が現れたときは、まる一日断食をして完全にからだを休めるのがおそらく最善の対策でしょう。湯冷まし〔＝いちど煮立ててから冷ました水〕や、レモン汁を加えた水や、重湯〔ご飯の炊き汁、水分を多くした粥の上澄み液〕を飲んで、脱水状態にならないよう（とくに熱帯地域や夏場は要注意ですが）努めましょう。こうして水分を補給することで、体内の毒物は安全に排泄できるようになります。断食をした翌日には、ご飯とヨーグルトを少しだけ食べてみてください。さらにその翌日には下痢はもう治まっているはずです。下痢が治まったら尿療法を再開してもかまいません。

〔b〕発疹・皮疹・吹き出物や膿疱が肌に出た場合——これらの症状が現れたら次のやり方で対処します。①まず患部にオシッコを塗る、②1〜2時間そのまま放置してオシッコが皮膚から吸収されるのを待つ、③最後に水で患部をすすぐ。この方法で効き目がなかったら、患部に尿湿布を行なってください。膿疱や水ぶくれを押しつぶしたり〔針や爪やハサミなどで〕穴をあけて破裂させるようなことは、絶対にしてはなりません。適切な処置をすればこうした症状はたいてい3〜7日ほどで全治します。

〔c〕嘔吐した場合——高熱や黄疸やさまざまな病気を患っていると、オシッコの味や匂いがひどく強烈になったり、不快なものになる場合があります。そんなオシッコを口にすれば、吐くことだってあるわけです。オシッコを飲むことがあまりに不快で困難になることも、場合によってはあるでしょう。しかし飲尿の分量を増やすように努めれば、つぎから出てくるオシッコはだんだん薄まっていくし、たとえ最初は強烈で不愉快な風味であっても、いやな風味がだんだん薄れていきます。嘔吐は、胃の中を浄化する生理反応ですから、その意味では「嘔吐した」からといって心配することはないのです。いちど嘔吐してしまえば、不快なむかつきが治まって気分が楽になるはずです。しかし嘔吐して胃の中が空っぽになってもまだ吐き続けるようであれば、専門家〔＝とりあえず医者〕に診察してもらいましょう。飲んだオシッコを、嘔吐でぜんぶ吐き出してしまったあとは、レモン汁を加えた水などの〝軽い飲みもの〟を飲んで休んでください。充分に休んだら、飲尿療法を再開しましょう。

〔d〕微熱がでた場合——理由は定かではありませんが、好転反応で微熱がでる場合があります。単純化していえば、尿療法で引き出された体内の毒物を「燃やして分解」する働きが、微熱を生じさせているのでしょう。じっさい発熱というのは、からだが〝望ましくない物質〟を外に捨てるための最も完ぺきなやり方なのです。尿療法をしていて異常な発熱がおきたら、飲尿の量を減らしましょう。どのくらい減らすかは、発熱の程度によります。そして充分な休息をとりましょう。必要なら、発熱が治まるまで、尿療法を一時的に中止してください。

〔e〕咳（せき）がでて風邪の症状が現れた場合——尿療法で体内の浄化が捗（はかど）っているときには、肺や気管支から非常に多くの粘液〔＝痰（たん）〕が出てくることもあります。ですから呼吸器からの粘液の分泌、つまり痰がたくさん出てくる場合は、飲尿の量を減らすか一時的に中断しましょう。その後の尿療法の再開は、鼻からオシッコを吸い込むこと〔＝4-3-7「尿を鼻から吸い込んで点鼻薬として用いる」を参照〕から始めてください。気管支の上部をこれで浄化できるのですから。牛乳や乳製品、さらに脂肪や炭水化物なども、粘液を生み出す栄養分なので、これらの摂取は避けましょう。

〔f〕全身に疲れや衰弱を感じる場合——尿療法によって体内の余分な毒物が排泄されることになりますが、その排泄をやりとげようとして余分なエネルギーが消費されることになります。そのせいで全身に疲れや衰弱を感じることもあるわけです。

【7】完全なる断食〔＝飲尿断食〕は、とりわけ長年のあいだ慢性病に苦しんできたような健康状態では、実行するには非常につらいかもしれません。そのような状態で尿療法を始める場合は、最初はごくゆるやかに、からだの反応を確かめながら一歩一歩ゆっくり進めて行きましょう。そしてある程度進めてみてから、一日に一食だけたべる〝軽い断食〟に踏み出すかどうか考えればいいでしょう。つまり自分が泳げるかどうかを知りたいならまず浅瀬でゆっくり試してみればいいわけで、最初から深い海に飛び込むな

んて冒険をする必要はないのです。

【8】なんらかの病気にかかっている場合、病気の種類によっては、濃いオシッコが出てそれを口に含むとひどく不快な味がすることがあります。しかしこうして飲みづらいオシッコが出たときでも、とにかく飲んでしまいましょう。濃厚で塩辛い味のオシッコには、健康維持に重要な鉱物塩や貴重な物質がいろいろと含まれていることが多いのです。濃いオシッコは薄めて飲んだり、水といっしょに飲み下しましょう。

【9】妊娠している女性でも、以下のやり方で慎重に進めるなら尿療法を行なってかまいません。——まずもって、朝一番のオシッコは飲まないこと。朝一番のオシッコは飲まずにトイレに流しましょう。水なりお茶なりミルクなどを飲めば、そのうち二番目のオシッコをしたくなるでしょう。その二番目のオシッコを飲めばよいのです。この〝その日の二番目に出てくるオシッコ〟は（水分を飲んだあとで出てくるので）適度に薄まっており、色も薄いし、塩辛くも苦くもなくなっているはずです。

【10】月経時の女性でも、自分のオシッコを飲んでかまいません。とはいえ月経時の飲尿を不快と感じることも、少なからずあると思います。そんな時は二〜三日のあいだ飲尿を中断すればいいのです。自分にとって何が不快でないか、何が気持ち良いかを、つねに大切に考えることが最善の道なのです。

【11】自分の（オシッコの）pH（水素イオン指数）を注意ぶかく見守り、健全なpHバランスを維持しましょう。pHとは、要するに体内の酸とアルカリの均衡状態（バランス）を意味しています。とりわけ集中的な尿療法と断食（＝飲尿断食）をしている最中の、からだのpHバランスの健全な維持に心がけましょう。健康なオシッコのpH値は、昼夜をつうじて、おおむね5（すこし酸性）から8（すこしアルカリ性）のあいだを変動しています。オシッコが酸性に傾きすぎている場合（医学用語で「酸血症（アシドーシス）」）や、逆に、オシッコがアルカリ性に傾きすぎている場合（これは「アルカリ血症（アルカローシス）」）の場合は、からだが正常に働いていないか、ずっと酸性またはアルカリ性が強すぎる不健全な食生活を続けてきたことを知らせる〝体内からの警告〟なのです。pHを正常にもどすには、まずなによりも、息抜きや気晴らしで心身の緊張を緩和（リラグゼーション）することと、休息すること、新鮮な空気のなかで呼吸し、運動すること、そして健康な食生活に改めることが大切です。これらの実行に役立つ書物は、図書館や書店でいろいろと見つかるでしょうから活用してください。pHをかんたんに知ることができるリトマス試験紙は、薬局などで入手できます。

【12】人はそれぞれに違います。ですから誰か他人の経験が、自分にあてはまるとは限りません。年齢・体質・か

らだの健康状態・食生活・病気などの個人差のせいで〔尿療法の効き目や反応に〕違いが出てきます。それに、同じ自分のからだでも、体調はつねに変動しているわけなので、それによる〔尿療法の効き目や反応に〕違いも出てくるわけです。ですから尿療法を行なう際には、その時々に自分のからだが欲している〝必要性〟と、自分のからだが耐えられる〝限度〟を、注意ぶかく探りながら、その時々の体調に見合った実践を行なうことが大事です。

【13】尿療法で自然治癒が順調にすすんでいることに自信を持ちましょう。快適な健康状態を実現するには数多の方法があるのです。尿療法もその一つです。これを選んで実行した以上、その効果は期待できます。自信を持って尿療法を進めて下さい。

6 食物がもたらす影響

あなたが食べたもの、飲んだものは、すべてあなたのからだに一定の作用や影響を及ぼしています。そして結果的にはオシッコにも一定の作用や影響を及ぼしているわけです。食生活が健康であればあるほど、オシッコを口に含んだときの風味も良好なものになります。尿療法に無条件で〝奇跡の効能〟を期待するわけにはいきません。なぜなら各種の必須栄養素〔訳注16〕を飲食物から摂取できていない栄養不良の状態では、健康維持に必要な有用物質を含んだオシッコを期待することが難しいからです。

健全な食習慣に努めることで、あなたのオシッコにも多くの必須栄養素が含まれるようになり、その結果、このオシッコを尿療法で有効に活用することが可能になるわけです。しかし食生活に気をつけていても、あらゆる栄養素を食物から過不足なく摂取していなければ、不足する栄養素も出てくるでしょう。栄養失調が続いていけば、なんらかの病苦を招く可能性が高いわけです。

そうした危険を避けるにはどうすればいいか？　数多(あたま)ある必須栄養素を、確実に摂取し続けるにはどうすればいいか？

すでに述べたように、我々が自分のからだに取り込んだ物質、からだの一部になった物質は、結局、からだの働きに影響を及ぼし、健康を左右する場合もあるわけです。たとえば現代の食生活では数多の有害添加物にも曝(さら)されることになりますが、そうした合成物質の中には我々のからだが本来的に消化吸収できないものもあります。現代の食品は、すでに有害であると確認ずみの化学合成物質が添加されていたり、放射線照射が施されたものがあるわけです。

ならばどんな食品を選べばよいか？　まず新鮮な野菜と

くだもの、全粒の〔精白などの処理で果皮・種皮・胚・胚乳表層部などを除去していない〕穀物、種子や堅果（ナッツ）や豆類、ハチミツのような天然甘味物がお勧めです。そして乳製品も、取りすぎに注意しながら食べるとよいでしょう。

とりわけお勧めしたいのは、血液が過度に酸性にならないよう中和する働きがあるアルカリ性食品です。これは私自身が、生野菜が中心の夕食を食べた翌朝に、オシッコを飲んでみたら酸っぱくも苦くもない美味だったことがあって、その実体験から得た教訓でもあります。

〔飲尿の服用量が多いとか服用時期の間隔が短いなどの〕徹底的な尿療法を実行している最中には、菜食主義（ベジタリアン・ダイエット）の食事を続けることをお勧めします。つまり肉類と乳製品はすべて食べるのを控え、それが無理でもせめて食べる量を最小限にする、という節制をする。これは徹底的な尿療法を長期にわたって行なう場合はとくに守りたいことです。飲尿断食や、一日あたりコップに数杯のオシッコを飲んでいる場合でも、この菜食主義を実行するのがよいでしょう。

肉を〔大量に〕食べる、という食生活をつづけていると、たいていは〔タンパク質に由来する〕窒素を含んだ老廃物や、尿酸その他の〔酸性の〕物質が、オシッコに高濃度に含まれるようになります。そんなオシッコを大量に飲むのは健康のためになりません。このような物質が血中に過剰に含まれていると、血液は酸性に大きく傾いて異常な状態になります。その結果、からだ全体が異常に「酸性化」して、さまざまな病気の温床になるのです。肉食三昧で体内にこうした酸性の老廃物が大量に生じた場合、オシッコを口にすると、きわめて不快な風味になっていることが判ります。それでも肉類を食べ続けたいのであれば、魚肉や鶏肉を食べるのが賢明でしょう。ただし成長ホルモン剤などを用いて肥育した動物の肉は避けてください。

精白粉〔＝精製漂白した小麦粉〕や精製糖や精米をふくんだ食品は避けましょう。こうした食品も、血液とからだを酸性に傾ける元凶なのです。精製加工や放射線を照射した食品、着色剤や風味づけの化学物質が入っている食品は避けましょう。

食事の内容、つまり、ふだん何を食べているかは、好みに応じて人それぞれということもあるでしょう。だから自分の生活習慣に見合った食事の内容、エネルギー消費に見合った過不足のない食事として何を食べればよいかを、ちゃんと考えて、自分のからだで〝最適な食事さがしの実験〟をする気がまえで、食生活をしていくことが大事です。

あらゆる毒物を完全に避けた食生活なんて、現実にやりとげるのは到底困難ですから、飲食にともなう毒物の摂取を最低限に抑えるよう、常日頃から格段の警戒が必要です。快適な健康を維持するには、新鮮な空気と清らかな水が不可欠なのです。しかし残念なことに良質の清明な水を入手するのは簡単ではありません。上水道の水でさえ、フッ素や塩素やアルミニウムなどの有害物質をたくさん含んでいるのですから。せめて飲料水だけでも（水道からじかに飲むのではなく）ビンや容器に詰めて市販されている「清水」を使いたいものです。あるいは水の浄化装置を水道の蛇口にとりつける、という対策もお勧めです。

　しかしもっと難しいのは、新鮮な空気を確保することでしょう。だって空気はビン詰めや容器に入れて市販されていませんからね。しかし（ジョギングその他で）からだを動かす機会があるなら、森や水辺などに出かけて行けばいいのです。運動は（適度にからだを動かすようなものなら）健康にとって大切です。運動すれば心拍が増し、刺激によって全身の血の循環（めぐり）がよくなり、筋肉が鍛えられます。そして酸性に傾いた血液を、健康な酸アルカリバランスに戻してくれるのです。しかしいちばん大切なことは、運動する習慣をつくれば、それが日常生活の一部となって、生きる喜びと張り合いを生み出してくれる。そういう期待が持てることです。毎日ちがう運動をしてもいいのです。とにかく日常的にからだを動かすことが、健康のためになるのですから。

　すでに述べたように、オシッコには皮膚に栄養をあたえ疾病を治す効能があります。尿マッサージは、皮膚をつうじて体内に栄養を送り込む手段だとも言えます。栄養を送り込むだけでなく、浄化と再生も行なってくれるのです。オシッコを擦（す）りこんだ後も肌から心地よい芳香を匂わせたいのであれば、天然素材の全身用化粧水（ボディーローション）や化粧油（オイル）に、揮発性芳香精油（エッセンシャルオイル）を二、三滴加えたものを肌に塗ればよいでしょう。ただし、天然成分ではない合成品のボディーローションや化粧クリームなどは避けてください。皮膚も一種の人体器官であり、しかも非常に広大な面積の器官なのです。肌に塗った物質は、皮膚という器官をとおって体内に吸収されるのですから、安全とは限らぬものを肌に塗るのは禁物なのです。

　先ほど述べましたが、私自身は市販品の石鹸もシャンプーもまったく使っていません。なにしろオシッコという優れた〝洗浄剤〟で満足していますから。ひげ剃（そ）り後の〝肌のお手入れ〟として、アフターシェイヴ・ローションの代わりにも用いていますよ。読者の皆さんにも、石鹸やシャンプーの代わりにオシッコをぜひ試して頂きたいと思います。

　自分の体験を告白した以上、ここは私なりの結論を述べておくべきでしょう。この節では〝手引き〟として利用できる多くの情報と、忠告を書き連ねてきたわけですが、大切なのは読者の皆さんが、自分のしていること（すなわち尿療法〕の意義と目的を、はっきりと自覚することなのです。時間をかけて、自分のからだで尿療法を〝実験する〟という、時間的にも精神的にもゆとりをもって実践することが大事です。たいていのことに当てはまりますが、人は自分自身の体験から学ぶわけですから。これこれの方法を試したら、自分のからだはどう反応するか、実際にどんな治療効果が出るか――それを自分で試して体感するのです。尿療法があなたに効くかどうか、自分のからだで〝実験〟して検討するのです。ひょっとすると期待した結果がまったく得られないかも知れない。そのときは自分の感覚と体調をじっくりと落ち着いて観察しましょう。心身の不調を治したり、心身に活力を与えてくれる治療手段・養生手段は、尿療法のほかにも多々あるでしょう。いずれにせよそれを実行するのはあなたなのです。それにしても尿療法がきわめて実効性のある治療養生手段であることは確かです。これは〔自分が尿療法を何を求めて行ない、どんな成果を期待しているかを〕はっきり自覚しながら、自分の心身の反応を見届けながら注意深く実行すれば、なお一層効果的なのです。

7　よく訊(き)かれる質問とそれらへの答え

【1】オシッコは、有毒ゆえに身体から排泄される、ただの老廃物ではないのですか？

「オシッコは有毒な老廃物だ」という世間の思い込みは、事実を無視した迷信にすぎません。オシッコには水分のほかに、人体に有害ではない各種のミネラルやホルモンや酵素が主成分として含まれていることが、科学的に立証されています。これらの物質の大部分は、人体が再利用できるものです。

つまり、オシッコは、人体のすみずみまで流れていた血液を、漉(こ)し取って得られた健全な液体に他ならないのです。ほんのちょっと前まで血液の成分だったものが、オシッコの成分なのです。ほんの直前まで血液の成分だったのに、腎臓で〝篩(ふるい)〟にかけられてオシッコに混ざって体外に捨てられる――そういう物質は、飲尿や尿マッサージという方法でじかに体内に吸収させることが可能なわけですから、自分のからだで〝くすり〟の原料を作りだして分泌しているに他ならないのです。

腎臓は、一日に何百リットルもの（その量はじつに一七〇〇リットルにも達しますが）大量の血液を濾過しています。この濾過によって、まず「原尿（pre-urine）」と呼ばれる〝オシッコの原料〟が作り出されますが、こうして作られた「原尿」の大部分（つまり水分の大部分と無機塩類と、すべてのブドウ糖）は腎臓内でただちに再吸収されて血流に戻されるのです。しかし余分な物質や、窒素やタンパク質の代謝の最終生成物は、再吸収されずに残った水分と混じり合い、ついに、ほんの一～二リットルの「尿」という最終産物となって排泄されるわけです。

　ここで誤解してはならないこと。それは、そもそも腎臓は〝からだから毒物を除去する〟ための臓器ではない、ということです。毒物の排泄は、肝臓や腸管や皮膚や呼吸器のしごとなのです。すでに明らかな事実ですが、食べたものは（消化され栄養素に分解されて）血液に注ぎ込まれ、血流に乗って全身を巡ります。その血液が、最終的に尿になるわけです。健全な食生活が大切な理由はここにあります。尿療法をするしないにかかわらず、食生活に気づかうのは大事なことですが、尿療法を行なうとなればどんな食事をするかは極めて重要になります。

　尿を調べたら毒物が含まれていた――ということも、ひょっとするとあるかも知れません。でも、そんなことが起きたとしても、その毒物はそもそも身体に取り込んだ時点でさえ、害を為していたとは限らないわけです。オシッコに含まれている〝老廃物〟と呼ばれるものが、体内の天然な生理活動で生み出された物質ならば（つまり合成医薬品の、代謝作用の成れの果てでなければ）、〝老廃物〟といえども、ちょうど免疫系で抗体が果たす役割のように、一種の〝生体情報の運び役〟として利用できるであろうし、尿中の〝老廃物〟がそうした情報伝達を担うことで、体内の生化学的な均衡調和を健康に保つことも可能になるわけです。そして実際、尿療法を行なえば類症療法や同症療法のような治療効果が得られるわけです。つまりオシッコは、血液の状態が（生化学的に）記録された一種の〝情報カード〟のようなもので、飲尿によってこの〝情報カード〟をふたたび体内に入れることにより、この再投入された〝情報〟に人体が反応し、その結果、人体のはたらきが適正な状態へと再調整されるというわけです。これはオシッコという〝情報媒体〟を用いて人体にフィードバック反応を起こさせて、健康状態の修正と維持を行なっていると、考えることができます。けっきょく人体は、自分で書き出した〝再調整用データ〟を体内にふたたび投入することで、その〝データ〟に基づいて自動的に最適な健康状態へと自己調整をなしとげる、きわめて高度な〝自己完結した情報機械〟だと言えましょう。動物のからだがこうした自己修繕の働きをもっていて、それがいかに精妙に働くかを、我々はふだんから見て知っているわけです。我々は「野生動物の唾液などの体液は汚くて有毒だ」と思い込んでいますが、しかし当の動物にとって、それはもちろん「毒」ではなく、むしろ「くすり」です。動物は、自分のからだの傷をぺろぺろなめているうちに、難なく治してしまいます。動物は「傷口を清潔にしたい」などと考えてなめているわけじゃありません。傷口をなめることで、傷についての〝生理学的な情報〟がふたたび体内に送り込まれ、その〝情報〟にもとづいて体内でさまざまな治癒的反応が起きて、傷の回復が促されるのでしょう。

さらにいえば、我々の腸管は、飲食した物質のすべてを吸収しているわけではありません。腸は、吸収すべき物質と、吸収する必要のない物質を、選り分けることができるからです。腸にはかなりの程度まで、からだに有用な物質を選び抜いて、残り滓だけを体外に排泄する能力があります。しかも腸に運ばれた物質のなかには、そこに棲んでいる細菌の働きで化学変化をこうむり、よりいっそう人体が吸収しやすい物質や、人体が利用しやすい物質になるものもあります。その代表格が、ほかならぬ尿素なのです。

オシッコを飲むと一度排泄された尿素がふたたび体内に入ることになるけれど、はたして、そうして体内に入った尿素が有害な症状を引き起こす恐れはないのか？――そんな疑問をもつ人もいるかも知れませんね。なにしろ尿素も、血中に大量にあるときは身体に害をもたらしますから。しかしオシッコを飲んで体内に持ち込まれる尿素なんて、比較的わずかな量にすぎません。そんな微量の尿素が、じかに血流に溶け込むことなどありません。飲尿で体内に送り込まれた尿素は腸に行き着き、そこでおもに洗浄作用を発揮するのです。飲尿でからだに取り込んだ尿素は、大部分は血液にまでは送り込まれずに、きわめて有用なグルタミンという物質に作り直されるのです。〔訳注17〕

【2】オシッコには、有害な細菌や病原菌は含まれていないのですか？

はっきり断言できることですが、世間の九割がたの人たちは、オシッコが「無菌状態」で、尿中に細菌などほとんど存在しません。これは医者も病理学者もそろって太鼓判を押す事実です。理由はかんたんで、そもそもオシッコは体外に排泄されるまで、細菌のようなものと〝接触〟することがないし、おまけにオシッコ自体に細菌を殺す物質がいろいろと含まれているからです。さて、残りの一割がたの人たちですが、腎臓や尿路になんらかの疾患が潜んでいたり、感染症が起きていると、それが原因で尿中に微生物が見つかることがあるわけです。

とはいえ、たとえ微生物が少しばかり含まれたオシッコを飲んでも、はやり無害だと考えてよいでしょう。なにしろ我々は、つねに細菌を「食べて」いるし「飲んで」いるし「呼吸で吸い込んで」いるわけですから。そして我々の身体には、一瞬も絶えることなく常に膨大な数の細菌が居るわけですが、通常はそうした細菌のせいで病気になることなんかないのですから。

しかし、腎臓や膀胱や尿路に感染症が起きている時は、じゅうぶんに用心する必要があるでしょう。このような場合は尿中にかなり大量の細菌が混ざっていたり膿汁が混入していることさえあるからです。それでも『生命の水』を著したジョン・アームストロング氏のように、尿療法師のなかには〔膿汁が混ざっているようなオシッコでも〕排出された尿をすべて飲むことを推奨する者もいるのです。

外用の尿療法〔＝尿マッサージなど〕の場合は、オシッコは優れた殺菌作用を発揮して、すばらしい消毒薬になります。新鮮な〔排尿したばかりの〕オシッコは無菌状態の液体ですから、すぐれた効き目で傷口とその周辺をきれいに洗うことができます。いっぽう、排尿後に長時間保存した〝古いオシッコ〟は、そこに含まれているアンモニアその他の物質のおかげで、感染症や腐敗を確実にくい止めてくれるのです。

【3】そんなにオシッコが身体に良いものなら、なぜ身体はそれを排泄するのですか？

これは、たとえ話として「川をせき止めて造ったダム」を考えてみましょう。ダムは貯水池の水位が一定量を超えたら水門を開いて放流しますね。だからといって、放流した「余分な水」が〝役立たず〟というわけではありません。これと同じ道理で、からだも、水や塩類が余ったときはいつでも腎臓をつうじて体外に〝放流〟しているわけです。水をたくさん飲めばオシッコもたくさん生じるけれど、少ししか飲まなければ生じるオシッコの量も減る……。これは誰だって自分で経験して知っていますね。

ところで自然界は、循環を続けながら存在しています。そのおかげで物質は、組み合わさっていろいろな物体に姿かたちを変えますが、やがては元の物質へと回帰し、それが再び使われて、あらたに物体が出来上がる……というわけ。我々の血管のなかでは、数多の物質が混じり合いながら、流れいく血液のなかを浮遊していますが、これらは腎臓で漉(こ)されて元々の物質に回帰します。腎臓を通って出てきたオシッコには、そういう物質が含まれているわけで、だからそういう物質はふたたび人体に吸収されやすいのです。

もうひとつ、たとえ話をしましょうか。すでに述べたことですが、森の木々は秋がくると落葉し、落葉は朽ち果てて大地に吸収され、その〝木の葉の分解物〟をふたたび栄養として取り込んで生きているわけです。自然界は絶対的な確実さで〝物質再循環(リサイクリング)〟をやりとげます。尿療法はこの

〝物質再循環〟を利用した注目すべき事例なのですが、残念なことにその美点が忘れられてきた。

あらためて力説しておきましょう。我々はみな、母親の子宮にいたときに、自分が出したオシッコを飲むという〝オシッコの再利用〟を経験してきたわけです。懐胎期間のほぼ十か月のあいだ、我々は子宮のなかに放尿し、それが「羊水」となり、その「羊水」を飲みながら育ってきたのです。この液体のおかげで、胎児のころの我々は、健康に成長することができたのです。飲尿はけっして「ばかげた酔狂」ではありません。むしろ我々がいま生きている、その土台となってきたのです。

【4】オシッコを飲むのが自然の理にかなった有益なことなら、我々に生まれつきの〝飲尿の本能〟が備わっていても良いはずなのに、どうしてそうなっていないのですか?

人間というのは、自分が知り得た範囲の知識にもとづいて、そこから推理を行なって〝世界を理解できた〟つもりになっている生き物です。そういう手前勝手な思考法は、どうしても、生まれつきの本能をすっかり抑えつけてしまう場合が多いのです。たとえばどんな動物も病気のときは摂食を控えます。このように〝断食〟すれば、多くの病気は急速に回復に向かうのです。なぜなら食べた食物を消化するだけでも、多くの体力を使うことになるからです。我々人間だって、病気のときは断食をすれば、体力をもっと回復治癒にふり向けることができるはずなのです。

ところが人間というのは哀れなもので、病気になっても食べることをやめない……。おまけに病気になると、空腹でもないのに、ことさらに「どんどん食べなさい」と忠告されがちである。

病気や傷を負った動物は、本能的に自分の体液を用いて、自分で〝治療〟を行ないます。たとえば傷をペロペロと舐めますが、これは傷口を清潔にするだけでなく、治療に役立つ一種の〝生化学的な信号〟を自分のからだに送り込んでいるわけです。唾液とともに〝信号〟を体内に送り込むのは「自家製のくすりを自分で自分に注射する」ようなものですが、この〝信号〟にからだが反応して、自らの不調を自動的に正していくわけです。山羊は自分の口の中にじかに放尿することがありますし、ほかの多くの動物(たとえば犬など)も仲間のオシッコをふつうに舐めています。

我々人間ならではの、動物の自然な本能からとんでもなく外れた行動は、これ以外にもあります。たとえば煙草に火をつけたり酒を飲むのは、間違いなく本能からかけ離れているでしょう。

これらを考え合わせると、次のように結論づけるのが、とりあえず正解なのだと思います。——つまり、我々は

〝動物〟として数多の本能を備えて生まれてきたけれど、〝人間〟である以上、そうした本能のかなりの部分が、生得的には備わっているのに意識的・無意識的に抑圧して〝眠ったまま〟の状態になっているのだ、と。

【5】たしかに尿療法は「効いている」ように見えるけれど、しかし実際には尿療法を行なう際に食生活が改善されるので、本当はそのせいで治療効果が生じているのではないですか?

もちろん日々の食生活は健康に大きな影響を与えます。尿療法をはじめると食習慣が変わるので、それが心身の回復治癒に重要な役割を果たすことは確かでしょう。

しかし尿療法は、すでに健全な食生活を日々実践してきたけれども何らかの理由で病気になったという、そんな人たちにも治療効果を発揮するのです。しかも尿療法による治癒率は、食習慣を変えただけの場合よりも著しく高い。しかも水とオシッコだけを飲んで、食物は一口たりとも食べない、という〝飲尿断食〟を行なった場合は、驚くべき治療効果を発揮するのです。さらに言えば、オシッコと水だけを飲む断食を一週間続けただけで、果汁(ジュース)または水だけを飲む断食を二~三週間つづけて得られるのと同じ治療効果が得られるのです。

けっきょく真実はこういうことでしょう――「たしかに、飲食その他で摂取する栄養物質は重要である。長期的視野からみればその重要さは言わずもがなである。しかし不健康な食生活を続けている場合でも、尿療法を行なえば、もうそれだけで充分に有益な成果を得られることは歴然としている」。

最後にひとつだけ言っておきたいことがあります。それは「なにが健康な食事で、健康な生活習慣とはどういうものか?」という問いに対して絶対確実に「正しい」と言えるような解答はない、ということ。人それぞれに自分の生き方がある以上、健康な食事とか生活習慣も人によって様々なわけです。つまり「自分にいちばん適した健康の秘訣」は自分がいちばんよくわかる、といってよいでしょう。

【6】尿療法の効能というのは、けっきょく「尿療法は効く」という信心のおかげではないのですか?

〝最後の手段〟として尿療法に行き着いた人たちは、たいていの場合、逆症療法(アロパティー)から類症療法(ホメオパティー)に至るまで、さらにはアーユルヴェーダやその他諸々の治療術までも試してみて、結局それらに失望して、尿療法に助けを求めるようになった人たちでしょう。こうした人たちは、かつては自分が見込んだ治療手段がきっと効いてくれると望みをかけたものの、それに裏切られて尿療法にたどりつき、そしてたいていは、オシッコで癒されることになったわけです。「尿療法なんて、そもそもいかがわしいものだし、どうして効くのか、何に効くのか、それさえ曖昧ではないか？」と端から懐疑的な人たちにとって、こうした現実は無視できない重みを持っています。

わたしがインドで出会った尿療法師たちのひとりは、国立公園の顧問をしていたのですが、この人は動物たちを尿療法をちゃんと治療して成果を上げていました。この動物たちが、「尿療法で治る」という治療者のほのめかしやそれに頼る信心で治ったわけでないことは、あまりにも歴然としています。

いずれにしても、一般論として重要なことをここで確認しておかねばなりません。それは、何であれひとたび自分で治療法を選んだなら、その効験をとりあえず信じてみることが大切だ、ということです。その治療法で満足がいかないときは、別の治療法を選べばいい。しかしそうして選んだ新たな治療法に対しても、やはり効能を信じて実行してみるべきです。

【7】オシッコは本当に、吐き気を催すほど不快な風味なのでしょうか？

われら現代人は、オシッコに、恐ろしいほどの嫌悪感をいだくようになっています。しかしそれは、ろくでもない偏見と、心理的な〝条件づけ〟の結果、生じたものなのです。たしかに我々は「オシッコは汚い」と教え込まれてきました。が、けれども通常は、オシッコは汚らしい不快な味や臭いを有するものではないのです。オシッコを飲む、という冒険をちょっとでも続けてみれば、たいていの人は、オシッコの味も匂いも、むしろ好ましいと感じるでしょう。

オシッコの風味は、前日に何を食べたり飲んだりしたかが、かなり大きな影響を受けます。動物性タンパク質を大量に食べたり、香辛料をたくさん摂取したり、強い香味の薬草湯を飲めば、たいていはオシッコの風味も強くなります。しかしそれ以外にも、からだの均衡調和が崩れて病気になれば、平常時よりも強い風味のオシッコになることが多いのです。だから尿療法を行なっている間は、特に動物性タンパク質や香味の強い薬草類や香辛料の摂取を減らすのが賢明でしょう。

いきなりオシッコの風味を受け入れるのはつらい……というのであれば、まずオシッコを水か果汁と混ぜるか、あるいはオシッコにスプーン一杯の蜂蜜を入れて飲むことから始めて、すこしずつ慣れていきましょう。

それにしても風味というのは概ね主観的なものです。同じ飲食物でも、それを「おいしい」と感じる人もいれば、吐き気を催すほど「まずい」と感じる人もいる。ビールであれワインであれ、生まれて初めて飲んだときは、たいてい「ひどくまずい」と感じるでしょう。だけど何度も飲んでいるうちに、その風味に慣れて本当に美味しいと思えるようになる。オリーブの塩漬けやブルーチーズでもそれは言えます。

食から医療に目を転じると興味ぶかい現実に気づくでしょう。世の人々は、お医者さまが処方するならば、最もまずくて吐き気がするような液剤や錠剤を、よろこんで飲むのです。ならば病気で具合が悪いときに、オシッコの風味をがまんして、ためしに飲んでみることだって出来るはずだと思うのですが。自家製の妙薬、すなわちオシッコを、愛おしむ気持ちで口にしてみましょう。

【8】もし本当に尿療法が、この本に書かれているように昔から評判のよい民間療法だったのなら、現代人が尿療法に無関心だったり、尿療法の効能を知らないというのは、つじつまが合わないのではないですか?

物質文明や科学技術の発展にともない、われら人類は天然自然の摂理に背を向けて、どこまでも暴走を続けてきました。その結果、現代人は自然医薬（ナチュラル・メディシン）や自然医療への関心を失ってしまったわけですが、こうして忘れ去られた自然療法の一つが尿療法だったわけです。現代文明がもたらした〝認識の死角〟は他にもあります。現代医学が世に満ちたことで、我々はいろいろな意味で、自分で自分のからだを気づかう、という生き方の基本を忘れてしまったのです。その結果、たとえば現代人は、オシッコを嫌悪するようになり、心を閉ざして尿療法を受け入れなくなってしまいました。つまり現代人は、自分自身のからだが作り出したものを、汚（けが）らわしいと信じ込んで嫌悪するようになったのでした。

現代社会を動かしている経済や流通は「物足りなさの原理」に基づいています。つまり充足ではなく、財やサービスが「欠乏している」状態につけこみ、それを「物足りない」と感じる人々の欲望を原動力にして、経済を回しているわけです。それゆえ現代の経済は、「物足りない」人々を、財やサービスの商人たちに依存させておくことが大前提になっています。ところが尿療法の場合、「患者」は自分自身のオシッコを用いて傷病を治すことができるので、治療を売りものにしている医者や医薬産業に依存する必要はありません。尿療法は、患者に自由と独立をもたらすが、医者や医薬産業に儲けはもたらさない。オシッコは無料で必要ならいつでも手に入る……。カネ儲けが最優先の浮き世ゆえ、〝くすり〟を製造したり処方箋を書いたりして生計を立てている業界にとっては、尿療法は生業をおびやかす〝脅威〟になりうるわけです。要するに尿療法は、「物足りなさ」を煽（あお）って庶民の不安につけこむ現代社会の経済原理と反りが合わないわけです。

いまは医学の進歩のおかげで昔よりもずっと健康になっている――たいていの人はそう信じ込んでいます。たしかにそう言える領域もないわけでは、ない。しかし視点を変えれば、現代医学の進歩とともに我々は「かけがえのない一個人として、自分の決断と責任によって、他者に頼りきりにならずに自由に生きる」という生き方、人として最も基本的な生き方を、ほとんどあきらめなければ生きていけない状況に、追い込まれてしまったのです。現代医学は途方もない努力をつぎ込んで研究開発を進めてきたわけですが、それほどの大奮闘が必要だったのは、少なからず、現代医学がもろもろの病を本当の意味で「治癒」させることに失敗してきたからです。たしかに、目の前に現れた「症状」と戦うことは、医者にとって決定的に重要でしょう。だがそれは病気の原因まで治すことにはならない。一方、尿療法は、患者自身のからだが自然のままに作り出した〝天然の医薬品〟〔すなわちオシッコ〕を使うという正真正銘の自然医療であり、現れ出た症状を治すだけでなく、病気の原因そのものを治す医術なのです。

ただし、ひとつ肝に銘じておいてほしいことがある。それは尿療法といえども「奇跡の万能薬」ではない、ということです。病気というのは、いくつもの原因が絡みあって生じるものです。病気の原因は、たいていは自分のからだの肉体的・物質的な要因だけに止まりません。感情や考え方や、外部の生活環境も、一定の役割を担うのです。だから、たとえば何かの症状を治すつもりで尿療法を開始し、それで治療効果が出始めたとしても、その後も尿療法を漫然と続けているうちに〔身体以外の要因のせいで〕症状が再発することだってあり得るわけです。つまり治療を続けていくときは、病気がだんだん治っていくのを観察しながら、身体以外のさまざまな要因がその病気に関与していないかどうか、注意することが大切です。

【9】友人や知人に「自分のオシッコを飲んでいる」と話したらどんな反応が返ってくるか心配です。だれにも言わず自分だけの秘密にしておいたほうが良いのでしょうか？

現代では、からだからの分泌物は、社会的に〝禁忌〟扱いになっています。からだの中で作り出される多くのものが、体外に出たとたんに「汚物」になる――我々はそう信じ込まされているのです。体外に出てくるほんの数分まえまでは、自分のからだの中できわめて重要な働きをしていたのに、現代人はその事実をすっかり忘れて「汚物」扱いをするばかり。他人を笑わせたければウンコかオシッコの話をすればいい――それが現代人の常識になってしまっている……。そんなわけで私も、自分の尿療法体験を語ったときには、さまざまな反応が返ってきたものでした。そうした経験をのりこえて、私は会得したのです。あくまでも真剣に尿療法を論じるけれど、しかし滑稽(ユーモラス)な態度で論じるのが無難なのだ、と……。

しかし、まわりの人たちに尿療法のことを話すのは気が引けるけれど、自分としては尿療法を実践してその効き目をためしてみたい、と感じている人もいるでしょう。ならば誰にも尿療法のことは言わずに、黙々と自分ひとりで実践すればよいのです。そして尿療法はたしかに効く、と確信できるようになれば、他人に話すことの引け目や恐れもだんだん薄れていくでしょう。そうなれば自信をもって、尿療法の効用を他人に教えることもできるようになります。私だってそういうふうに歩んできたのですから。それにしても尿療法のことを口にしたら笑いものになるのではないか……と、そんな恐れを抱いている人もいるでしょう。でも、笑いをとることができれば、むしろそれは愉快な体験になるのですよ。昔から言うじゃないですか、「面白くて役に立つのが最高だ」って……。尿療法はまさにそうした一挙両得をもたらしてくれるのです！

ただし、自分が行なっている尿療法のことを、最愛のパートナーや身近な家族になかなか説明できない、というのは話が別です。なぜならそうした親(ちか)しい人たちに理解してもらい、支えてもらうのは絶対に必要なことだからです。あなたも身近の人にちゃんと説明して尿療法を理解してもらえば、すばらしい効験が期待できるでしょう。理解をうながすために、ぜひ本書を読んでもらいましょう。そうすればあなたの大切な人が、たとえそれまで尿療法を不気味に感じていたとしても、きっと興味がわいてきて悪感情を吹き飛ばし、驚くほど協力的になってくれると思います。

たしかにオシッコは〝無味無臭〟というわけにはいかないでしょう。しかしそれは想像しているほど強いものではありません。だからちょっとした心づかいで、身近な人たちには全然気にならないものにできます。たいていの人は「オシッコのにおい」といえば「汚らしい公衆便所」を連想して尿に嫌悪感を抱いてしまうのですが、実際には想像よりもずっと軽微で、胸がワルくなるような悪臭ではありません。それどころか、出たばかりの新鮮なオシッコを肌に塗ったときなどは、心地よい香りを発することさえ多々あるのです。わたし自身もヒゲ剃りあとや髪の手入れには、オシッコそのものを日常的に使っていますが、「変なニオイがする」と言われたことは誰からも一度もありません。でも自分で「肌に塗ったオシッコが悪臭を放っているなあ」と不安に思えば、そのときだけは爽やかな香りの天然素材でできたクリームやローションを肌に塗ればいいので、これで不安をたやすく解決しています。

尿療法を〝奇習〟であるとか〝不潔〟であると固く信じ

ている人たちもいるのが、世の常です。しかし「自分にとって何がたいせつか」を決めるのは、あなた自身なのです。――自分の健康になることと。他人の主義や趣味とで、あなたに大切なのはどちらですか？　答えは明らかですよね。

【10】尿療法はどんな病気に効き、どんな病気に効かないのですか？　尿療法でやってはいけない〝禁忌〟はありますか？

理論上は、尿療法はあらゆる病気に効きます。そして実際、病気を診断して〝病名〟を確定する手間などかけずにとにかく尿療法を行なえば、それで効いてしまうのです。なぜなら尿療法は、体内の均衡調和（バランス）の回復や強化をめざす全一的・総体的な治療法だからです。体内の均衡調和を崩してしまうような機縁（きっかけ）は無数にあるわけで、だから結果的に無数の種類の病気が生じうるわけです。ところが在来の医学では、そうした病気の一つひとつについて観察や検査を行ない、まず既に知られた病気の〝型録（カタログ）〟のどれに当てはまるか探すという分類作業を行なって、ようやく〝病名〟を確定するという診断の仕事が、お約束の段取りになっている。けれども尿療法の場合は〔従来医学が依って立つ〝疾病分類〟のような抽象的な型録に頼らずに、患者本人の体内の精緻で微妙な生化学的な〝情報物質〟を患者自身に再導入する（フィードバック）という〕きわめて個別的・具体的な治療方法ですから、患者自身のオシッコが患者の体内にふたたび送り込まれたのち、病気発生のいろいろな機縁に働きかけて治癒を促すことが期待できるわけです。さらに言うなら、ひとくちに〝体内の均衡調和（バランス）が崩れた〟と言っても、実際にはその原因や崩れかたや、不調が生じている医学的・生理学的な〝階層（レベル）〟は〔生化学的な分子レベルから、細胞や生体組織や臓器の機械的故障というレベルや、さらには心理的・精神的状態の関与によって生体諸器官の機能不全が起きるといった心身相関的なレベルまで〕種々さまざまです。現代医学では特定の症状に着目して、それを押しとどめる対症療法を行なうので、症状に応じた医薬品を使います。しかし尿療法はそもそも〝薬品で症状を抑える〟という戦略をとらないので、〝症状から病名を決める〟という診断作業も必要ないわけです。

けれども我々は〝お医者さまに診断してもらう〟ことに馴（な）れすぎてしまった。だからたいていの人は、自分の病気にちゃんとした〝診断名（ラベル）〟を貼ってもらえないと安心できない、という心理的な依存傾向を抱え込んでいる。……とはいえ自分で病名を知っていれば、それにふさわしい何らかの自然療法を選ぶことはできます。そうして選んだ自然療法と、尿療法を併用することもできるわけです。本書の第7章に『ダーマル・タントラ』の全文を紹介してありますが、それを読めば何種類もの薬草を混ぜ合わせた生薬と、オシッコを、いっしょに服用する教えがたくさん登場してきます。

尿療法はいつでもどんな病気にも使えます。但し、たいていは日頃の生活よりもひときわ注意深く、自分のからだをこまかく気づかいながら、実施したほうがよいでしょう。特にオシッコに膿汁が混ざっている場合は、尿中にの細菌がたくさん漂っているわけですから、なおさらの注意が必要です。そういう時のオシッコは二、三滴、口に入れるだけにしておくのが賢明でしょう。そんなにわずかでも類症療法（ホメオパティー）や同症療法（アイソパティー）のような治療効果が期待できます。慢性病を患っている場合は、全身の健康状態につねに注意ぶかく観察してください。からだが弱っているなら、なおさら注意が必要です。糖尿病のような慢性疾患には格段の警戒が求められます。とくに〔尿療法の実施期間中の〕食事には万全の注意をしてください〔訳注18〕。

さらに、血液とオシッコの酸性度にも注意を向けてください。血液が大きく酸性に傾いているときはオシッコも酸性度が高いことがあるので、そういうオシッコで尿療法を行なっているうちに強い刺激のせいで炎症が起きることもありえます。ですから断食や自然医療と、〔タンパク質を少なめにした菜食中心の〕適度な食事を続けながら〔血液やオシッコの〕酸性度を下げてください。

さて〝禁忌〟ですが、尿療法には「これを行なっては絶対にダメだ」という〝禁忌〟はありません。しかし「これを行なえば尿療法の効果を最大に発揮させることができる」という条件がいくつかあることは確かです。すでに述べたように、最も重要な条件は、良質な食事と組み合わせて尿療法を実行する、ということです。

【11】なぜ尿療法には、朝一番のオシッコがとりわけ優れているのですか？

尿療法に最大の効果をもたらすような、きわめて重要で有益な各種の物質の大部分が、朝一番のオシッコに含まれているからです。それにはまっとうな理由があって、つまり我々の身体は、夜間、寝ているあいだにすっかり緊張がとけて休まっているわけです。こうして深いくつろぎ（リラクセーション）に置かれた身体は、疲労から回復し、傷病を癒すいとなみを着実に進めていくのです。身体が自らの修復作業で生み出した分解産物は、オシッコに混ざって排泄されるだけでなく、再吸収されて体内で再利用される場合だってあるわけです。つまり血液とともに腎臓に運び込まれた各種の分解産物は、腎臓の濾過選別（フィルタリング）によって再び拾われて体内に送り戻され、身体を作ったり動かしたりする原材料として再利用されることになります。

しかも、睡眠中にはさまざまなホルモンが分泌されますが、その多くは先ほど述べた〝深いくつろぎ〟をもたらすホルモンです。ひとたび分泌されたそれらのホルモンを、ふたたび身体にとりこめば、目覚めてからも身体のくつろぎが促されるわけです。しかも、そのおかげで同じホルモンを新たに生産しなくてもよいので、健康な生命活動の維持に投入される体内のエネルギーは、それだけ節約できるわけです。[訳注19]

それに朝一番のオシッコにはさまざまなホルモンが充分に含まれているので、それを飲むことで体内のホルモン活動全体のはたらきを整えることができるのです。オシッコに含まれているホルモンには、各種ホルモンの均衡調和(バランス)を保つ役割のものもあります。私の知る女性で、妊娠したいと思ってかなりの長期間、月経周期を律儀に記録していた人がいました。この人はそれまで月経周期が乱れて妊娠のタイミングがつかめなかったのですが、尿療法を開始するや、たちまち月経が順調に来るようになったのです。

【12】尿療法に使うのは、自分のオシッコだけにすべきですか？

原則的には自分のオシッコだけを使うのが最善です。とりわけオシッコを内服〔＝飲尿〕するのであれば、なおさら自分の尿に限るべきでしょう。けれども、何らかのショック状態でオシッコが出ない場合は、他人のオシッコで尿療法を行なっても安全です。但し、なるべく同性の人からのオシッコを用いて下さい。なぜならオシッコに含まれるホルモンの種類は、男女で異なっているからです。

病気の種類によっては、子供のオシッコを飲むと効験があると思(おぼ)しきものもあります。子供のオシッコはたいていは不純物がきわめて少ないのです。健康な食生活の子供なら、なおさらオシッコも純粋なのです。ですから、すでに自分で尿を作れなくなった重症の患者に対して、子供のオシッコを用いた外用の尿マッサージを行なうことも、場合によってはありうるわけです。

つまり、他人のオシッコを尿マッサージに用いるのは、差し支えないと断言できます。

尿療法師のなかには、ある種の症状に対する治療手段として妊婦のオシッコを推奨する者もいます。とはいえ、これについてはっきりしたことを言うには、まだ研究を積み上げる必要があるでしょう。

最近の研究報告によれば、ＨＩＶ（エイズウィルス）がオシッコを介して伝染することは、ほぼ確実にありえない、とのことです。

オシッコの成分は、通常は、人によってさほど変わることはありません。だから他人のオシッコでも、ある程度は尿療法で治療効果を発揮するのでしょう。しかし、自分自身のオシッコだからこそ、その中には自分にしかない個別的な健康状態を反映した各種の物質が含まれているわけであり、それを尿療法で自分の体内にふたたび送り込むことで、オシッコの成分が特別の生体情報として働き、心身の回復治癒を最大限に効率的にやりとげることが可能になるのです。

【13】尿療法を行なっているときは、ビタミン剤のような栄養サプリメントを用いてもいいのでしょうか？

概していえば、尿療法はどんな自然療法と併用しても問題はありません。栄養サプリメントも、天然自然の材料から作った栄養補助食品なら併用してかまいません。けれども化学合成で作られた栄養剤はどんなものであれ併用は控えるべきでしょう。

これまでの経験から、尿療法といっしょにビタミン剤を摂取すれば、ビタミン剤の必要摂取量を大幅に引き下げられることが判っています。これは飲んだビタミンの一部がオシッコといっしょに排泄され、そのオシッコを飲むことで尿中のビタミンも再摂取されるという、飲尿による栄養再利用（リサイクル）のおかげです。さらにビタミンや酵素のような生理活性物質の多くは、健康維持に必要な他の物質を体内産生を促す〝担い手〟の役目も果たしており、そうした任務を終えると、自らは分解や変質をこうむらずに、元のかたちのまま体外に排泄されます。だからこそ、オシッコといっしょに排泄されたビタミン類は、飲尿でふたたび体内に送り込まれると、また同じ作用を発揮できるわけです。

ビタミン剤のなかには、特定のビタミンを大量に含んだ製品もあります。そうしたビタミン剤を飲めばオシッコも、色が非常に濃くなったり、匂いがとても強くなる場合があります。そういうオシッコを飲みづらいと感じる人もいるでしょう。しかし飲んでも全然問題はありません。

【14】オシッコの風味がいやでどうしても我慢できないときは、どうすればいいですか？

オシッコの風味になれることがどうしてもできない、とお困りでも、飲尿以外にオシッコを体内に戻す方法があります。まず尿マッサージを行なえば皮膚をつうじてオシッコを体内に吸収させることができます。どうしてもオシッコを飲みたい、というのなら、水でじゅうぶんに薄めたり、リンゴジュースなどで割って飲めばよいでしょう。ジュースやお茶などの飲料にまぜて、それをほんの数滴だけ口に入れるのも有効です。大量の水で薄めて〝類症療法（ホメオパティー）用チンキ剤〟にしたり、尿注射に用いるという方法もあります。

オシッコの風味そのものを改善したいなら、食生活の内容を変えたらオシッコの風味がどう変化するかを、自分で試すのがよいでしょう。お勧めしたいのは、肉・香辛料・

乳製品・炭水化物を減らして、果物や新鮮な野菜をたくさん食べるよう、食生活を改善することです。果実と野菜を増やすことで食生活はとにかく健全になりますし、オシッコも味や匂いが薄くなり、ふつうの水みたいになるでしょう。そうなれば、自分のオシッコを抵抗なく飲めるようになるわけです。

　なお、オシッコに非常に強い嫌悪感があり、そのせいで自分のオシッコなのに絶対に飲むことができない、という人もいるかと思います。そうした嫌悪感は、一時的なものもあるでしょうし、「一生消えそうにない」と思えるほど根強い場合もあるかも知れません。いずれにせよ、そうした強烈な嫌悪感から抜け出せない人は、まずもって「過去になにかオシッコと関係した強烈な嫌悪体験をして、それが心に傷を残しているのではないか？」と自らに問い、そうした体験がなかったか過去を思い出してみましょう。身体からの分泌物に対して、なにか強烈な嫌悪感をもたらした記憶や経験があるのなら、勇気をもって今一度その忌まわしい出来事を思い出し、「私はこんなつまらないことはもう囚われないぞ！乗り越えるぞ！」と心を決めて、自信をもって〝乗り越え〟を行なえば、オシッコに対する嫌悪感にもきっと打ち克つことができるでしょう。

第5章　生まれつき身体に備わった〝天与の薬局〟——現代科学と医学からみた尿療法の素晴らしさ

1　尿療法はなぜ効くのか？

尿療法はかなり昔から、実際に効き目がある治療手段であることが立証されてきました。ところがたいていの尿療法師は、なぜ尿療法が治療に効くのか、その理由を解き明かそうとしてこなかったのです。尿療法師のなかには何十年も治療実践を続けてきたベテランもいたわけですが、彼らは「自分の尿療法実践が治療に効く」という単純な事実に満足するにとどまり、それで完結していたのです。しかし時代は変わり、今や尿療法の〝ききめの秘密〟を解明する科学研究への関心が高まっています。こうした機運を促した背景事情として、「尿療法を〝確かに効き目がある治療手段〟だと社会に認めさせたい」という尿療法師の強い願いや、できるだけ多くの人に尿療法の恩恵を施したいが、そのためにはまず世の医者たちに尿療法の効用を知らしめる必要がある、という社会的要請があったことは確かです。医学界からも尿療法の効用について科学的根拠を求める声が上がり、尿療法の科学的研究に対する関心が高まってきたのです。

尿療法の科学的研究を促した要因として、もうひとつ、見のがせないことがあります。それは医学界の〝主流派〟にも尿療法の恩恵を自分で体験した医者がたくさんいた、ということです。尿療法はなぜ効くのか？　どのような作用機序で効くのか？——医者が我が身で体験した以上、この疑問の解明に向かうのは当然の成り行きでした。これは近年始まったことではありません。たとえば一九三〇年代、すでにドイツの小児科医マルティン・クレプス博士が尿療法で数多の患者を治療していたのです。彼はその成果を『医薬としての人尿——歴史・根拠　発展・実践』（一九四二年）という書物に結実させました。れっきとした医学者として、クレプス博士は尿療法が実効性のある治療手段だという確信を持ったわけです。しかし彼は、他の医者連中がこの事実をかんたんに受け入れないであろうことも十分に了解していました。なにしろ尿療法は、お医者さま稼業の土台をなす現代科学の教条(ドグマ)と相容れないものですからね……。

尿療法はどうして治療に効くのか?――この問いに、今や医学界では多くの医師たちが関心を向けており、尿療法を実効性のある治療手段だと認めることができる流れが生まれています。とはいえ、尿療法が具体的にどのような仕組みで治療効果を発揮するのか、それを見極めるのは簡単なことではありません。現代医学では、薬効を見きわめるための検定試験として、①まず被験者たちを無作為(ランダム)に〝治験を受ける被験者(=実験群)〟と〝治験を受けない被験者(=比較対照群)〟の二群に分けて治験の影響を比較検討を行なうという「ランダム化による比較」を試み、②さらにそれを、〝実験群に投与する治験薬〟や〝比較対照群に投与する偽薬(プラセボ)〟の投与先を被験者のみならず実験者にも知らせずに行なう「二重盲検(ダブル・ブラインド)による比較」という方法で実施し、③さらに念のため、一方の〝実験群〟にはまず治験薬ついで偽薬を与え、もう一方の〝実験群〟にはまず偽薬ついで治験薬を与えて、治験薬の本当の効き目を見きわめる「交互比較(クロスオーバー)」も行なうことが、試験手続きの〝定石〟になっています。しかしこうした厳密な薬効試験は、実行できればいいですが、容易なことではありません。そういう試験を実施するには、まずたくさんの〝被験者〟を集めて、その人々を〝実験群〟や〝比較対照群〟などのいくつかの集団に分けねばなりません。それに「二重盲検法」を実行するには、かんじんの治療法(つまり尿療法)を受けているかどうか患者に知らせてはならないし、治療者も知ってはならないわけで、薬効試験の管理者だけが関知する、という治療手段としてはいびつなやり方にならざるを得ないのです。こうした薬効試験は、錠剤のように(どの〝くすり〟も外見がほぼ同じにできる)工場生産可能な薬剤なら、きわめて容易に実施できるでしょう。しかし尿療法でこれを実施するのは非常に難しいのです。たしかに治療手段の効き目を見きわめるための〝最善の方法〟として世間で認知されているのは、二重盲検法を用いた交互比較の効能試験なのですが、これ以外にも、尿療法の効き目を確かめるのに信頼しうる方法はあるはずです。その第一歩は、尿療法の施療の実例を正確に観察し記録に残すことです。そしてオシッコの個々の成分に注目するだけでなく、オシッコそのものを丸ごと一つの生薬とみなして、その薬効を調査研究していくという姿勢が求められるのです。

世間には、尿療法の効き目に疑いをいだき尿療法について研究する価値さえ認めようとしない人もいます。けれどもそうやって心を閉ざしている人たちに、ここで一つの事実を示しておきたい。それは尿療法そのものというよりも医療全般に関わることなのですが、患者が「この治療は効く」と信じただけで、偽薬（プラセボ）でも――ということはどんな治療であっても――最大で三〇％もの治療効果を発揮するという事実があるのです。[1] 偽薬でも患者が「これは効く」と信じれば実際にそれほどの効き目が生じるのですから、実際に多くの治療成果が報告されてきた治療手段なら、それを疑う人がいるとしても、試してみる価値はあるはずです。（【黒カッコ】は参考文献番号で巻末二八五頁に収録）

この判断は尿療法にも確実に当てはまるでしょう。尿療法を、この療法にふさわしい〝戒律（ルール）〟を守って日々着実に実行していれば、たいていの人が治療効果を体験できることは、体験記や観察記録からすでに明らかです。たしかに尿療法の文献は、尿療法を熱心に支持する医者や施療者が書いたものが大部分でしょう。だからこそ、あのしばしば見聞きする「尿療法は正しく実施すれば、有害な副作用はけっして起きないのだ」という主張についても、その真偽を批判的に吟味することが、重要な意味をもつのです。「尿療法を行なえば、ほとんど誰でも傷病が劇的に回復するのを体験できるのだ」と言いきってしまう主張についても、これは当てはまります。このように尿療法を〔礼賛する主張がどれほど正しいかを〕批判的に吟味することは確かに必要なのですが、しかしそれにしても尿療法が快癒をもたらす割合は〔偽薬でも実際に治癒をもたらす割合である〕三〇％をはるかに上回っていると思われます。そうである以上、疑心暗鬼の態度で尿療法を頭ごなしに拒絶するのではなく、効き目の秘密を科学的に究明する作業をぜひとも進めていくべきでしょう。

すでに述べてきましたが、医学界ではオシッコがどんな成分でできており各々の成分にどんな性質があるかを解明するために、膨大な研究が行なわれてきました。尿の化学分析で世界的に知られる米国の化学者夫妻アルフレッド・H・フリーとヘレン・M・フリーは、尿の成分を調べて二〇〇種類におよぶ物質を同定して論文を書きましたが、これさえも最も顕著な物質だけに限ったものであり、尿の含有物質をすべて数え上げたらおそらく数千種類になるだろう、と述べています。[2] オシッコにはそのまま医薬品に使える物質も何種類か含まれていて、それらはすでに抽出精製されて市販医薬品となり、医療現場などで用いられています。

この章では、オシッコに含まれている物質の数々をざっと紹介していきます。ここでお話しする科学的事実の引用元や、論拠となった論文や書籍は、章末に文献リストを設けて列挙しておきましょう。本書は科学論文や学術専門書ではないので、引用した学術情報の多くは、他の出版物で見つけたものを忠実に再録したことを、ここに記しておきます。本書をきっかけに、尿療法についてもっと調べてみたいとお考えの読者諸氏が、これら参考文献を手がかりにして、知的探求の旅に出発されることを願っております。

話を尿療法に戻しましょう。さて「オシッコのある種の成分には治療効果がある」という事実があるとしても、だからといって「尿療法は治療効果がある」と直ちに断定することはできません。むしろ逆に「治療効果が認められた成分」なら、なにもオシッコを丸ごと飲まなくても「その成分だけを精製して純粋な医薬品として服用すればよい」という理屈だって成り立ち得るわけです。場合によっては、そうした〔オシッコから抽出した薬効をもつ〕単独成分を複数組み合わせれば、〝食い合わせ〟や〝飲み合わせ〟のようにそれぞれの薬効を互いに打ち消し合って総合的な薬効が低下したり、あるいはすっかり消え去ることだって、考えられないわけではありません。けれども、それは真っ先に考えつく結論ではないでしょう。むしろこう考えるほうが、理に適っていると言えそうです——「単独成分がなんらかの薬効を示すのなら、オシッコのなかに入っているときも、その薬効を示すはずだ」と。……オシッコに、治療効果をもつ物質がたくさん含まれていれば、「丸ごと全部のオシッコに大いなる治療効果がある」という主張も説得力が高まるわけです。

但しこの主張は、「丸ごと全部のオシッコ」に明らかに有毒な物質が含まれていなければ、という大前提のもとで、初めて成り立つものです。そして現実に、尿が毒物を含んでいることを示す証拠はまだありません。仮にオシッコがごくごく微量の毒物を含んでいるとするなら、それはむしろ〔飲尿で体内に入れ戻すことで〕免疫系を活性化するという健康増進効果さえ期待できるでしょう（その理由は後述します）。そもそも、もしオシッコにきわめて強力な毒物が含まれているなら（この私も含めて）多くの人々が長年にわたって毎日じぶんのオシッコを飲みつづけているのにきわめて健康だ、という事実を説明がつかないでしょう。

しかし、以上のような事情により「丸ごと全部のオシッコ」を治療に用いることについては、これまで研究が十分に行われてこなかったのです。だから「尿療法はなぜ効くのか?」「尿療法はどんな作用機序によって治療効果を発揮するのか?」という疑問には、いまだはっきりとした回答が与えられていません。理由は、尿療法でオシッコが丸ごと全部使われているからですが……。とはいえ、尿療法が効く理由を説明しうる仮説的な科学理論は、これまで数多く提唱されてきたのです。それらの仮説をもとに尿療法の学術的解明を進めていくことが期待されています。

ベアトリス・バートネット医師の『尿療法——あなたのいのちを救う希望』（本邦未訳）によれば、自分のオシッコを用いた尿療法は、ジェンナーやパスツールが開発したワクチン技術の〝発展型〟と見なすことができます[3]。人体の免疫系は、病気になると活発に働き、病気を起こしたり利用価値のないものを捕まえて体外へ排除するという重要な役割を担っています。病気のときに免疫系の攻撃目標になるこのようなものを健康なからだに入れてやると、血清（血液を構成する透明な液体成分）に含まれている各種の免疫細胞が活性化して、病気に対する抵抗力が強まるのです。つまり白血球が活発に働くようになり、患者の治癒が促されるわけです。この現象は「自家接種（auto-inoculation）[訳注1]」とか「自家予防接種（self-vaccination）」として知られていますが、医者や医薬品のような〝外部勢力〟の介入なしに病気を自然に治してしまう、人類が生まれつき備わった自然治癒の仕組みであると見なしてよいでしょう。

尿療法は「自家予防接種」の一種だと考えてもよいわけです。なぜなら尿療法は、身体が作り出し、体外にいったん「排泄」された物質を、少量ながら再び身体に送り込む、という作業だからです。こうして体内に再注入される物質のなかには、身体が病気に反応して作り出した物質も含まれているわけです。再注入の経路として、〔尿マッサージや尿注射のように〕皮膚をつうじて再吸収させるか、〔飲尿のように〕腸管をつうじて再吸収させる方法をとるわけです。この「尿療法＝自家予防接種」説によれば、尿療法を行なうことで人体の免疫系の調整が促されて、適切な免疫反応を行なうようになるわけです。

三人の医師、レミントンとメーラーとウーアは、オシッコに含まれているある種のタンパク質が特定の毒素を〝消毒〟できることを実証しました[4]。この発見により、尿療法が特定の疾患の治療や予防に利用できることが、ますます確実視されるようになりました。

早くも十九世紀の初頭にチャールズ・ダンカン医師が、患者の自家生成物をもちいた治療法を研究するなかで、尿療法についても調査をしています[5]。彼は、淋菌性尿道炎（性病の一種の淋病で尿道に生じた感染症）の患者の分泌物が、この病気を治す〝自家製の生薬〟であることを実証しました。彼は「自給自足療法（auto-therapy）」という画期的な治療法を提唱したのですが、その治療法の一環として、患者の膿汁をほんの一滴だけ本人の舌に滴下するという実験を行なったのです。患者に生まれつき備わった自然治癒力を刺激するのが、この実験の目的でした。この方法は、淋病性尿道炎のすべての段階で、強力な治療効果を発揮しました。とりわけ発症の初期段階で〔自分の膿汁を飲むという〕「自給自足療法」を行なえば淋病が完治する可能性さえ見出したのです。

「自給自足療法」とは、「病原体に侵された自分の生体組織から生じた物質ならばどんなものでも、人体はそれを、

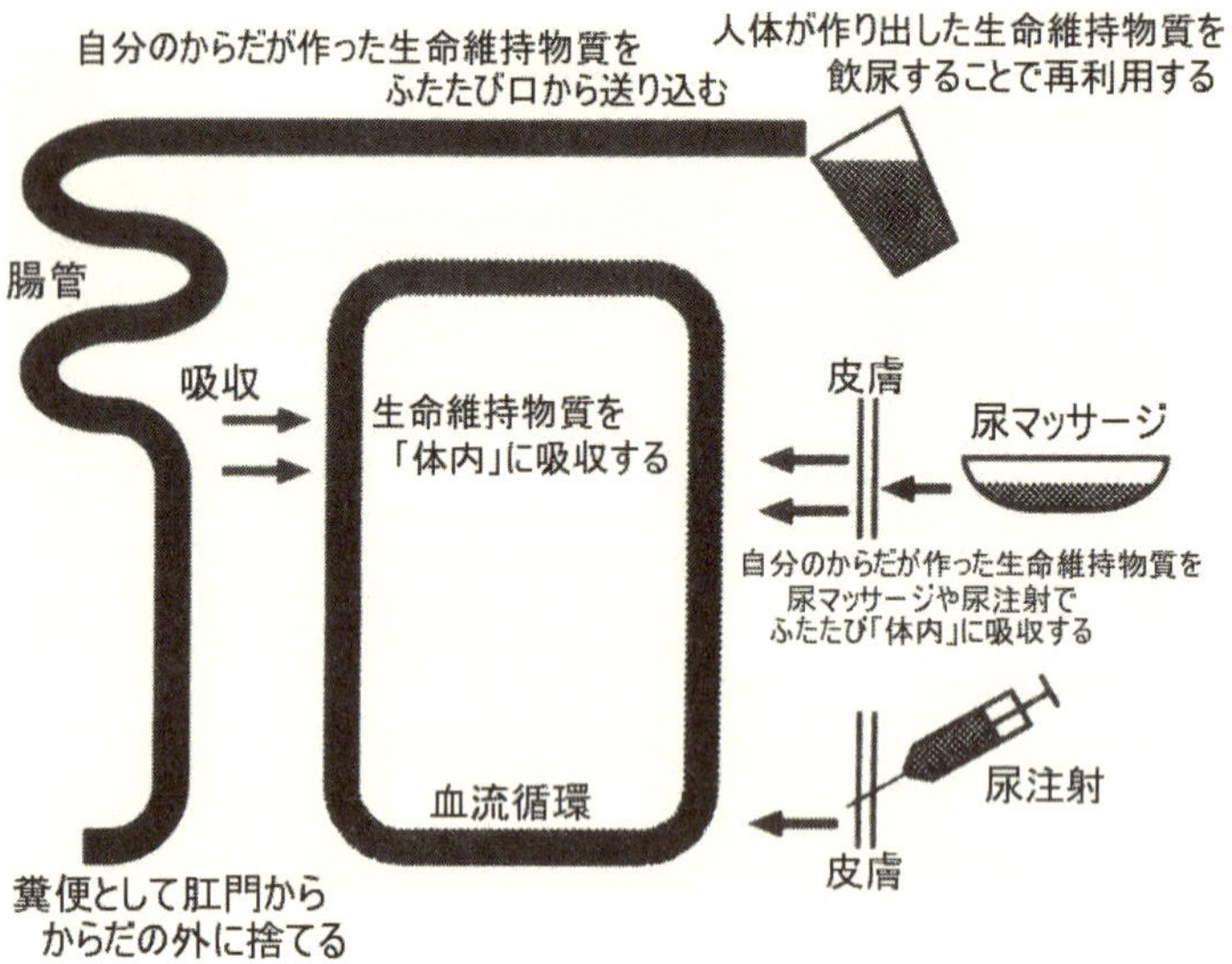

尿療法は一種の「自家予防接種」だ。飲尿や尿マッサージや尿注射などの方法で、尿に含まれている自家製の治療物質を自分の体内にふたたび送り込むのが、尿療法なのだから。

変質していない新鮮な状態のままで有効に利用しうる」という原理にもとづいて、患者に自分自身の分泌物を〝くすり〟として服用させる治療法です。この観点からみれば、病いに苦しむ人々は、まさに自分自身の〝オーダーメイドの医薬品〟をすでに手にしていることになります。それはまさに患者自身が生まれつきの能力で作り出した、自分の病気を治癒する物質に他なりません。

近年になってウィリアム・D・リンスコット医師が行なった研究で、「自給自足療法」は免疫系、とりわけリンパ球の一種であるT細胞の、免疫系を活性化して自然治癒力を強めることが判ってきました。T細胞の数が少なかった患者に尿療法を施すと、その数が増えることが実証されたのです[6]。

2　尿療法の治療効果を説明する作業仮説

尿療法はどういう理由で治療効果を発揮するのか？　尿療法が治癒を促す際には、どんな作用機序が働いているのか？――この疑問に答えを与えうる理論的説明（すなわち作業仮説）が、これまで数多く発表されてきました。スワーミー・シャンカルデーヴァン・サラスワティー医師の著書『天露利（アマローリー）』には、八つの仮説がわかりやすく提示されています。八つあるといっても、互いに無関係と考えてはなりません。この著者の考えでは、それぞれの作用機序が結びつくからこそ、尿療法は驚異的な治療効果を発揮できるわけです。とはいえ各要因が複雑に絡みあったものを、ひとまとまりに理解しようとしてもそれは到底困難である。だからこの著者は、作業仮説として提示しえた八つの要因を、まず個々に徹底的に吟味し、それぞれの実効性を確認するのが最初の段取りであると述べています。

オシッコに含まれる尿素は自然治癒の促進に重要な役割を担っている可能性が高いのですが、『天露利（アマローリー）』では尿素の潜在力が語られていません。しかし主にマーサ・M・クリスティー氏やカイロプラクティック施療師ジョン・ワインハウゼン氏などの自然療法医の調査研究によって、尿素の効用が近年だんだんとわかってきました[7]。なにしろたいていの医者は「尿素が大変な毒物だ」といまだに主張しているくらいですから、尿療法における尿素の効用が判明してきたことは非常に大きな意義があります。ですからこの件については特に一節を設けて論じたいと思います〔後述5―2―4参照〕。

学問的に論争の余地がある作業仮説についても、本章で扱いたいと考えています。これは従来の物質科学の枠組みを超越した錬金術のような領域の話になるのですが、尿療法が、体内の〝元素転換〟になんらかの影響を及ぼしている、と推測することさえ可能なのです。この「元素転換」仮説は、体内である種の物質が、まったく異なる原子構造の物質に転換するという考え方です。従来は、人体の仕組みやさまざまな働きを、生物機械論の枠組み（パラダイム）で理解し、説明が行なわれてきました。しかし「体内で元素転換が起きている」という仮説は、この伝統的な思考法を打ち破って、生命体を「生化学的な部品の寄せ集めでできた機械」〔＝要素還元主義的な生物機械論〕としてでなく「生命体まるごと全体が各部分に緊密な影響を及ぼし、各部分も全体に緊密な影響を及ぼすことで、心身が生化学的部品を寄せ集めた総和を超越した有機的な働きを発揮しうる」という全一的（ホウリスティック）・全機的な認識枠組み（パラダイム）でとらえ直すことに他なりません。

尿療法の治療効果を説明しうる作業仮説として、とりあえず10種類の仮説を提起し、下記にそれぞれの概略を紹介しておきます。あらためて申し上げておきますが、これは仮説です。さらなる科学研究を進めていくための踏み台だと考えてください。なぜ「仮説」であることを強調しなきゃならないのか？　それはこれらの説明を裏づける科学的な検証作業がいまだに行なわれておらず、「医科学的に十分な証拠によって立証済みである」とは、まだ断言できない段階だからです。

尿療法はなぜ治療効果があるのか？　それを説明しうる10種類の作業仮説は、次の通りです——

（1）各種の栄養物質の再吸収と再利用
（2）各種のホルモンの再吸収
（3）各種の酵素の再吸収
（4）尿素の再吸収
（5）免疫系への賦活作用
（6）病原菌や病原ウイルスに対する破壊作用
（7）「塩療法（ソルト・テラピー）」としての効用
（8）利尿効果
（9）「体内での元素転換」仮説
（10）心理的効用

（1）各種の栄養物質の再吸収と再利用

「オシッコには、健康維持に不可欠な各種のミネラル類やビタミン類、それに様々な栄養素も含まれているから、尿療法を行なえば病気が治るのだ」——この説明はおおむね正しいでしょうが、しかし不完全だと言わざるを得ません。なぜなら、健康でバランスのとれた食生活をしているかぎり、我々はそうした栄養素を日々の食事で摂取できているからです。尿療法が治療効果を発揮しうるのは、おそらくオシッコに含まれている数多のビタミン、アミノ酸、塩類、ホルモン類等々を、栄養物質として再び体内に取り入れ、それらを再利用しているからでしょう。

病気と闘っているとき、体内では病変をこうむった生体組織の細胞などが〔免疫系によって無毒化されて〕血液とともに体内をめぐり、最終的に体外に排泄されます。ですから尿療法によって栄養物質の再吸収と再利用が行なわれているとすれば、それは治癒の促進にとりわけ重要な意義をもつことになるでしょう。腎臓の濾過（ろか）の働きで、生体組織の〔分子量の大きな〕残骸はオシッコに送り込まれずそのまま血中に戻されるでしょうが、生体組織がこまかく分解されて生じた物質はオシッコといっしょに排泄されることになります。そうした物質を〔飲尿によって〕再び体内に取り込めば、再利用されて新たな生体組織づくりに活用されることが期待できます。

病気にかかっている時には、オシッコの成分に変動がみられます。健康維持に必要な栄養素や生理活性物質が、本来なら作用すべき標的器官にうまく届かぬまま、腎臓で漉（こ）されてオシッコといっしょに捨てられてしまうことがあるからです。典型的な例は、肝臓から分泌された胆汁が〔胆管の閉鎖症などのせいで〕詰まってしまい、肝臓に〔炎症のような〕障害が起きた場合です。胆汁は、本来なら胆道をとおって十二指腸に排出されて、腸管から脂肪や脂溶性ビタミンが吸収されるのを助けています。ところが肝臓からの胆汁の通り道が詰まると、胆汁の成分〔胆汁色素のビリルビン〕が血中に入り込み、最終的にオシッコといっしょに排泄されてしまいます。このような事態に至れば身体は衰弱するし、吐き気のような不快な症状も出てきます。胆汁が消化器官に充分に送り込まれずに、脂肪やタンパク質の消化が阻害されるのです。こうした症状が出た場合に、ふつうの医者なら「休養をとって脂肪とタンパク質が少ない食事をしなさい」と忠告するのが関の山でしょう[8]。

けれども、脂肪やタンパク質の消化を助ける物質が、そうした患者のオシッコに適量だけ含まれているわけです。尿療法を行なえば「栄養物質の再吸収と再利用が促される」という仮説に従えば、胆汁の主要成分や肝機能を支える酵素のたぐいを、排尿で捨て去ってしまうのではなく、再利用することが可能になるでしょう。

これは、病気の人がオシッコといっしょに排泄してしまった重要な栄養物質を、尿療法によって再利用しうる可能性の、ほんの一例にすぎません。人体が産生し健康維持に不可欠な重要物質をオシッコと一緒にみすみす排泄してしまうのではなく、尿療法で取り戻して再利用できるような病気は、これ以外にもあるでしょう。そうした病気の治療にむけて尿療法のさらなる研究が望まれるところです。

(2) 各種のホルモンの再吸収

前節で述べたのと同様に、数多のホルモンもまたオシッコと一緒に排泄されています。飲尿や尿マッサージを行なえば、オシッコに含まれた各種のホルモンを再び体内に送り込むことができる。それが「尿療法を行なえば各種ホルモンの再吸収が促される」という仮説を支える基本事実です。

タンパク質は消化管のなかで酸やペプシン〔＝胃液に含まれるタンパク質分解酵素〕その他の各種酵素によって分解されるので、飲尿によって体内にふたたび取り込まれるホルモンがあるとすれば、それは主に、巨大なタンパク質分子の塊そのものではなく、もっと小さな形態のものでしょう。各種の性ホルモン、副腎で作り出されるさまざまな種類のホルモン、そして甲状腺ホルモンも、飲尿をつうじて体内にふたたび取り込むことができると考えてよいでしょうが、飲尿で再摂取したホルモンがどんな影響を発揮するかはもっと詳しく研究せねばなりません。オシッコを肌に塗り、皮膚をつうじて体内に吸収させれば、ホルモン類を分解や変質させずにそのまま体内に送り込むことが可能になります。尿マッサージは、体内の生体組織にオシッコをじかに吸収させることができるので、飲尿では不十分な側面を補う〝尿療法の重要な引き立て役〟なのです[9]。尿浣腸も「オシッコを飲んで胃に達した際に、尿中のホルモン類が胃液で分解される」という弱点を回避するすぐれた方法であり、各種のアレルギー疾患に対しては飲尿よりも尿浣腸のほうが治療効果が高い場合が多いのも、こうした事情によるものでしょう。尿注射にも同じことが言えます。

尿療法で自分が排泄したホルモンを再吸収することには、二つの意義があるでしょう。第一に言えることは、人体が治癒を進めていく過程で、まさにそれに必要な効能を発揮する特定のホルモンがいくつも存在している、ということです。たとえば副腎皮質から分泌される各種の副腎皮質ホルモンは、感染症を抑制する働きがありますし、喘息や花粉症などのアレルギー疾患、湿疹や乾癬などの皮膚病、リウマチなどの炎症性疾患の治療に効果を発揮します。そしてこれらの病気のすべてに、尿療法がきわめてよく効くこともすでに確認されているわけです。とはいえ尿療法においてこうしたホルモン類が何らかの役割を担っているかどうかは、まだ解明されていません。今しがた私は「確認されている」という表現を使いましたが、これは「特定の治療法を用いた結果、特定の成果が観察された」という意味で用いています。この観察事実から「尿療法は○○という疾患の治療に効いた」という論理的な結論が導き出されたわけです。

第二に言えることは、一般論として「ホルモンのような体内産生物質を」再吸収させることができれば、身体のエネルギー消費を効果的に節約できる、ということです。体外に排泄されたホルモン類を再摂取すれば、少なくとも人体は再摂取分の多くをそのまま再利用できるわけですから、ホルモンを新たに生合成することにエネルギーを割く必要はなくなります。

ホルモンというのは、我々の想像をはるかに超えて、きわめて強力な作用を発揮する生合成物質なのですが、体内でこの高分子物質を作り出すには大量のエネルギーが必要なのです。そしてホルモンはひとたび生合成されれば、ごく微量が分泌されただけで、全身の調和のとれた健康状態や、人格や感情や精神状態などを、すっかり変えてしまうことさえあるわけです。それゆえ、きわめて微量のホルモンであっても、それを尿療法で体内に再吸収させることができれば、健康状態や人体のエネルギー利用のありかたに強力な影響を及ぼすことが、当然期待できるわけです[10]。

本書の冒頭（はじめに）でちょっと話題に出しましたが、人間のオシッコにはメラトニンが含まれていて、飲尿を行なうとその健康増進効果を享受できることが、すでに研究で明らかになっています。尿に含まれるメラトニンは鎮静作用が期待できますし[11]、それどころか強力な抗癌作用も有しているのです[12]。

大昔の賢人たちは、オシッコが一種の〝ホルモン剤〟として効くことや、尿療法がホルモン分泌の不調を癒すことを、どうやら知っていたようです。なにしろ、自分でオシッコを出せない場合は異性からはダメだけれど同性の他人からオシッコをもらって尿療法に用いてもよろしい、とはっきり述べていたわけですから。

他人のオシッコをもらって飲む、とか、異性のオシッコをもらうことの是非、といった問題は、それを行なう人たちが住む部族社会や民族社会の文化的背景や社会的約束ごとが、ある程度の影響を及ぼすことでしょう。それはそれとして、女性のオシッコには「エストロゲン」〔訳注2〕のような女性ホルモンが、男性よりもかなり大量に含まれています。ですから男性が長期にわたって女性のオシッコを飲みつづければ、身体が女性化するなどの影響が出ることもあり得ると考えたほうがいいでしょう。女性が長期にわたって男性のオシッコを飲みつづければ、やはり同様の〝望ましくない影響〟が出てくるかも知れません。

尿療法の治療師のなかには、性交を終えてから最初に出たオシッコの使用を勧める者もいるほどです。性交の際には性的刺激で上半身にある内分泌腺〔脳下垂体など〕から或る種のホルモンが分泌されますが、それらは身体の損傷箇所を修復再生する働きも担っているのです。そういうわけで、男女いずれのオシッコでも、性交直後の尿を用いた尿療法が推奨されているわけです[13]。

(3) 各種の酵素の再吸収

オシッコには数多の酵素が含まれていますが、そのおかげで動脈硬化や心筋梗塞や肺塞栓(そくせん)などに尿療法が効くという推測も成り立つでしょう。オシッコには「ウロキナーゼ」〔訳注3〕という酵素がまさに〝まるごと〟含まれているので、この酵素の研究知見から考えて、尿療法を行なえば「ウロキナーゼ」の薬効を期待できそうです。「ウロキナーゼ」には血管拡張作用があるので、心臓の冠状動脈から心筋に送り出される血流を強める効果が期待できます。まさに血管拡張作用によるそうした効果のおかげで狭心症の治療薬として使われているニトログリセリンと、よく似た存在だと言えましょう。実際に「ウロキナーゼ」は現在すでにオシッコから工業的に抽出され、医薬品として大量に市場に出回っているのです[14]。

「ウロキナーゼ」以外にもオシッコに含まれ生理活性を発揮する酵素はいろいろあると推測できますた、しかし具体的な学問的知見はまだまだ不足しており、詳(つまび)らかなことを述べるには時期尚早と言わねばなりません。

（4）尿素の再吸収

これからお話しするのは、最近（一九九三年）開かれた「第一回全インド尿療法会議」で米国の尿療法師ジョン・ワインハウゼン氏が報告した研究成果の抜粋です[15]。

尿素は、水に次ぐオシッコの主要成分であり、変質したタンパク質が分解した果てに生じる物質でもあります。人は一日に平均して二五～三〇グラムの尿素を排泄しています。しかし我々はこの世に生を受けたごく初期の段階、つまり胎児として母親の子宮内にいる段階から、尿素とじかに接しながら暮らしてきたわけです。胎児を抱えた子宮内には羊水が満たされていますが、羊水の大部分は胎児から排泄されたオシッコに他なりません。そして妊娠末期の二か月間には、羊水中の尿素の濃度がそれまでの二倍にも高まるのです[16]。我々は出生前に、尿素がたっぷり入ったこの液体を一日あたり半リットル〔＝五〇〇ｃｃ〕以上も飲みつづける日々を過ごしているわけです。そればかりか、子宮のなかで羊水に漬かって暮らしている胎児は、羊水を吸いこんで〝呼吸〟さえしているのです。そして実は、これが胎児の肺の発達には欠かすことができない経験になっている。さらに言えば、胎児を子宮内に安置したまま手術を施すと、羊水に含まれる尿素の治療効果のおかげで手術の傷はすみやかに癒えてしまうのです[17]。

胎児が羊水を飲み、それによって羊水中の尿素が胎児の体内に取り込まれると、何か違う〝健康有用物質〟に変化するのでしょうか？　真相はまだ未解明ですが、しかしその可能性は極めて低いでしょう。なにしろ子宮内の胎児は、まだ腸内細菌が働いていないのですから。

出産で母胎から出てくると、赤ん坊の腸内の細菌叢がようやく働き始めます。まさにその腸内細菌叢のおかげで、体内の尿素は他の物質に化学変化できるわけです。科学者たちの見積もりでは、成人の場合は体内で生成した尿素の二五％が腸管に運ばれて行き、そこで腸内細菌によってアンモニアへと分解されているのです[18]。こうして腸内に生じたアンモニアのうち、かなりの部分はさらに肝臓に運ばれて行き、肝臓で尿素やグルタミンに転換されます。グルタミンは生命維持のうえできわめて有用なアミノ酸です[19]。我々の知るかぎり、アンモニアは生体内では有毒ですから、肝臓で〔尿素の分解によって〕生じたアンモニアの大部分はその場で他の物質に転換されているのでしょう。但し、血中に少量が存在するだけで毒性を発揮するアンモニアですが、ごく微量であれば健康維持に非常に重要な貢献をしているのです。なぜなら微量のアンモニアは血液のpH（水素イオン指数）を適正に調整する働きがあるし、強力な抗ウイルス作用もあるからです[20]。

「オシッコを飲めばそれだけ体内の尿素の濃度が高まる

から危険ではないか？」と不安に思う人もいるかもしれません。もしその不安が実際に起きることであれば、飲尿を続けているうちにオシッコがどんどん苦味を増していくはずでしょう。しかし現実にはそうはならない。実際には、飲尿を続けているとオシッコはどんどん水っぽくなり、苦味も弱まっていくのです。この現実から理解できるのは、飲尿で取り込んだ尿素が、なにか別の物質に転換されている、ということです。おそらくはアンモニアに分解されたのち、さらにグルタミンに転換されているのでしょう。すでに述べたように、尿素のこうした生化学的な転換は、腸内で起きているわけです。

　グルタミンは、脳や小腸などの特定の生体組織の維持と構築や、腸管の粘膜の成長と活動に、なくてはならない重要なアミノ酸だということが、すでに数多の研究で実証されています。さらに、グルタミンは腸内の傷や潰瘍に対して、治療効果を発揮するのです[21]。しかしグルタミンにはもっと重要な働きがある。それは免疫システムを強化する作用に他なりません[22]。尿療法がなぜ広範囲の治療を成功させているのか、その秘密もここに隠されていると言えそうです。つまり尿療法を行なえば、人体は自らが産生した尿素のかなりの量を、再利用することになります。しかし飲尿などで体内に送り込まれた余分な尿素は、グルタミンに転換されて、体内のグルタミンの量が増えるのでしょう。こうして体内のグルタミン量が増えると、免疫システムと特定の生体器官が強化され、それと同時に消化器官の損傷も治癒していくわけです。

　尿素は、分解されないそのままの状態では、脳と中枢神経系の健康を保つ効果を発揮します。実際、脳を手術するときに、脳が腫れていると頭蓋骨を切開するときに危険なので、脳の腫れを一時的に抑えるために高濃度の尿素を投与する場合もあるのです[23]。オシッコの飲んで得られる尿素の濃度なんて、その十分の一にも達しない微量なものです。それでも飲尿でこの程度の尿素を摂取しただけで、脳や脊髄の腫脹による圧迫を多少は減らすことができるのです。カイロプラクティック施療師のジョン・ワインハウゼン氏は、頭蓋骨や脊椎の内部で体液の圧力が高すぎるとさまざまな健康障害が起きることを熟知しています。理学療法の専門家として、彼はこうした体液の不均衡こそが数多の現代病を引き起こしていると考えています。この考えに従えば、オシッコを飲むことで頭蓋内や脊柱内の液圧が降下して健常値が維持され、多大なる健康増進効果が期待できるわけです。

　尿素は、鎌状赤血球貧血症の治癒でも用いられており、大量投与が成果を上げています。この病気は患者にきわめて激しい苦痛をもたらし、治療不可能の病気だと考えられてきたわけですから、化学的にきわめて単純な生体産生物質である尿素が治療効果を発揮するなんてまさに朗報といえるでしょう[24]。これまでの研究と治療経験から、〔鎌状赤血球貧血症の〕患者に尿素を一日四回、一回につき四〇グラムずつ投与すれば、治療だけでなく発症予防もできることが確認されています。この知見から、人体にこれほど大量の尿素を投与しても副作用を起こさず耐えられることも判るわけです。

　これまで尿素が、①脳の腫脹を抑えたり、②鎌状赤血球貧血症の治療および予防効果があることを見てきましたが、さらに③として、癌の治療効果があることも、ギリシアの内科医師エヴァンゲロス・D・ダノプロス氏によってすでに確認されています[25]。彼は尿素を塩水に溶かして、それを皮膚がんの病変とその周辺部に注射し、さらに乳がんにもこの方法で治療を試みたのです。肝臓がんを治すために尿素の水溶液を患者に飲ませる試みも実施し、好結果を得てきました。その後、ダノプロス医師は、やはりオシッコに含まれる物質である「クレアチン水和物」を尿素と混ぜ合わせて、それを用いた癌治療を試み、他の種類の癌でも治療が成功しています。尿素は膀胱がんの治療にもきわめて良くと考えられています。なにしろ尿素は〔オシッコの主要成分として〕つねに膀胱内に存在しているわけですから、それがこのように抗癌剤として良く効くのだとすれば、膀胱がんが発生しにくいのも道理でしょう。たしかに膀胱がんは、比較的まれに発症する癌として知られてはいます。しかし大部分の膀胱がんは、ある種の有毒化学物質をあつかう労働者に発症しているのです。おそらくそうした毒物が、尿素の抗癌作用を抑え込んだり無化してしまうのでしょう。この問題については更なる研究が求められています。

　尿素は外用の尿療法〔＝尿マッサージや尿湿布など〕でも極めて重要な役割を果たします。それは、各種ホルモンが皮膚をつうじて体内に浸透する際に、尿素がその〝橋渡し〟をするからです。「尿の経口投与」つまりオシッコを飲んだ場合は、消化器官を流れていくうちに、多くのホルモンが体内の酵素によって破壊されてしまいます。オシッコは「皮膚をつうじて投与」〔経皮投与〕してのみ、尿中のホルモンをそのまま体内に戻すことが可能だということです。しかもオシッコの経皮投与は、経口投与よりもホルモンをゆっくりと体内に送り込むことができるし、ホルモンを特定部位に浸透させることができるのでこのように少量のオシッコを使うだけでホルモンの健康増進効果を顕著に高めることができるわけです。

　尿素は皮膚に湿潤（しつじゅん）〔＝湿り気〕を与え、健康に保つ作用があります。この性質を利用して、多くの美肌クリームに尿素が使われているわけです。馬のオシッコから尿素を抽出し、薬剤（くすり）として売り出している製薬会社もあるくらいです。まさに尿素の調達するために、自社でたくさんの馬を飼っている製薬会社があるのだと、私も最近知ったのです。[26]

この他にも、尿素の健康増進効果については様々な科学的事実が知られています。

まず、尿素は酸化作用[訳注4]をもつことで（傷や炎症の患部に生じた）崩壊しつつあるタンパク質の分解を促します。生体組織の病変部位に尿素が存在していれば、崩壊しつつある組織が〝細胞の自己崩壊を促す物質〟を出しつづけて崩壊部位を拡げていくことは阻止できるでしょう。尿素は、人体から生じる脂肪その他の分泌物を分解してくれます。高温では尿素の働きがますます高まるのです。[27]

オシッコは強力な抗菌作用を有しており、たとえば結核菌の成長を抑制する働きがあります。このオシッコが持つ抗菌・殺菌作用は、pH（水素イオン指数）値が低くなるほど〔つまりオシッコの酸性度が高まるほど〕強まるのです。ところで尿素とアンモニアは密接に関連し合いながら、オシッコの抗菌・殺菌作用においても重要な役割を果たしています。[28]複雑な構造の重合体（ポリマー）を成している〔タンパク質のような〕生体高分子は、尿素に触れると分解して単量体（モノマー）に変わりますが、人体はこの〔化学工場で行なわれる〕ような化学変化にも耐えられるわけです。[29]

尿素の殺菌効果についての、もっと詳しい情報は、このあとの本章第6節「病原菌や病原ウイルスに対する破壊作用」と章末の文献リストで知ることができます。尿素は、腎不全や尿毒症の治療にも使われており、すぐれた治療効果が確認されています。[30]

（5）免疫系への賦活作用

オシッコに毒性がないことは明らかですが、それにしてもオシッコの中には若干の毒性物質が、ごくわずかながら含まれているわけで、とりわけ病気のときのオシッコはそうした〔体内由来の〕毒物を含みやすいと言えるでしょう。しかし尿中に微量に混じり込んだこうした毒物は、尿療法の効き目を高める〝補助剤〟の役目を果たしていると考えることができるのです。毒物が体内に入ると、からだの防御機構が呼び覚まされて〝生体防御〟（つまり免疫機構）の働きを発動します。ですから、病気のせいで体内に生じた物質が、かりに尿療法によって患者の体内に再び運び込まれるなら、それが生体防御機構を刺激して発動を促し、もとの病気を抑え込むために患者の体内で〝健康維持にむけた闘い〟が進んでいく可能性は大いにあります。尿療法がアレルギー治療に効果を発揮することはすでに実証されていますが、それもこうした理由によるものだと言えそうです。[31]

ところで、ワクチンを接種するとある種の病気には予防効果を発揮する、というのも、実はこれと同様の仕組みによるものなのです。ワクチン接種の場合は、ごく少量の毒物を注射によって健康人の体内に入れてやるわけで、その点だけが尿療法と違っていると言えるでしょう。ワクチン接種で体内に注入した毒物は、生体の免疫系を刺激して抗体の産生を促します（これによって感染症から身体を守るという目的を果たすのです）。つまりワクチン予防接種というのは、類症療法（ホメオパティー）や同症療法（アイソパティー）のような治療効果で感染症を予防している、と言えるのです。本書ではすでにアームストロング著『命の水』の治療思想を紹介した第2章で、この治療理論を幅広い観点から検討しました。オシッコを飲んだりマッサージに用いることで、〔オシッコに含まれていた〕抗体が再び体内にもたらされる機会が高まり、それが人体の免疫系の働きを活性化するのです。これについてはすでに第5章（5―1　尿療法はなぜ効くのか?）で、ウィリアム・D・リンスコット医師が、自ら「自給自足療法（オート・テラピー）」と呼んだ尿療法を、T細胞白血球の数が少なかった患者に施し、T細胞の数が増えて免疫系を活性化されて自然治癒力を強めることが実証されたことを、紹介しました[6]。

オシッコの含有成分である尿素とグルタミンが、免疫系の働きを強めるうえで重要な役割を担っている可能性については、前節（4 尿素の再吸収）で紹介しました。

ヨハン・アベーレ医師は、尿を体内に再び戻し入れることによって、尿に含まれている様々な抗原と抗体が人体の免疫系を増強することを実証しました。人体に感染している細菌や寄生している微生物が、ごく少量ですが尿に含まれている場合もあります。尿療法でそうした微生物を体内に再導入することで、免疫グロブリンE〔略号 IgE＝主に体内の寄生虫を攻撃する役割を担い、気管支喘息やアレルギーの発症にも関与していると考えられている抗体〕や免疫グロブリンA〔略号 IgA＝ウイルスなどの微生物が粘液に付着するのを妨げている抗体〕の産生が促されて、免疫系全体の働きを活性化しているわけです。免疫グロブリンAは〔血清のほかに、鼻汁・唾液・母乳・腸液などの〕粘液や分泌物に含まれており、尿にも含まれているわけです。そして尿療法を施した患者は、体内で免疫グロブリンAがたくさん産生されるようになりますが、おそらくこれが、他の治療法ではほとんど絶望的だった尿路や腎臓の感染症に尿療法が著効をもたらす理由なのでしょう[32]。

さらに例えば、サルモネラ菌・ジフテリア菌・ポリオ（急性灰白髄炎）ウイルス・HIV（ヒト免疫不全ウイルス）に対する抗体が尿中に含まれている場合があることも、すでにいくつかの研究で確認されています[33]。

（6）病原菌や病原ウイルスに対する破壊作用

どうしてオシッコは、殺菌消毒の作用を発揮するのか？——この問いへの答えはまだ完全に解明されたわけではないですが、尿素が重要な役目を担っていることは、すでにわかっています。アンモニアや塩類も、尿素と同じような浄化作用を発揮します。オシッコは病原菌を殺すだけでなく、各種のウイルスや真菌（カビ）を破壊したり、その活動を抑える働きがあるのです。科学的研究により、尿素とアンモニアが強力な抗ウイルス作用を持つことも実証されています。[34]

できたばかりの切り傷や擦り傷を、オシッコで湿布すれば、傷が原因の感染症を防ぐことができるし、（熱帯などの地域では生死に関わる重大問題である）蠅（ハエ）の付着を阻止することもできます。尿湿布は、排尿したばかりの新鮮なオシッコを用いたものでも、日数をおいたオシッコを用いたものでも、（傷口とその周辺に当てることで）感染症の予防と治療に役立ち、たいていは傷がすっかり治ってしまうのです。オシッコは、尿道にまぎれこんだ細菌の増殖は（これが多くの場合、尿路感染症を引き起こすのですが）完全に阻止することができないとしても、外傷に用いれば強力な強毒作用を発揮するのです。

ドイツの内科医クルト・ヘルツ博士も、尿療法を用いて尿路感染症の治療成果を上げています。患者自身のオシッコを、本人のからだの中に再び送り込むことで、免疫系が活性化される——それが成功の秘訣だと考えてよいでしょう。すでに述べたように、こうしたやり方で、患者の体内では免疫グロブリンAが大量に生み出されるわけです。[35]

（7）「塩療法（ソルト・テラピー）」としての効用

塩水を飲む[訳注5]——この行為そのものが、ある種の（たとえば断食のような）療治生活（キュア）を実施している期間中には、重要な治療手段として役立っています。ヨーガの実践においても、塩水は、体内を徹底的に洗い清める目的で、ごくふつうに使われており、喘息・胃潰瘍・消化不良・便秘などのさまざまな病気の症状を和らげているのです。オシッコも一種の〝塩水〟なので、飲尿によって、塩療法と同じ治療効果が期待できます。オシッコが〝治療薬〟として優れた成果を生み出す理由として、これは無視できない要因になっていると言えるでしょう。

塩水は、粘膜にこびりついた粘液老廃物を洗い流してくれます。塩水を飲むと、塩の一部がからだの深部をめぐり、肺やその他の器官の余分な粘液を溶かして、排泄を促します。

人体が分泌する各種の体液は、健康な状態では充分な水いるわけです。ところが病気になると、人体は充分な熱をつくり出せなくなり、そのせいで体液はこうした健康な状態を保てなくなります。しかし塩療法の実践者たちによれば、温かい塩水や、そういう意味では〝排尿したばかりの新鮮なオシッコ〟も、そうした病気のときに飲むと健康回復にきわめて役立つとのこと。さらに、病気のせいで粘液が非常に水っぽくなる場合があるわけですが、これもオシッコを用いれば、余分な水分の排泄を促して、水っぽすぎる粘液の正常化を促してくれるのです。オシッコを温めて濃縮し、それを用いて尿湿布を行なうと、きわめて優れた治療効果が体験できますが、これもそうした理由によるものと考えられます。

オシッコは一種の〝塩水〟ですから、排便をうながす下剤の効き目があり、便秘で苦しんでいる人にはお勧めです。飲尿を行なうと、腸管の運動が促され、オシッコに含まれる塩分が腸管を通りながら老廃物を寄り集めるとともに、腸内に水分を呼び込むので、便通が改善されます。

オシッコの〝塩水〟としての側面に注目して、その医学的効用を考えるなら、飲尿も、〝塩水を飲む〟ことと同じなので、それだけでも人体の代謝が促されるわけです。つまり飲尿によって、血中の過剰な糖分を取り除き、細胞内に溜まった毒物を洗い流すこともできるわけです。これが尿療法が体内の浄化を促す秘訣なのでしょう。

尿療法の施療者たちは、オシッコには、微量ながら〔副腎皮質ホルモンの一種である〕天然のコルチゾンが含まれているので、単なる塩水をしのぐ大きな利点があると指摘しています。尿療法がホルモン補充療法のような効果をもたらすのは、こうした理由からなのかと、あらためて納得できるでしょう。

さらにまた、オシッコは尿素やアンモニアを含んでおり、そのおかげで有機物を溶かす性質があるので、塩水よりもオシッコを用いたほうが〝塩療法〟の治療効果が上がるのです。なにしろこれらオシッコの主要成分は、人体から分泌される脂肪その他の天然物質を溶かすことができる。そのおかげで粘膜やからだの細胞を強力に活性化できるのだと考えられるわけです。

塩水は傷口にかるく塗れば傷の洗浄に役立ちますが、オシッコもこれと同じ効能があります。それどころかオシッコには、〔「4―4　オシッコを〝外用薬〟として用いる」で言及した〕アラントインのような治癒促進物質がいろいろと含まれているので、塩水よりも治療効果が高いのです（後述の「5―3　オシッコに含まれている主な重要物質」を参照）。

（8）利尿効果

この〔「ひとたび排泄されたオシッコを体内に再摂取すると利尿効果があるので、そのおかげで尿療法は治療に効く」という〕仮説の骨子は次のようなものです。まず確実に言えるのは、尿療法を施すことで腎臓の排泄作用が促され、からだは〔飲尿で体内にとり入れたオシッコからの〕刺激でたくさんの尿を作り出すようになる、ということです。体内のタンパク質は代謝によって尿素や窒素やアンモニアに分解され、〔体内の健康維持に〕必要な分量を超えればただちに、オシッコに溶け込んだかたちで体外に排出されますが、飲尿を行なうとこうした代謝産物が平常より多く体内に取り込まれることになるので、人体はこの状況に即応して、体内の水分その他の物質を動員して〔過剰になった〕代謝産物を排泄しようとするわけです。

オシッコを〔飲尿によって〕体内に取り込めば、それが刺激となって人体はこうした代謝産物の排泄を促しますし、さらに代謝産物を健康維持に役立つ物質に変えていく作用も促すことになるのです。その一例が尿素であることはすでに言及しました。つまり尿素がまずアンモニアに変えられ、さらにそれがグルタミンに変わる、という代謝の過程です。

さらにもうひとつ〔飲尿による利尿作用の〕恩恵と考えられるものがあります。それは、本来ならオシッコによって体外に排泄されるはずの物質が、体内のどこかにこびりついて不健康な状態を生み出している場合です。飲尿を行なえば利尿が促されるので、体内にこびりついた物質の排泄も促されることが期待できるわけです。たとえば痛風は、体内で過剰な尿酸がたまり〔血液に溶けきれなくなった余分な尿酸が結晶となって析出して〕関節にこびりついて起きる病気ですが、〔尿療法を行なうことで〕からだが過剰な尿酸をちゃんと排泄してくれることが期待できるでしょう。断食を行ないながら尿療法を実践すれば、捨てるべき排泄物を体外に洗い流す効果はめざましく向上します。断食を始めて最初にでたオシッコは、たいてい中身が濃くて、強い味がします。病気で具合が悪かったり熱があれば、なおさらオシッコはそういうものになります。しかし〔そのオシッコを飲むと〕つぎに出たオシッコは、とくに水をたくさん飲んでいなくても、もっと薄いものになっているわけです。

オシッコを再利用することで、特にたくさんの水を飲まなくても、不快な風味ではないオシッコを短期間のあいだに大量に作り出すことができるわけです。この〔「ひとたび排泄されたオシッコを体内に再摂取すると利尿効果があるので、そのおかげで尿療法は治療に効く」という〕仮説の通りなら、尿療法は腎臓を活性化し浄化するばかりでなく、体内に流れる血液の浄化を促してくれるわけです。のみならず、腸や皮膚や呼吸器とりわけ呼息〔＝肺が縮小して空気を吐き出すこと〕の働きも活性化されて、体内の不用な代謝産物を体外に排泄する役割をすっかり引き継いで、からだの健康な営みが回復するのだと考えられます。

（9）「体内での元素転換」仮説

これまで述べてきた仮説の数々は、従来認められてきた〝図式どおりの機械論的な生命観〟からみても、基本的には文句のつけようがない理論なのですが、これから述べる「体内での元素転換（トランスミューテイション）」仮説は、生命活動を支える各種のエネルギーの動態（ダイナミクス）に従来科学よりも重きを置いた科学観であり、それゆえ従来の医学や生理学では充分に取り扱うことができなかった、その意味では〝斬新な科学観〟でもある、全一的（ホウリスティック）・全機的な認識枠組み（パラダイム）を用いなければ、理解するにはおぼつかないものです。[36]

近年の学術的研究の進展により、生命体を「生化学的な部品の寄せ集めでできた機械」とみなす〝要素還元主義的（レダクショニズム）な生物機械論〟から、「生命体のまるごと全体が各部分に緊密な影響を及ぼし、各部分も全体に緊密な影響を及ぼすことで、心身が生化学的部品を寄せ集めた総和を超越した有機的な働きを発揮しうる」という〝全一的（ホウリズム）・全機的な生命観〟へと、生命観そのものが大きな変貌を遂げつつあることは明らかです。とはいえ、こうした生命哲学についての議論は、本書で扱いきれる問題ではないので、このくらいにしておきましょう。けれども尿療法がなぜ治療効果を発揮するのか、それを説明しようとすれば、このように旧常識を突き抜けた認識枠組み（パラダイム）を採用していかねばならないのだと、私はここで申し上げておきたいのです。

オシッコは〔健康な時だけでなく病気にかかっている状況においても〕その時々の人体を成り立たせている様々な体液と生体組織の現状を忠実に描き出した〝全体縮図（ホログラム）〟をしっかりと保持している、と考えてよいでしょう。ですから〔自分の〕オシッコを飲めば、自分自身のこうした生理学的な〝全体縮図（ホログラフィック・インフォーメイション）〟の情報をふたたび自分の体内に送り返すという〝生体情報の帰還（バイオフィードバック）による健康調整〟が行なわれることになるわけです。これは生体の各種エネルギーの一大体系に〝修正情報〟を再入力することになるので、当然の結果として、均衡調和（バランス）が乱れてしまった諸々の生理状態を、健康な状態に回復することが期待できるでしょう。

尿療法による治療を本格的に実践したヨハン・アベーレ医師は、慎重な言い方ではありましたが、自家尿療法には〝自分自身の生理学的な《全体縮図の情報（ホログラフィック・インフォーメイション）》の自己帰還（バイオフィードバック）による健康調整〟をなしとげる効果があるのではないか、と理論提起したのでした。

「ここで疑問が生じる。それは、尿というのはある種の液体状の〝全体縮図（ホログラム）〟と見なしうるのではないか、という疑問だ。人体に尿を、通常とはちがった（例えば筋肉注射で〔自分の尿を〕戻し入れるなどの）やり方でひとたび認識させてやれば、全一的・全機的な有機体としての人体は、体内に戻し入れられた尿がもつ情報内容を正確に読み取って、（少なくとも特定の症状の場合は）自らに備わった調整機構を、その時々の健康状態に応じたものに補正するのである。[37]」

「体内での元素転換」仮説は、からだの内部で起きているある種のエネルギー交換の作用によって、ある種の物質なり分子に〝元素転換〟を生じさせて、全く別のものに変成させてしまう働きが、人体に備わっていると想定する仮説です。自分が分泌した体液を飲むことで生体（システム）の〔情報を自己認識して補正するという〕作業過程（プロセス）を「間接的で遠まわりな段取りを踏まずに直接行なう」ことができるので、それが体内で元素転換を促すなんらかの原動力を活性化して、体外から新たな〝投入（インプット）〟を受けて休む暇もなく四六時中〔体内の代謝機構が〕かき乱されるようなこともなしに、体内の〝役に立たない物質〟を〝有用な物質〟に変えることができる、と考える仮説なのです。

こうした元素転換がもし本当に起きているなら、飲尿だけで断食しているときの尿療法の著効をうまく説明できるでしょう。[38]

「体内での元素転換」仮説に関連することですが、もうひとつ重要な学説として、〔生物学的親和性を帯びた〕「構造化された水（structured water）」仮説というものがあります。人体を作り上げている成分のうち最大のものは水です。そしてオシッコも大部分が水で出来ているわけです。けれども、ひとくちに「水」と言っても、どの水もまったく同じというわけではありません。水の〝塊〟は、無数の水分子が立体的に配列してできているわけですから、のっぺりと均質ではなく、ある種の〝構造〟をもった物体なのですが、この〝水塊を成り立たせている構造〟は多かれ少なかれ秩序だった形に組織化されています。「構造化された水」というのは、水分子がきわめて秩序だった集合のしかたをしている水塊をいいます。そして水塊を構成する水分子が、秩序だった集合のしかたをしているほど、どんな酵素でも生体触媒としての働きが順調に進むのです。どんな栄養素でも、消化して生体内に取り込み、有用物質や廃棄物に転換するには、酵素の働きが不可欠であり、生体が健康な栄養作用を行なえるかどうかは、酵素反応が順調に進行するかどうかで決まってくるわけです。[39]

水は、生物の体内に存在しているときのほうが、分子配列が秩序だった状態になっていることがすでに確認されています。さらにまた、水は太陽光線に曝(さら)された場合や、水晶と触れた場合にも、分子配列が秩序だった状態になります。人体は太陽光を浴びて生きていますし、体内には水晶のような結晶構造をもつ液状や固形の物質が大量に存在しています。そもそも〔コレステロール脂質を含むコレステロール誘導体のように〕体液そのものが〝液状の結晶〟を作りだしているのです[40]。だからオシッコは、「構造化された水」を大量に含んでおり、なおかつ〝結晶に似た物体〟である、と言うことができます。「構造化された水」であるオシッコを飲尿によって再び体内に入れてやることで、体内の酵素の働きを活性化するだけでなく、体内に溜まっていたさまざまな無機質(ミネラル)を、体内の水がよりよく溶かすことができるようになるわけです。「構造化された水」が体内にたくさん存在していれば、それだけ人体は健康で、活力に満ちていると言えるのです[41]。

オシッコはある種の〝液晶〟物質だと言えるでしょう。なぜなら〔液晶の性質をもたらす〕各種の塩類を含んでいるからです。オシッコは〝液晶〟の性質を帯びている以上、結晶が発振する各種の独特の振動を生み出す潜在性を有しているでしょうから、人体〔の細胞から組織、臓器、全身に至るさまざまな次元での〕固有の振動に共鳴するような振動も、作り出す可能性が高い物質だといえるわけです。そういう潜在性をもったオシッコを、飲尿によって再び体内に送り込めば、人体の健康維持に必要な、有意義な振動の情報を、二通りのやりかたで体内に送り込むことができるわけです。つまり第一に、〝健康な生体の振動〟情報を〔飲尿によって〕体内に送り込み、からだがすでに発している健康な振動を強化することができるでしょう。第二に、〝健康な生体〟の固有振動から逸脱した「病的状態」あるいはストレスで歪んだ振動を体内に送り戻すことで、病んだ人体が発している異常な振動を打ち消すことが期待できるでしょう。どんな騒音でも、それと同じ波紋の位相を半波長だけずらして作りだした正反対の波紋（逆位相音）をぶつけてやれば、〝プラスの波紋〟と〝マイナスの波紋〟が打ち消し合って、騒音そのものを消すことができます。これと同じ原理で、体内の〝病んだ振動〟を消すという発想です。

〔液状の結晶物体といえる〕生体組織や体液であれ、〔固体の結晶物体である〕骨であれ、それらが生み出す人体に特有の振動の様式(パターン)は、〝生体内での元素転換〟を展開させるうえで重要な役割を果たします。たとえば結晶の共鳴場の作用で、タンパク質は、人体が利用しやすいかたち、つまり人体の栄養作用にいっそう適したかたちに変えることができるのです[42]。

オシッコを〝構造化された水〟を大量に含んだ液晶のような物質だと考えることで、尿療法の治療作用の、いっそう精妙な原理を理解していけるでしょう。

(10) 心理的効用

未経験者にとって「オシッコを飲む」というのは、それ自体がショッキングな体験でしょう。しかしひとたび飲んでみると、それまで「常識」だと思ってきた古い考え方が根本から揺るぎだし、ひっくり返ってしまいます。この心身両面を〝刷新〟する尿療法の衝撃体験によって、抑圧されていた生命の活力(エネルギー)が解放され、それが体力の強化をたすけ、病気との戦いを支えるのに役立つのでしょう。

すでに科学研究で判明していることですが、たとえ偽薬(プラセボ)でも患者が「この治療は効く」と信じただけで、最大で三〇%もの治療効果を発揮するという事実があるわけです(本章「5—1　尿療法はなぜ効くのか?」参照)。しかし実際には三〇%をはるかに上回る患者たちが尿療法で治療成功しているわけで、これは、オシッコへのひどい嫌悪感からたいていの人が尿療法を頭ごなしに拒絶し、他の治療をいろいろ試しても効果がなく最後の最後に尿療法にすがる、という現状を考えれば、驚くべき成績だと言わねばなりません。

オシッコを飲んだり塗ったりするなんて、まっぴらごめんだ!——頭のなか一杯にあふれたこの嫌悪感に、勇気をもって立ち向かい、自力でそれを乗り越えるという大きな克服体験が、「心理的効用こそが尿療法の〝効き目〟の原動力になっている」という仮説を支える基本柱だといえるでしょう。自分のからだが作り出した物質を自分で〝くすり〟に用いてケガや病気を治す、という癒やしの体験をすれば、からだが本来もっている智恵と力がどんどん見えてくるはずです。そしてきっと「自分は〝心とからだ〟が一体となってこの世に存在している奇跡のような存在なのだ」と気づき、敬意をもって自分自身を愛し、大事にするようになるでしょう。自分のからだが作り出す「排泄物」は、たしかに「排泄物」と呼ばれているけれども(しかし、本当は自分自身の存在の一部に他ならないのですが)、これを「敵視」するのでなく、自分の健康を支えてくれている「小さなお助け屋さん」だと考えてみるのです。こうして発想を転換し、自分自身をもっと健(すこ)やかな発想で見ていくようにすれば、その前向きな心のありかたが強力な〝癒やしの力〟をからだに与えてくれるはずです。

尿療法を実行してみて、それが有意義な体験だと実感できれば、自分のオシッコを〝くすり〟だと考えて自分で用いることに心理的な抵抗はなくなるでしょうから、それまでの〔オシッコは不潔で不浄だという〕迷信に囚(とら)われていた〝古い自分〟から解放され、心もからだも、それまでよりも自由自在に、本来の力を発揮できるようになるのです。

そのおかげで心身のもっと根源的なところから、自己治癒力を発揮できるようにもなるのです。

尿療法がもたらす恩恵は、それを実践している個々の患者の〝個人的な幸福〟だけで終わるわけではないのです。オシッコを医薬品（くすり）として利用する試みは、現代の最先端医学に風穴をあけ、医薬品や治療手段の研究開発にあらたな方向性を指し示してくれるのです。尿療法を無視したり嘲笑するのでなく、真摯な態度でその治療効果を直視するならば、我々は人体がもつ潜在力の偉大さや、我々が生きているこの宇宙、森羅万象の、かぎりなく大きな〝天然の智恵〟と出会うことができるでしょう。これまで我々は、複雑な医学理論や医療技術に頼らなければ自分の病気を治せない、と信じてきたわけですが、そうした〝現代文明〟に麻薬中毒のように依存せずとも、自分の病気を自分で癒やし、健康を自力で保つことができることを、学ぶでしょう。

尿療法は、我々に、自分のからだには「内なる治療者（ヒーラー・ウィズイン）」がちゃんと備わっているのだという事実を、生々しい体験によって教えてくれるのです。その「内なる治療者」は、我々の心とからだを、単に「生物機械」としてだけでなく、「生命力（エネルギー）の生成流転の場」として完全に掌握し、癒やしを実現してくれるのです。「生命力の生成流転の場」である人体に、オシッコは〝人体の現状を記録した全体縮図（ホログラフィー）〟として治癒に役立つ情報を〔尿に含まれた各種の生理学的物質を媒介にして〕教え授け、尿療法を実践する人物に、複合的・多重的な〝癒やし〟の作用を及ぼします。それは感情や精神状態〔という中枢神経の電気的状態〕によって作り出される電磁場の状態が、からだの物理的環境におよぼす影響から、果ては精神状態が遺伝子の作用に、あるいは逆に遺伝子の状態が精神に及ぼす、微妙な影響にいたるまで、多種多様な〝癒やし〟の様相をとるのです。

3　オシッコに含まれている主な重要物質

前節では「尿療法がなぜ効くのか？」という疑問に答えてくれそうな、代表的な理論仮説を紹介しました。前節はほんの一部分を紹介したにすぎませんが、オシッコには〔「5—2—4 尿素の再吸収」で論じた〕尿素のように、実際に治療効果を有する数多の物質が含まれているわけです。この節では、まずオシッコに通常含まれている数多の重要物質を列挙し、それからいくつかの代表的な尿内物質について簡単に特徴を述べていきましょう。「代表的な尿内物質の特徴」の項では、尿療法や健康維持にとって大きな意味をもつ各種の尿内物質を紹介していきます。

(1) 尿に通常ふくまれている主な物質

(ここに紹介する情報は、巻末の文献リスト〔これまでに出版された主な尿療法書籍〕にも掲げた医学博士U・E・ハスラー著『からだのなかの薬局——自家尿療法は効験あらたかな自然療法だ』からの引用である)

尿中の無機物質

重炭酸塩、塩化物、リン、硫黄、臭化物、フッ化物、ヨウ化物、チオシアン酸塩、カリウム、ナトリウム、カルシウム、マグネシウム、鉄、銅、亜鉛、コバルト、セレン、ヒ素、鉛、水銀

尿中の窒素含有物質

窒素(窒素化合物全般)、尿素、クレアチン、クレアチニン、グアニジン、コリン、カルニチン、ピペリジン、スペルミジン、スペルミン、ドーパミン、アドレナリン、ノルアドレナリン、セロトニン、トリプタミン、アミノレブリン酸、ポルフィリン、ビリルビン、などが挙げられる。

尿中の各種アミノ酸

アラニン、カルノシン、グリシン、ヒスチジン、ロイシン、リジン、メチオニン、フェニルアラニン、セリン、チロシン、バリン、プロリン、ガラクトシルヒドロキシリジン、キシロシルセリン、などが挙げられる。

尿中のタンパク質

アルブミン、ハプトグロビン、トランスフェリン、IgG抗体、IgAは、IgM抗体、などが挙げられる。

尿中の各種酵素

乳酸デヒドロゲナーゼ、γ-グルタミルトランスフェラーゼ、α-アミラーゼ、尿ペプシノゲン、リゾチーム、β-N-アセチルグルコサミニダーゼ、ウロキナーゼ、プロテアーゼ、などが挙げられる。

尿中の炭水化物

アラビノース、キシロース、リボース、フコース、ラムノース、ケトペントース、グルコース、ガラクトース、フルクトース、ラクトース、サッカロース、フコシルグルコース、ラフィノース、などが挙げられる。

尿中の無窒素物質

多種多様な有機酸

尿中のビタミン類

チアミン(ビタミンB1)、リボフラビン(ビタミンB2)、ビタミンB6、4-ピリドキシ酸、ニコチン酸、ビタミンB12、ビオプテリン、アスコルビン酸、などが挙げられる。

尿中のホルモン類

性腺刺激ホルモン、副腎皮質刺激ホルモン、プロラク

チン、乳腺刺激ホルモン、オキシトシン、バソプレシン、チロキシン、カテコールアミン（アドレナリン、ノルアドレナリン、ドーパミン）、インスリン、エリスロポエチン、コルチコステロイド（アルドステロン、コルチコステロン、コルチゾン）、テストステロン、プロゲステロン、エストロゲン、などが挙げられる。

（2）代表的な尿内物質の特徴

各種の凝集素と沈降素――ポリオその他のウイルスに対して中和効果がある。[43]

アンチネオプラストン――健康な細胞の成長を損なうことなく、選択的にがん細胞の増殖を防ぐ。[44]

アラントイン――傷を癒すのに役立つ窒素結晶物質で、尿酸の酸化生成物である。この物質は多くのスキンクリーム製品に含まれている。[45]

DHEA（デヒドロエピアンドロステロン、別名デヒドロイソアンドロステロン）――男性の尿中に大量に見いだすことができる、副腎から分泌されるステロイド。この物質は肥満の防止や動物の寿命の延長だけでなく、貧血・糖尿病・女性の乳がんの治療薬にもなりうる。さらに骨髄の増殖を刺激し、赤血球・単球・マクロファージ・リンパ球のように骨髄で生産される各種細胞の生成をうながす。DHEAの欠乏は、老化を加速させると考えられている。[46]

各種の胃液分泌抑制物質――胃潰瘍の悪化を抑える。[47]

グルクロン酸――肝臓・腎臓・腸管で生産され、毒物の体外排出に重要な役割を果たす。[48]

H-11――がん細胞の増殖を阻害し、出来てしまった腫瘍に対しても体内の健康回復機能を妨害せずに、腫瘍の退縮をうながす。[49]

人尿派生物質（HUD）――顕著な抗がん作用をもつことが立証された人尿由来の物質。[50]

インターロイキン-1――免疫細胞の増殖や抗体産生をうながすヘルパー細胞を活性化する物質である。視床下部（の温度中枢）に刺激信号を与えて発熱をうながす働きがある。[51]

3-メチルグリオキサル――がん細胞を破壊する。第2章（2―3　20世紀における尿療法の発展）も参照されたい。[52]

プロスタグランジン――血管を拡張させて血圧を下げたり、気管支の筋肉を弛緩させたり、出産分娩時の子宮収縮を促したり、この他にも代謝にかかわる数多くの働きを行なうホルモン様物質。[53]

各種のグロブリン蛋白――特定のアレルギー原因物質に対する抗体など。血清中の免疫グロブリンとまったく同じ蛋白質である。[54]

各種のプロテオース――〔プロテオースは蛋白質が酵素や酸やアルカリによって加水分解した結果生じるペプチドの総称であるが〕アレルギー反応で免疫作用に密接に関与している。[55]

レチン――尿療法から抽出された抗がん物質。[56]

尿素――前節（5―2―4「尿素の再吸収」）を参照。[57]

尿ペプチド（別名 ポリペプチド）――尿から化学的に純粋な状態で単離され、結核菌の発育抑制作用が実証された。[58]

尿酸――フリーラジカルは細胞の構成物質などの過酸化を連鎖反応的に進行させて癌をつくりだす有害作用があるが、そのフリーラジカルを受け止めて、過酸化の連鎖反応をそれ以上広まらぬように阻止する物質があり、これを「フリーラジカル捕捉物質（スカベンジャー）」という。尿酸も「フリーラジカル捕捉物質」の一種であり、抗加齢（アンチエイジング）に役立ち、さらに結核菌の発育抑制作用もある。[59]

ウロキナーゼ――前節（5―2―3「各種の酵素の再吸収」）を参照。[60]

第6章　智恵と励ましのことば――尿療法実践者たちの体験談

本章では尿療法を実践している人々のさまざまな体験談を紹介します。ここに掲げることができた体験談はごく一部にすぎません。他の尿療法の書物から転載したものもあります。本書の巻末（二八八頁）に、これまでに出版された主な尿療法書籍の一覧を掲げました。そこに列挙した文献をお読みになれば、膨大な数の体験談や実践報告に触れることができます。

本章では体験談のみならず、私がこれまで直接に会話したり文通してきた尿療法の施療者たちから得た、数々の報告も紹介いたします。これらの手紙や報告から、癒やしの専門家として尿療法を実践する人たちが、自分で尿療法の効能を体験し、それを客観的に観察検討していることがわかるのですが、その真摯な態度には心を動かされます。私が尿療法を始めるようになったのは、それなりの個人的な体験があったからですし、私自身も尿療法について様々な経験を積み、調査や研究を重ねてきたわけですが、これらの手紙や報告は私が続けてきた尿療法の正しさを、数多の実例で立証しているのです。さまざまな実践者の体験談から、私はこれまで智恵や勇気を授かり、励ましを得ながら、尿療法の道を歩んできたのです。読者の皆さんにも、本書を通じてそういう出会いをして頂ければ幸いです。

1　尿療法の施療者たちからの報告

インドのアダンプル在住の、自家尿療法の専門家（アーユルヴェーダ学士）チャンドリカ・プラサド・ミシラ・シャストリ医師からの手紙〔訳注1〕　1992年12月28日付け

11月4日付けのお手紙を頂き、大変感謝しています。折あしく12月6日から24日まで、政情不安で外出禁止令が出ていたため、お返事を出すことができませんでした。

まず謹んで自己紹介をさせていただきますが、小生が、①現在八六歳ですこぶる健康であり、②元来（つまり一九二九年以来ですが）〝大聖（マハートマー）〟ガーンディー師が指導する不服従独立運動の決然たる闘士として生きてきたことに加え、③三二年前から自家尿療法（シヴァの水を用いた養生法）を用いて人類全体のお役に立とうと努めてきたこと。以上で言い尽くされてしまいます。一九八〇年からは隔週刊の『シヴァームブ・ミトラ』という雑誌を発行してきましたし、この国のすみずみを巡って尿療法の教えを説いて参りました。

全能の神のご加護と、あなたのような真実の友や、さまざまの仲間からの励ましと支援、そしてこの、神から授かった甘露（シヴァ神の水シヴァームブ）の比類なき力に支えられて、小生は数多の病苦を癒やし、そればかりか根治してきたのです。急性の疾患だけでなく慢性病もありましたが、それらを難なく治してきたのです。尿療法で治した病気の代表例は、**喘息・糖尿病・痛風**（リウマチ）[訳注2]・**高血圧**などですが、**がん・エイズ・心臓病**などの、ありふれてはいるけれども恐ろしい、さまざまな病気も治してきたのです。

いまや我々は皆、全世界にこの聖なる使命を広げていくことに、すなわち健康への自覚をうながし健康増進のための教育と奉仕を進めていく事業に、しっかりと向き合い、参加すべき時なのです。そうすれば国連の世界保健機構（ＷＨＯ）も、失敗に次ぐ失敗で人々の信望を失い、なかには姿を消しつつあるような諸々の医療手段を乗り越えるものとして、尿療法を採用すべきだと思い直してくれることでしょう。

この熱き情熱に突き動かされて、我々はいま、「第一回全インド尿療法（シヴァームブ・カルパ）会議」の一九九三年開催をめざして準備を進めています。

あなたの現在の健康状態、幸福の度合い、家計の状況について忌憚（きたん）なくご教示くだされば幸いです。さらにあなたのお歳、身長と体重、教育経験、尿療法をめぐる個人的な体験、お仕事やご家族などについても、ご教示いただければ、小生としてもあなたの志（こころざ）しに多少なりともお手伝いをできると思います。

とりあえず台北で九二年一〇月八日に発表された記事を同封します。この記事をお読みになれば、台湾でも尿療法が大好評であることがお分かりいただけると思います。

あらためて御礼申し上げます

親愛なる友より

チャンドリカ・プラサド・ミシラ医師

インドのプネー在住の、自家尿療法コンサルタント
バルクリシュナ・ラクスマン・ナラヴァデ氏からの
手紙[訳注3]　1992年12月5日付け

「オーム。すべてのいのちはひとつ」

11月4日付けのお手紙を頂き、大変うれしく思っております。

この数週間、町を離れておりましたので、お返事が遅れてしまいお詫び申し上げます。

私は一九六九年に尿療法を始めました。それまで様々な病気に苦しめられてきたのですが、自分で尿療法を行ない奇跡的に治ってしまったのがきっかけで、それ以来続けております。二五歳から四〇歳までの私はいわば「病気の博物館」でした。**胃痛・アメーバ赤痢・便秘・虫垂炎・痔・腎臓結石・ノイローゼ・腰痛・心臓機能の衰弱**など、枚挙に暇がありませんでした。さまざまな治療法を試してみましたが、まともに病気を治せたものは皆無だったのです。

一九六八年には、ある著名な医者がわたしを診察して「きみはあと数ヵ月のいのちだ！」と宣告を下したほどでした。しかし神の思し召し（おぼしめ）で尿療法を試みたところ、二ヶ月半ほどですっかり完治したのです。こうして奇跡的な治癒を体験し、私は郷里のプネーで一九六九年から尿療法を行なっております。

すでに何千人もの、さまざまな致命的疾患や慢性病で苦しむ患者たちや、現代医学の逆症療法（アロパティー）に頼り切った医者から、さじを投げられた患者たちが、尿療法で病気を治してきたのです。自然療法にもいろいろなやり方がありますが、尿療法はいちばん簡単で、いちばん効験あらたかで、しかもいちばん安全だし、どんな場所にいても、二十四時間いつだって使えるのです。おまけに尿療法は、指圧・鍼（はり）治療・ヨーガ・魂からの癒やし（スピリチュアル・ヒーリング）・遠隔療法（テレテラピー）（訳注4）・薬草治療（ハーバル・メディシン）・色彩治療（カラーテラピー）・類症療法（ホメオパティー）・祈り・瞑想などの自然療法と組み合わせても安全だし、そうした併用でいっそうの治療効果が期待できるのです。尿療法は、神が人類と動物たちに与えてくれた一種の万能薬であり、まさに神様からの恵みなのです。

詳しくは、世界自然医療会議で発表した私の論文を同封いたしましたので、それをお読み下さい。この非常に有益な治療法をあなたがすでに実践していることを知り、とても嬉しく思っております。

一九六九年から今日までのわが人生は「付録の人生」だと考えてきました。全能の神が貸し与えてくれた特典の人生として、私は生きて参りました。だからこの人生を使って、病苦にあえぐ人々を救うために尿療法を教え広める活動に、私は邁進してきたのです。

祝福すべき聖なる時期であるこの十二月を共に過ごしながら、われら（私とわが家族）はあなたとご家族やお友だちの皆さまが、幸多きクリスマスと新年をお迎えになることを願っております。

神様のご加護により、健康で幸福でと、創造の智恵にみちた楽しい生活がいつまでも続きますように。

インドにお越しの節は、どうぞプネーに足をお運びになり、わが家にお泊まり下さいませ。

まごころをこめて。

B・L・ナラヴァデ

インドのバパトラ在住で、ベタニアらい病コロニーの職員である D・サティヤムルティ氏からの手紙〔訳注5〕
1992年12月27日付け

私は、ハンセン病患者たちが療養しているベタニアらい病コロニーで、医療補助（パラメディック）の仕事をしています。この〔尿療法という〕治療法のことは英国から訪れた尼僧のマーガレット・デレニーさんから聞いて知りました。彼女といっしょに我々は何人かの患者さんに対して**局所的な潰瘍や慢性喘息や皮膚疾患**の治療を試みたのですが、治療は大成功でした。それ以来、私は多くの患者さんを尿療法で治療してきましたが、失敗したことは一度もありませんでした。

さらに申せば、痛みが引かない慢性の痔には、腰湯〔＝座浴〕と飲尿が、最も優れた治療法だということも判りました。ただし患者さんが自分の尿を飲みたがらないことが多い、という問題があります。ですから我々のところでは尿をジュースで割って、朝食の前に飲ませるようにしています。

本心から申し上げて、尿療法は、らい病患者の**潰瘍や喘息や皮膚疾患**などには最適の治療法だと言えます。この治療法と出会ったのは大きな幸運だったと感謝しており、今は尿療法の小さな診療所の開設にむけ準備を進めているところです。

D・サティヤムルティ

一九九三年にインドで開催された「第一回全インド尿療法会議」に講演者として参加した、ムンバイの有名な医師、ジャディプ・シャー博士による声明文

私は婦人科の医師ですが、医者としての臨床経験を六年間行なってみて、それで尿療法に興味が向かった、という個人的経験をしてきました。臨床医として歩み始めたその当時、私は逆症療法（アロパティー）の限界を、つくづく思い知らされていたのです。尿療法を学んで自分なりに調査研究を進め、さらに自然医療（ナチュロパティー）の医師免許を得たこともあり、それまでに蓄積した尿療法の知識を何人かの患者に試す段階に進んだのです。産婦人科の範囲だけでなく、もっと広い範囲の医学的問題を抱えた患者さんに尿療法を行なったのでした。

従来の主流の医学手段である逆症療法（アロパティー）では、全快どころか治療すらおぼつかない若干の病気に、私はこの尿療法という治療手段を試したわけですが、得られた成果は驚異的でした。開始から二年のうちに、食習慣を変えながら尿療法を実施するというやり方で、次の諸疾患に、驚くべき治療効果を発揮したのです――**性器ヘルペス、（良性の）前立腺肥大症、多発性の腎臓結石、甲状腺機能低下症、リウマチの症状を呈する骨糜爛（びらん）、白帯下（はくたいげ）、慢性副鼻腔炎**〔いわゆる蓄膿症〕、**アレルギー性皮膚炎**や、その他多数の疾患などです。

尿療法の効能の科学的根拠――尿には各種の蛋白質・ホルモン類・無機塩類・ビタミン類やその他の有用物質が大量に含まれており、それゆえ極めて栄養価が高いことは、すでに多くの国々の研究で判明しています。尿に含まれる各種の栄養成分は、体内で容易に同化し、再利用されますが、その際に体内のエネルギーを失うこともないのです。

尿には免疫系を活性化させる各種の物質が含まれており、そうした物質によってウイルスや細菌の感染が阻止されるし、エイズや癌やその他の消耗性疾患などに侵されて免疫力が衰弱している患者でも、免疫系の潜在力を増強することが期待できます。

尿は強力な洗浄作用があり、あらゆる毒素の解毒や完全排除が期待できます。尿療法は、断食や生の新鮮な果実や野菜だけを食べる菜食と組み合わせることで、わずか数週間のうちに体内からそうした毒物を完全に排除することが期待できます。

尿には抗癌作用があります。実際、これまでに尿から数多くの抗がん物質が抽出分離されており、それらが発癌を予防したり癌組織の成長を抑え込むこと効果を有することが科学的に証明されているのです。

P・D・デーサーイ医師〔訳注6〕の言葉を借りるなら、現代の強力な医薬品やワクチンや放射線治療や、本来必要のない外科手術が、人類全体に及ぼしている害悪は、原爆がもたらした惨害よりもはるかに大きい、ということになります。なぜなら原爆がもたらす被害は、爆発をこうむった地域に限定されるし、時間的にも限度があるわけですが、強力な医薬品などの現代医学の汎用手段がもたらす危害は、全世界の国々に及んでいるし、年がら年じゅう、昼夜ひっきりなしに人々を襲っているからです。

ここで、〔人尿から〕抗癌物質「アンチネオプラストン」を発見した研究者スタニスワフ・R・ブルジンスキー〔訳注7〕氏から、アハマダーバードにある尿療法センターに送られてきた手紙を紹介しましょう。インドで行なわれている尿療法が治療効果を発揮する理由を、彼は「アンチネオプラストン」と関連づけてこう論じています――

「我々の研究の最大の関心事は《アンチネオプラストン》と名付けた化合物です。この化合物は、ヒトの健康な生体組織にまったく危害を及ぼさずに強力な抗癌作用を発揮できるのです。昨年だけでも我々は、ヒトの膀胱・結腸・舌・乳房・肺・卵巣・子宮などの各種の器官に生じた、十四種類のさまざまな種類の、癌の治療に成功しています。これらの癌は、いずれも遠く離れた器官に転移したもので、脳に転移した癌もありました。これらの成果は目下、発表にむけて準備中です。アンチネオプラストンの化学的な実体は、中ぐらいの規模のペプチドですが、これを作りだしているのは健康な人間の生体組織でして、血液や尿に含まれているのです。

目下、我々は、ふつうの人尿からこの物質を抽出分離しようと努めています。尿に含まれるアンチネオプラストンはきわめて微量なので、患者一人分の一日投与量を確保するには、二九ガロン〔＝米ガロンでは約一一〇リットル〕もの人尿を精製せねばなりません。この分量のアンチネオプラストンが得られたら、それを水で溶いてごく少量を投薬するのですが、そのやり方はインシュリン注射とおなじ要領です。かなり進行した病態の患者さんたちを四～六週間で完全に回復させることが、すでにできています。今のところ副作用はまったく観察されていません。インドでも自家尿療法で良好な治療成績を上げていることを知り、私は大いなる喜びを感じています。なにしろ、あなたたちのご成功が我々の理論を支持する望みがあるわけですから。西洋医学はインドの民間伝承医学から、これまで多くの成果を取り入れてきました。我々の治療技術も、何世紀も前から続けられてきた自然療法と結びついていることをここに確認し、喜びを分かち合いたいと思います。」

〔引用元――『マーナヴ・ムートラ／自己尿療法――健康全般に役立つ尿療法についての専門的知見』、ラーオジーブハーイー・マニブハーイー・パテール著、一九九一年・アハマダバードにて一九九一年出版〕

2　尿療法のさまざまな体験談

① W・Mさん（女性、オランダ在住）

「わたしはインドにしばらく住んでいたことがありまして、かの地で尿療法のことを知ったのでした、インドにいたとき、銀行に行くといつも顔を合わせる男のかたがおりました。ところがある日行ってみるとこの人がいない。噂では腸チフスだという。腸チフスは重い病気で、体力をどんどん奪い、死に至る場合も多いわけです。ですから私は銀行に行くたびに彼の病状を尋ねていたのですが、そのたびに返ってくるには〝おそらく死ぬだろう〟という悲観的な答えでした。ところがしばらく後に、銀行でこの男性とばったり出くわしたのです。彼は元気そのものでピンピンしていました。

　その後、彼からどうやって立ち直ったのか聞くことができました。以前に私は、子供たちが重病で苦しんでいることを彼に話したことがあったのですが、**腸チフス**は尿療法で全快したのだと教えてくれたのです。

　わたしには四人の子供がいますが、全員が**単核球症**という血液の病気に罹っています。この病気のせいで、虚弱でいつも疲れた様子、魂が抜けたような状態で、しょっちゅう熱を出していました。四人のうち、年端のいかない二人については、まず茶色いビンにおしっこをさせて、あとでそれが自分のオシッコだと気づかぬように、クスリだと言って飲ませました。このときにとても助かったのは、雇っていた子守りのおばさんです。このおばさんは、尿療法を試してみるべきだと私を励ましてくれたほどです。彼女は南インドのケーララ州出身で、かの地でも多くの漁師が尿療法を実践しているのだと、教えてくれたのです。漁師は魚をさばくときに**切り傷**をつくることが多く、これは放っておくとひどい感染症になるわけですが、クスリ代わりにオシッコを使うと、じつによく効くのだと教わりました。わたしは子供たちに二、三日断食をさせてみました。断食中は毎日、何時間かオシッコで入念にマッサージを施しました。最初はたいへんでした。なにしろ夫が尿療法には絶対反対の態度でしたから。でもその後もわたしは子供たちに再び断食をやらせたんです。今度は十日間の長丁場です。結果は上々でした。みんな急速に健康が回復したのです。食欲がでてモリモリ食べるようになったし、学校生活もちゃんとできるようになったし、子供らしい生き生きとした輝きを取り戻したのです。明らかに、わたしの子供たちは心とからだのさまざまな次元で、生命力を押しつぶしていた様々な障害物が、洗い清められたように思えます。

　もちろんわたし自身も尿療法を試してみる決心がつきました。わたしは十八歳のときか**気管支炎と副鼻腔炎と、慢性の貧血症**に苦しんできました。しかし尿療法を試みるや、症状が劇的に改善されたのです。おまけに血液検査をした臨床検査技師が〝ヘモグロビンの値がとつぜん改善されて高くなりましたね〟と驚いた様子で教えてくれました。それまでは血中ヘモグロビン値が低すぎたのですが、驚異的な早さで許容水準にまで回復したのです！

　その後わたしは乳房に**腫瘍**がみつかり、悪性かもしれないというのでいったん尿療法を中断することになりました。最初は〝尿療法で腫瘍を治す〟という方針でわたしを支えたり助けてくれそうな人は、いませんでした。尿療法が使えないとなれば、化学療法や、おそらくは乳房を切除するしかないわけです。どんな犠牲をはらっても、それだけはごめんだと思いました。

エリーさんに出会ったのは、その頃のことです。インドの修道院（アーシュラム）で暮らすオランダ人の女性です。彼女がわたしを支えてくれたのです。わたしは家族といっしょに修道院にかよい、そこで定期的に自分のオシッコを飲んでいました。たとえ腫瘍がまだ乳房に居座っていても、いちいち観察して一喜一憂するのはやめよう、と決心したのでした。……果たして、あるとき腫瘍がすっかり消えているのに気づいたわけです。その時はすでに自分のオシッコだけを飲んでいました。尿マッサージもしていませんでした。

尿療法は、いろいろな外傷を治すのにも用いてきました。やけどでは最も重症の「Ⅲ度熱傷」の患者さんを尿療法で治したこともありました。〔通常ならⅢ度熱傷では回復しても瘢痕（はんこん）が残りますが〕その患者さんはほとんど傷痕を残さずに快癒を果たしました。子供たちが、かすり傷や、クラゲや虫に刺された場合も、尿湿布で治して快癒させてきました。

わたしは看護婦をしていたことがあるので、医学知識にはかなり通じています。かつては外科手術の補助や、訪問看護や付き添い看護をしており、逆症療法（アロパティー）の治療手段が通用しなかった現場をたくさん見てきました。そんな経験があるからこそ、心理的な葛藤などをあまり感じずに、すなおに尿療法を行なうことができています。インドにいた頃は、自然医療をおおいに実践したものでした。健康改善に役立ちそうな治療法だと聞けば、なんであれ自分で調べて試してみたものです。このやり方でわたしは数多くの治療法を学んできたのです。しかしそれら全てと比べても、尿療法は圧倒的に優れています、尿療法にまさる治療法はありません。」

② L・Tさん（女性、オランダ在住）

「私は四十歳。ジャーナリストをしています。尿療法を始めてから最初の三か月のあいだに、本を一冊書き、引っ越しをして、〝働きながらの母子家庭（シングル・ワーキング・マザー）〟として必要な、子育てをはじめとする諸々の仕事をこなしてきました。これをお読みになれば当然、私が猛烈に元気な人間だと思うでしょう。実際、尿療法をしていた時期はオランダでインフルエンザが猛威をふるっていて、ほとんど皆がかかっていたのですが、私は例外だったんですから。ところがある晩、症状が出はじめた。まず動悸がひどくなり、鼻と（私の弱点である）歯ぐきが痛み出した。喉がひりひりと渇いて涙が出てきました。大きなストレスになっていた仕事が一段落ついたばかりだったので、それで気が抜けて風邪をひいたんだな、と思いました。新鮮なオシッコでうがいをして口内をよくすすぎ、一日当たりの飲尿の量もふだんの二倍に増やして対処しました。翌々日の昼ごろには完全に治り、鼻水もすっかり止まりました。それが本当にインフルエンザだったのか、あるいはただの風邪だったのか、そこまでは知りません病名なんてどうでもいいことですが、とにかく症状の悪化せずに済んだわけです。

尿療法をやりはじめて実感した、最も注目すべき〝オシッコの効能〟は、私の気分を爽快にしてくれたことです。自分のオシッコを飲むことで、それまで絶対に無理だと思っていた〝心のかべ〟を自力で突破することができたのです。そして心がいろいろなしがらみから吹っ切れて、とても愉快な気持ちになれたのです。〝これを実行できたんだから、もうなんでもやり通せるぞ〟という胆力がついた、といってよいでしょう。地球の裏側のオーストラリアに行くことだって、そのくらい簡単にできる、という気分です。この自由な解放感に、いまも私は満たされているのです。」

③ E・J・Pさん（男性、オランダ在住）

「ぼくが初めて尿療法のことを聞き知り、本を読んだのは一九七五年頃。インドのムンバイでのことでした。それよりずっと前ですが、十一歳のときに、放尿したばかりのオシッコを飲むという奇妙な習慣について見聞きしたことはあったのです。ただし当時のそれは（ヤギやある種のサルが病気になったときにこの方法を行なう、というような）動物がオシッコを飲む、という知識にすぎませんでした。

その後、アーチャーリヤ・ジャグディッシュ・B氏の尿療法の本を読んだ（訳注8）のがきっかけで、このように太古から人類に伝えられてきた神秘的な知識が、あらためて現代の自分に与えられたわけですが、これはまったく興味ぶかい巡り合わせだと思えるのです。彼はこの、患者一人ひとりが、他ならぬ自分の健康問題を、まったくの独力で治すことができるという素晴らしい治療法を、世に普及拡大していくことこそ自分の一生の使命だと心にきめて、インドで尿療法の啓発書を出版してきた人物でした。そしてやはり同じ時期のできごとですが、当時のモーラルジー・デーサーイ首相が、勇猛果敢に元気よく政治家の激務をこなしている秘訣は〝飲尿〟なのだということを、正々堂々と公言していたのです。デサーイー氏はたしか、当時すでに七十歳を越えていたと思いますが、高齢をものともせず首相と役務を果たしていました。ちなみに最近きいた話ですが、彼は現在、すでに九十歳を越えているけれども、若い頃とかわらぬ元気な暮らしをしているそうです。

そんなわけで、ぼくはこの奇想天外な治療法のことを幼い頃から知ってはいたし、それが癌や白血病や壊疽(えそ)や、さまざまな感染症の治癒に役立つことも、知識としては耳に入っていたわけです。……が、自分自身で尿療法をためす気には、どうしてもなりませんでした。

しかし、それから四年ほど経ってから、自分でためす機会が突然やってきました。その時までぼくは、この方法を実際に経験した人に出会うことができなかったので、けっきょく「自分が尿療法について知りえたことは本当に価値があるんだ」という密(ひそ)やかな確信に頼って実践するしかなかったわけです。つまり当時のぼくは北欧でしばしの休暇を楽しんでいたのですが、大麻所持の疑いで独房にぶちこまれるという災難に遭いました。そしてどうしても出獄して病院に行かねばならぬ事情があったのです。入院中の友人をどうしても見舞いたかったからです。ぼくは捨て鉢(ばち)になって、自分のオシッコを飲んでみようと決心しました。それで飲尿を実行したらどうなるのか試してみよう。それで体調を崩せば出獄作戦は成功するだろう。体調が崩れないなら、そのときは別の方法を試して入院を企てよう……そう考えたのです。

飲尿決行の初日、朝のオシッコを試みました。が、少量を口に入れたとたんに吐き出してしまい、味すらわからずじまい。のこりのオシッコもぜんぶ捨ててしまったのです、とにかくオシッコを口に入れること自体に堪(たま)らない嫌悪感をもち、「こんなこと二度とするものか！」と思ったほどです。

翌朝、どうしても出獄して病院に行きたいという思いに駆られて、また自分のオシッコを飲むことに挑戦しました。……が、またも残念な結果に終わりました。〝嫌がる心(メンタル・ブロック)〟が根深い「障壁」になることもあるのだなあ、と実感した次第。

三日目、ついにぼくは、一口すすっただけのオシッコでしたが、それをごくりと飲み込むことに成功しました。これから何が起きるんだろう？――じっと座ったまま、思いを巡らせていました。想像していたようなまずい味でなく、なんというか、薄い塩味が口の中に残るのですが、それもほどなく消えてしまうほどのものです。ちなみにそれよりずっとまずい液体を、健康改善のためという名目で医者に処方され、私はこれまで飲んできたわけです。

さてオシッコを飲み込んでからですが、五分ほどたった頃でしょうか、急に便意が襲ってきました。便座に座ったとたんにウンコがドドッと出てきたのです。ぼくにとってこれは驚くべきことで、なにしろ監獄で不健全な食事を強いられていたせいで、すっかり便秘になっていたからです。さらに五分後、またウンコが出て、それでからだが心底ラクになりました。

この日の朝に始めて以来、ぼくは今までずっと、毎日この〝お勧め〟を繰り返してきましたが、一度も便秘になっていません。さらに驚くべきは、ぼくは物心がついた頃からずっと両手にちいさなイボがたくさん出来ていたのですが、それがオシッコを飲み始めてわずか八日後に、突然ぜんぶ消えてしまったのです。それはまるで、ヒナ鳥が成鳥になるときに、羽がぜんぶ抜けかわるみたいな感じでした。その時の様子ですが、まず吹き出ものが二つ、三つ、はなれた場所に現れました。そのうちの一個は、一週間ほどかけて徐々に膨らんでいって、しまいに膿（うみ）を吐き出したのです。膿の量はぜんぶで、茶さじ一杯半ほどでした。からだのなかで浄化が始まっていることを実感できました。始めてオシッコを飲んでから数週間後、わたしは朝一番のオシッコを飲むという〝お勧め〟を続けていたわけですが、その間に、からだのなかでゆっくりと変化が始まっていることを実感してきたのです。そして今、ぼくはすでに十四年間、飲尿をつづけているわけですが、こう断言できるのです。かつては伝染病とか流行カゼとか感染症とか、そういうものにとても罹りやすかったけれども、今のぼくはそんな病気が襲ってきても、九九パーセントそれに罹らず生きていけるぞ、と。……けれども別に病気じゃなくても尿療法は始められます。なぜなら理論的には尿療法を行なうことで、病気への抵抗力が強まるからです。ときには〈尿療法を始めると、からだがビックリして〉ちょっとした変調が現れることもありますが、しかしそれは容易に乗り越えられる性質のものです。

ぼくの体験談が、尿療法の〝ききめ〟の秘密を解き明かすのに役立てば幸いです。この〝生きのびるための究極の理法〟を研究するすべての人たちが、その研究や発見を成就できることを望んでおります」

④ M・ヴァン・Lさん（女性、オフンダ在住）

「わたしに言わせれば〝シヴァームブ・カルパ〟（尿療法のことです）は、からだのあらゆる不調や病気を治すことができる、最も効果的で、まったく奇跡的な治療手段なのです。この治療法の最大の長所は、おもてに出ている症状を消し去ってしまうだけでなく、その根本原因もちゃんと治してしまうことなのです。そういうわけで、わたしは尿療法の特徴を、次の三つのことばで言い尽くせると思っています。すなわち尿療法とは、真理と、簡単平明と、愛なのだと、わたしは思うのです。

　尿療法に最初に出会ったのは十二年ほど前のことです。インドにあるバーバージーの修道院に滞在していたときのことでした。そこでオーストラリア人のある男性と出会ったのですが、ちょうどこの人が、はしご台の上に立って、寺院の渡り廊下の塗装作業をしていました。わたしの目の前に、彼の両足が置かれていたわけですが、それがもう傷だらけだったんです。だから思わず声をかけました。『ねえ、ジョン。あなた足が傷だらけじゃないの。それ手当しなきゃダメよ』彼の返事はこうでした。『だいじょぶ、だいじょぶ。オシッコかけるから』そんなふうに言われたから母親みたいな気持ちになりました。『だめよ、ジョン。いうことを聞いてよ。すごく効く金盞菊（カレンデュラ）の軟膏〔訳注9〕をつけてあげるから』だけど答えは同じでした。『だいじょぶですよ。オシッコかけときゃ、いいんですから』こんなやりとりがしばらく続いてから、彼ははしごから降りてきて、尿療法のことを教えてくれたのです。でもそんな話はとうてい信じることができない。で、わたしは相変わらず金盞花（キンセンカ）の軟膏を彼に塗ろうと努めたのです。すると彼はこう言った。『図書室にその本がありますから、まずそれを読んでくださいよ』……読みました。そしてすっかり困惑してしまいました。でも、これは効きそうだ、という予感は得られました。

　一週間たってみると、ジョン氏の足は傷がすっかり治って、赤ちゃんのお尻みたいに、足の皮膚がふっくらすべすべになっており、すこぶる血行がよくて肌がピンク色に輝いてみえるほどになっていました。わたしも、のどの痛みやちょっとしたかすり傷に尿療法をためしてみて、その効能を会う人ごとに宣伝するようになりましたが、ほどなく尿療法への関心がおろそかになり、以前のように医薬品に頼るようになってしまったのです。

　しかし数年後に転機がやってきました。鬱蒼（うっそう）とした密林の、踏破に挑んだのですが、履（は）き慣れた靴をなくしてしまったせいで〝足に合わない靴〟を履き、無理をしたのです。家に帰り着いたら右足が酷（ひど）いことになっていました。親指は爪がすっかりはがれて泥だらけ。とりあえず金盞菊（カレンデュラ）の軟膏で応急手当をしたのです。翌日には足がひどく腫れて、激痛を発するほどになっていました。地元の医者に見せたら、抗生物質を飲みなさい、さもないと足を切断しなきゃならない羽目になるよ、とのご忠告。……ここで突然、あのジョン氏のこと、そして彼が用いた〝奇跡のクスリ〟のことを思い出したのです。さっそく自分のオシッコを布に浸し、まずそれを、つま先と、足首のところまで足全体に当て、さらにその上から調理用ラップで覆（おお）って尿湿布を試してみたのです。ひどい格好！　でもきっと効いてくれる、という確信がありました。じっさい、湿布をあててわずか二、三時間で痛みがすぅ〜っと消えていきました。もっとも、痛みは消えても、つま先の傷は最初のままだったし、足の腫れもまだひいてはいなかった。その格好で医者にいったら、わたしを見るなり面食らい、キレて怒鳴られる始末でした。……で、尿湿布を始めた最初の二日間は、二時間ごとに尿湿布を新しいのに取り替えて、残りのオシッコはぜんぶ飲み干す、という思い切った方法を続けたのです。開始から一週間もたたぬうちに、足の状態はよくなりました。医者に見せたらまだ怒ってましたが、たちまちの回復ぶりに驚いていました。ですからこの医者には、アームストロング著の尿療法の本（＝『命の水』）を差し上げたのです。実をいうとこの医者は尿療法のことを知っていたのです。でも西洋医学に従事するインドの医者にはありがちなことなのですが、彼も西洋流の抗生物質をつかったほうが〝劇的に効く〟と信じていたのです。でもこれがきっかけで、以後はこのお医者さんも、〝シヴァームブ・カルパ〟（尿療法のことです）で多くの患者さんを治しているのです。

最近十年ほど、わたしは尿療法で膨大な治療経験を積んできましたし、みごとな治療成績をおさめてきました。尿療法は、耳の痛み・眼の感染症・高熱・やけど（日焼けにも）などの治療にとても役立ちました。ドイツ人のある少女の――わたしがインドで知り合った少女ですが――その人生を救う偉業さえ、なしとげたのです。この少女はちょっとでも気温が上がると、全身が湿疹で覆われてしまう体質だったのです。わたしは訊ねたことがあります。『こんなに暑いのに、どうしていつも長そでシャツと長いスカートなの？』　すると彼女は腕をまくりあげて、こう言ったのです。『こういうことだから……』　彼女は、腕ばかりか、ももから足までも、びっしりと、ひどい湿疹に覆われていました。だから尿療法を教えてあげたのです。彼女はわたしが教えたとおり、自分のオシッコを四肢にすりこみました。するとたちまちにして、痛みやかゆみが消えたのです。二、三日たつと湿疹がすっかり消えて、腕は赤みだけが残った状態でした。彼女は勇気をふりしぼって、ついにオシッコを飲みました。尿療法で体質が改善できると強く信じていたので、もっとたくさんのオシッコを出したくて、水をがぶ飲みしたほどでした。二週間後、湿疹は完全に消え去ったのです。以来、四肢に湿疹など一度も出なくなりました。

尿療法を知ることで、わたしは一つの確信を持ったのです。それは、我々のすべてが、自分自身のなかに、癒やしの力を持っているのだ、という確信です。この癒やしの力は、精神力に止まるものではなく、肉体そのものが科学的・現実的に有しているのです。自分のからだに感謝を捧げましょう。だって自分のからだが、霊妙なる治療力をもった自分独自のオシッコを作りだしてくれるのですから。わたしはこの〝いのちの水〟に心から敬意を感じているんですよ！」

⑤　V・Mさん（男性、ドイツ在住）

「正直に言っちゃいましょう。僕はこれまで〔尿療法で〕皆さんに申し上げるような、物凄い、奇跡のような、病気からの回復体験というのは、経験がないのです。子供のころに、面白半分に自分のオシッコをなめてみたことはありました。塩辛くて、ちょっとヒリヒリする味でしたね。だけど当時は、まさか自分がオシッコを飲むようになるなんて考えてもいませんでした。

その後、親友からオシッコが病気に効くという話を聞いたのですが、長い間、本当なんだろうかと疑っていました。しかしとにかく試してみることに。……で、ある朝、目がさめて、今日こそまさにその日だ、と直観して、コップになかにオシッコをして、ちょっと匂いを嗅いでから、グッとひと飲みでそれを飲み干しました。飲んでみて驚きました。味も匂いもなかったのですから。

ただひとつ気に入らなかったのは、温かい飲みものだったことですね。翌朝も決然とした気持ちで、コップに入れたオシッコを飲もうとしました。……が、今度はひどい臭いだったので、すぐにトイレに捨てました。

その後、かなり経ってのことですが、もういちどオシッコを飲んでみようという気になりました。下痢をしていたし、妻に逃げられて身の心もすっかり弱っていたのです。これ以上は悪くなりようのない、最悪の状態だったわけです。そんなわけで僕は出たてのオシッコを丸一日、飲むことになったのです。ところがコップ一杯のオシッコを二、三回飲んだだけで、それまでは力尽きて鉛のように重かった心とからだに、すこしずつ元気が戻ってきて、順調な回復が始まったことを体感できました。

オシッコの風味がきつくて容易に飲めない時は、いつも鼻をつまんで先ずオシッコを飲み干し、それから水で口をすすぐ、というやり方をしてきました。そのおかげで毎日、飲尿と尿マッサージを続けてながら今に至っています。かつては乾燥肌で、皮膚が荒れてかさかさになったものですが、今はこの悩みからすっかり解放され保湿クリームともおさらばしました。尿療法を始めるまでは手放せなかったのですけどね。それどころかオシッコでマッサージをすると、肌は、ほんのり甘いような心地よい芳香を発するようになるんですよ。

　オシッコを飲む習慣ができると、毎朝じぶんで〝尿検査〟ができるのも面白いですよ。色や香りだけでなく、味の微妙な変化もわかるし、オシッコに含まれる成分の微妙な変化もわかるようになります。このやり方で自分のからだの様子や、五感のはたらき具合や、飲食物とからだとの関わりが、もっとよく理解できるようになります。それに、オシッコが〝ただならぬ液体〟だとわかると、オシッコに関わるいろいろな話を聞いただけでもいろいろと興味がわいてワクワクしますし、あたらしいやりかたを考案して、試してみようという実験精神が生まれてきます。

　たとえば、キリストが生まれる前の大昔から、オシッコが洗濯用洗剤や家庭用洗剤として使われていた、という話をきいて、僕もそれを自分で試してみました。新鮮な〝出たてのオシッコ〟に、半月ばかり置いた（すでにアンモニア臭がしている）〝古い尿〟を加えて、この混合液で窓を拭いてみたのです。すると窓にこびりついた泥汚れを溶かすだけでなく、これまでどんなクレンザーを使っても落とせなかったペンキその他の染みまですっかり溶けて、きれいに拭き取ることができました。さらに、古い尿で鏡を拭いてみましたが、これも同じ成果が得られました。ここで特筆すべきは、古い尿を使っても嫌なアンモニア臭は残らないし、オシッコを用いた拭き掃除を素手で行なうと肌がすべすべになるという〝ご褒美〟があることですね。洗剤として用いて余ったオシッコは、そのまま植物に与えても全然平気ですから。そして何より、窓が完ぺきにきれいに掃除できるのですから。

　僕はこれまで重病に罹ったことがないので、残念ながら皆さんにご報告できるような〝劇的な回復体験〟というのがありません。そんな僕ですが、それでも尿療法がすごく効くというのは、ものすごく感じています。だから今でも尿療法を続けているのです。」

⑥ Ｈ・Ｐさん（女性、オランダ在住）

「わたしは長年、リウマチに苦しんできました。とくに両手のリウマチは、それはもう、辛いものでした。息子から尿療法のことを聞き、尿湿布をすれば効果があるかも、と教えられました。その話を聞いたときはびっくりしましたが、わたしも両手に尿湿布を試してみることにしたのです。おかげさまで、すばらしい成果に恵まれました。動かなくなっていた両手が、自由に動くようになってきたし、一番すごいと思ったのは、両手の痛みが実際、消えてしまったのです。」

⑦　A・Oさん（女性、オランダ在住）

「私は、パーマと毛染めのせいで、髪の毛が艶（つや）も湿気も失ってカサカサになっていました。それで放尿から4日たったオシッコで髪の毛をマッサージし、一晩中（尿湿布で）髪の毛をオシッコに浸してみたのです。そうしたら髪の毛がしなやかさを取り戻し、これまでよりもずっと整えやすくなったのでした。出たての新鮮なオシッコでからだをマッサージしたり、オシッコをオレンジジュースで割って飲む、という試みも始めてみました。やりはじめてから二、三日で、心もからだも本当に快調になったんです。但し、それに続いてちょっと体調が変わるという経験もしました。睡眠の習慣も変わってきて、それまでよりも長く寝ないと調子がでないこともありました。ちょっと大目に寝ればいいわけですけどね。それから、たまにですが、気分が落ち込むこともあります。これも、からだが浄化されていく段階で起こる現象なのだと考えていますが……。」

⑧　D・Vさん（女性、オランダ在住）

「ここでわたしの尿療法の体験をお話したいと思います。わたしは六十歳。三人の子供がいます。たいていの病気は尿療法で簡単に治せるし、その効き目もはっきりわかるという実感を持っております。

　一年以上まえからですが、わたしは化粧品を使うとアレルギーが起きて、たいていはものすごい吹き出物（＝発疹）が生じるので悩んでおりました。最初のころは、ホルモン入りの軟膏でその吹き出物をむりやり抑えていたのです。でも去年の夏にこの軟膏を使うのをやめて、尿療法を試してみたのです。

　八月一日——自分のオシッコを飲み始めた（最初はものすごく嫌だったけど、すぐに慣れた）。昼も夜も、でたオシッコはほとんど全部飲んで、腕にも擦りこんでみた。（オシッコってこんなにきれいな色だったんだ！）

　水泳したあと全身にオシッコを擦（す）りこんでみた。結果は、吹き出物だらけでかさかさだった肌が、しっとりすべすべになった。

　八月七日——吹き出物が治り始めた。これまでの吹き出物がいったん消え、それからまた現れた。ひりひりとした感覚がいったん強まり、それから弱まった。出てから四日経った〝古いオシッコ〟を肌に擦りこんでみた（強烈なニオイでした！）。わたしの両手は肌がしなびてしわだらけだったのに、しっとりすべすべになった。

八月一〇日——虫歯で、何ヵ月も前から冷たい水を飲むと歯が痛くなったのだが、痛みが出なくなった！

一年ほど前から眩暈（めまい）に苦しんでいた。内耳の感染症が原因だった。この病気も尿療法を始めてからすっかり良くなった。このところ毎日、オシッコを肌だけでなく髪にも擦りこんでマッサージを続けてきたが、おかげでしっとりしなやかになり、健康な艶（つや）も出てきた。ストレスから抜け出し、心に大きな安らぎと自信が生まれた感じがする。

八月一三日——吹き出物がなかなか消えず、私としては若干不満だったので、〝古いオシッコ〟で腕に湿布をして、その上から〔湿布が乾かないように〕調理用ラップをかぶせた。すると翌朝には噴き出物がすっかり消えていた！　夢じゃないか、と思うくらいびっくりした。けれども昼になる頃にはまた吹き出物がでてきて、またひりひりと痛み出した。昼にでたオシッコは苦い味がした。だから今日は泳ぐのをやめ、両腕に尿湿布を当てて調理用ラップでくるんだまま、夜をすごした。朝になると吹き出物が治りかけていた。

八月一七日——昨夜から吐き気がして、朝もずっとそんな感じだ。下痢が始まったようで、ただならぬ倦怠感だ。寝床から出られぬまま、爆睡していた。目がさめてから、ふだんより多くのお茶（ハーブティー）を飲んだが、何も食べずにすごした。ちょっと下痢気味だったけど、吐き気はなくなった。この時からわたしは、一日三回の飲尿と、夕方からは両腕に尿湿布を施すことと、朝おきたらオシッコで顔などを洗う、という集中的な尿療法を始めた。わたしは吹き出物のほかにも、ひどい肌荒れに悩んできた。ふと気がついたのだが、わたしはときどき深呼吸をしていて、その深呼吸は、ため息のあとに、息を途中でとめる、という習慣になっていた。これは自分が、健康な日常に戻りつつあることの、身も心も楽になりつつある兆しのように思えた。もうひとつ特記すべきことがある。わたしは食事からすっかり塩気を抜いた。

八月一九日——尿湿布を始めて六日がすぎた。吹き出物はほとんど消えた！　ホルモン入りの軟膏を使わずに、吹き出物を治すことができた。身も心も、正しい調和（バランス）を取り戻しつつある。このおかげでわたしは心身ともに、あらためて健康な再出発ができるような気がしている。自分のからだが、自分むけのクスリを作りだし、いつでもそれを自由に使えるなんて、本当に素晴らしいことだと実感している。

八月二五日——両腕の吹き出物が完全に消え去って、きれいな若い肌がもどってきた。かつてホルモン入りの軟膏を使っていた時は、手にも顔にもたくさんのイボのようなおできが出来ていたけど、これもすっかり消えてしまった。顔に痣（あざ）のようなものができて、ずっと腫れていたのだけど、それも小さくなった。人差し指の関節のところにこぶが出来ていたのだが、これもすっかり消えた。腕にイボが一個あったのだが、それも完全に消えてなくなった。日数を置いた〝古いオシッコ〟のにおいも、以前ほど酷いものではなくなった、

尿療法を始めてから、わたしの体調はすばらしく改善されました。この尿療法に製薬業界が強い関心を持つだろうなんて、とうてい思えません。でもそんなことは、わたしの知ったことではありません。望むらくは世の人々が、クスリに高いお金をかける必要はないし、いつだって自分が必要なクスリは自分で生み出せるのだ、ということに早く気づいてほしいですね。わたしが体験した四週間の出来事は、信じられないほど素晴らしいものでしたが、具体的にこの目でみて、記録できた事実だったのです！」

⑨ D・ヴァン・Kさん（男性、オランダ在住）

「私の場合は、禁煙をきっかけに尿療法を始めたのです。それ以前から、尿療法には解毒作用がある、ということは本で読んで知っていました。私が求めていたのは、まさにその解毒作用だったんです。尿療法ですが、最初は用心ぶかく、ごく少量をちびちび飲む、というところから始めました（文字どおり〝嫌悪感で身震いがおきた〟ものでしたけどね）。尿マッサージは、排尿から五日たった〝古いオシッコ〟を用いたマッサージをいきなり始めました。その強烈なにおいを、わざわざ嗅いでみたりもしました。その日はもう一日じゅう、どこに行ってもオシッコの臭いを感じたものでした。これはまったく奇妙な体験でしたよ！　それから二、三日たったころ、腎臓がなんだかすごいことになりました。何者かが腎臓を搾っているような感じに襲われたんです。つねに突き上げるような痛みを感じるようになったのですが、翌々日あたりからオシッコといっしょに砂粒が排泄されるようになりました。この砂粒は、腎臓がおもいきり縮み上がったおかげで排泄されたのかも知れませんが、詳しいことは知るよしもありません。

一週間後、もう十分だろうと思い、尿療法を中止しました。それから八週間後、用心ぶかく、また尿療法を再開しました。最初の二、三日は、朝おきたらオシッコで口をすすぐだけ。それからオシッコでのうがいへと一歩踏み出しました。時々はオシッコをほんの一口飲んでみたりもしました。それから新鮮なオシッコで顔面マッサージを開始。やがて〝古いオシッコ〟でのマッサージに切り替えました。

それから二日後に私が気づいたこと。それはオシッコには肌を健康にする素晴らしい効果があるということでし

た。脂性の肌に悩んできたのですが、尿療法を試してみるとべとべとと感がなくなり、若い張りのある肌になりました。

この二回目の尿療法の試みは、前回よりもずっとうまく行きました。それから二、三日たってようやく飲尿を開始したのです。今度は就寝前に出た〝一日の最後のオシッコ〟も少し飲んでから寝るようにしたのです。すると翌朝のオシッコは色も薄まり、風味もまろやかになるという感触を得ました。

尿療法の開始から五日後に、くさい息が出るようになり、舌もときどきびっしりと苔が覆うようになりました。からだが（明らかに呼吸をつうじて）浄化されつつある、という実感を得たのです。でも他人との会うときなど、これじゃ都合が悪いので、口内清涼剤やうがいぐすりが手放せませんでした。

一週間後、リンパ腺が腫れました。とりわけ右脇の下の腫れがはっきりわかりました。じつはもう何年もまえから脇のしたに硬いしこりがあったのですが、それがちょうど、ゆで卵を半分に切って肌に押し当てたような感じの、柔らかいこぶに変わっていたのです。しかも痛みを発していたので私はぎょっとしました。

脇の下が両方とも腫れてきたので、不安のあまり夜も熟睡できなくなりました。でもそれから二晩のあいだに、気分はずっと楽になっていったのです。右脇の下のこぶはまだ腫れたままだったけど、少しずつ小さくなっていたからです。しかしこのとき私は、両方の脇の下と、ときどき股間にも、激しい痛みが起きていたのです。そこで尿断食を始めることにしたのです。

尿断食を始めて二日後、舌にはまだびっしりと苔が生えていたし、おそらく息も臭かったでしょう。尿療法をいったん中断しました。一日だけオシッコを飲むのも尿マッサージもやめてみました。すると奇妙なことに、全身にどっと疲れが増した感じになり、あたまも気分も何だかぼんやりしてきたのです。

けれども脇の下の腫れがほぼ完全に消え去っていました！　すでに大きな豆ほどにまで縮んでいたこぶも、この時にはピン針の頭ほどに小さくなっていたのです。

翌日、こぶは完全に消え去りました。オシッコとコップ数杯の水だけしか飲まない尿断食をまる一日続けました。脇の下にもうひとつ、硬いこぶがあったのですが、これもだんだんと柔らかくなっていました。それが突然、三分の一ほどの大きさに縮み、脇の下にビー玉が貼り付いているような感じになったのです。

十日後、私は毎朝コップ一杯のオシッコを飲んで、顔と脇の下をオシッコで洗う、という習慣を始めました。この時は肌もざらざらだったけど、毛穴では浄化のはたらきが始まっていると実感できました。おりにふれて鏡を見るたびに、肌がきれいになっていくのが本当によくわかりました。朝だけでなく、起きている間じゅう、定期的にオシッコを飲んでいました。就寝前にも飲尿をかならず実行しました。すると、いつも（朝一番のものも）薄い色で、においも風味もまろやかなオシッコが出るようになりました。

　脇の下にあった大きなしこりはすっかり消えました。小さなこぶはもう跡形さえ残っていません。わたしのからだは健全な調和（バランス）を取り戻し、毎日の尿療法にもすっかり慣れたのだなと実感しているところです。」

⑩　J・Pさん（女性、オランダ在住）

「わたしは一年ほどまえから尿療法を続けてきて、これから申し上げるような成果を身をもって体験しました。

　まずオシッコを含ませた綿を耳に詰めて、耳痛をすっかり治しました。古いオシッコに浸した絆創膏（ばんそうこう）を感染部位に貼って、感染症を治すこともできました。イボが首にできた時も、やはり古いオシッコで湿布をすることでイボが消えました。刺草（いらくさ）のトゲが刺さって痛い思いをしたときは、新鮮なオシッコで湿布して痛みが消えました。黄疸とタコ［＝皮膚硬結］も治りました。風邪もひかず、鼻づまりさえ経験せずに冬を快適に過ごすことができました。風邪に罹りそうになったらオシッコの匂いを嗅げば、鼻水がすっと退いて、十五分もたてばまともな状態に戻ります。今では乾燥肌も過去の悩みです。尿断食も楽にできるようになったし、その効き目も高まりました。髪はしなやかになりました。熱が出たりインフルエンザに罹っても、たった一日で治してしまいます。便秘でも、一日おいたオシッコを飲むとてきめんに治ります。

　さらに言うなら、シャワーを浴びた後は〝仕上げ剤（リンス）〟代わりにオシッコをからだに塗っています。何ヵ月かにいちどは指甲花（ヘンナ）の粉を〝古いオシッコ〟に溶いて、それで髪の手入れをしています。新鮮でも古いオシッコでもいいのですが、それで尿浣腸もしています。綿を丸めて古いオシッコを浸し、それで顔を拭くときれいになりますよ。古いオシッコは足湯にも使っています（古いオシッコがいつも入手できるように、私はオシッコを土瓶に入れて、ふたをして貯めているのです）。

　私はサイトメガロウイルス（ＣＭＶ）に感染しているのですが、尿療法はその症状を抑えるのにも効きました。週に一度、オシッコでマッサージをしています。これを行なうと熟睡できますよ。」

⑪ J・Kさん（男性、オランダ在住）

「僕は一か月前に尿療法を始めたばかりです。最初は外用から始めて、それから飲尿に進みました。飲尿は、いちばん最初はひとくち舐めただけですが、徐々に量をふやして今では一日にコップ二杯を飲むまでになりました。すでにもう尿療法から素晴らしい恩恵を受けています。両足とお尻に湿疹ができていたのが、尿療法で一週間もたたずに治りました。前額部（ひたい）と両手にいぼがあったのも、二週間ほど尿療法を続けたら消えてなくなりました。じつは陰嚢（いんのう）〔いわゆる「金玉袋」〕にこぶが出来ていたのですが、これも尿療法ですっかり消えてしまったので、驚きもしましたし、なにより安心しました。僕の場合は尿療法は抵抗なく始めることができました。この治療法が実際に効くということを、原理的に理解すれば、あとは実行するだけだったのですから。」

⑫ H・Vさん（男性、オランダ在住）

「オシッコで髪を洗うようになったのは昨年からです。それまではシャンプーを使っていましたが、当時の髪は産毛みたいに細くて弱々しかったのです。でもオシッコで洗髪するようになって髪が丈夫になり、ふっくらとこしがでてきたので、今も続けています。

半年前からは飲尿も始めました。最初はオシッコはまずい物という偏見があったので、水にまぜて飲んでいました。でもオシッコの風味に慣れてからは、むしろ愛すべきおいしい風味だと感じるようになりました。

ふだんは健康ですが、年に二、三回はインフルエンザに罹って数日間寝たきりになるのが常でした。ちょうどそんな時期に飲尿を始めたのです。オシッコを飲んだら本当にインフルエンザウイルスへの抵抗力が強まるのか、確かめようと思ったからです。実際に試みて最初はがっかりしました。やっぱり罹ってしまった気がしたからです。『期待しすぎだった。効かなかったのか』……ところが昼すぎまで休んでいたら体調が良くなりました。次のインフルエンザ流行期にも同じ体験をしました。一日ベッドで休んだだけで、具合がよくなりすっかり健康になったのです。こんなに急速に治ったのは生まれて初めてだと言えるほどでした。

三週間まえに、沸騰した油をこぼして手に浴びてしまう事故に遭いました。すぐに冷水を手にかけましたが、真っ先に考えたのは『奇跡のように効くクスリはないものか？』という自問自答……。『まてよ……あっ！　オシッコがあるじゃないか！』幸いにも火傷したのが排尿直後じゃなかったので、必要なオシッコがすぐに出ました。『温かいオシッコのまま火傷にかけてよいものか？』と一瞬迷ったものの、とにかく大量のオシッコをそのまま手に浴びせたのです。そのときは確実に癒やしが起きていると感じました。あとで火傷の患部にプロポリス軟膏を塗りました。この軟膏には（オシッコの成分でもある）尿素とアラントインも含まれています。火傷は「Ⅱ度の熱傷」という重症のものだったので、手に大きな瘢痕が残るかも、と心配だったので、夜になってから尿湿布で患部をおおい、調理用ラップでかぶせて湿布が乾かぬようにしたのです。おかげでこの火傷は、これまで経験したことがないほど、きれいに治ったのです。」

⑬　I・Mさん（女性、オランダ在住）

「一年まえの自分は、つねに全身がだるくて体調が悪かった。病気への抵抗力がなくてインフルエンザが流行するとかならず罹っていた。胃けいれんや、首と肩のひどい凝りと、物忘れにしょっちゅう悩まされていた。

　かかりつけの医者にみせても『どこも悪くないですね』と言うばかり。そこで分子矯正医学〔訳注11〕の医者に診てもらったところ、血液検査で血中に酵母のような真菌類が見つかった。

　分子矯正医師からは、カンディダ退治に効き目がある食事療法や栄養補助剤やビタミン類の指導をうけたが、すでに尿療法の噂を耳にしていたので、まず尿療法を実行してみようと心に決め、オシッコと井戸水だけしか飲まない断食を開始した。

　四日後にふたたび血液検査をうけたが、あの分子矯正医師をびっくりさせる結果が出た。なにしろ測定結果が著しく改善されていたのだ。それは他ならぬ尿断食のおかげだったのだけど……。とにかく自分の免疫系は、血中に潜んでいる真菌類とちゃんと戦いはじめた。最新の検査画像によれば、血中にはもう余分なカルシウムは見当たらないし、腸内のフローラ〔＝細菌叢〕も正常化に向かっているとのこと。

　この治療を三週間つづけた。その間は、酵母ぬきで作ったパンに、野菜と果物を食べて、毎朝コップ一杯のオシッコを飲んだ。だんだん体調が良くなり、活力が漲るようになり、睡眠時間を徐々に短くしても、問題なく生活できるようになった。三週間の尿療法をとりあえず終えて、分子矯正医師から当初指示されていたカンディダ退治の食事療法に切り替えたが、コップ一杯のオシッコを毎朝のむことだけは続けた。おかげさまで、これまでで一番体調が良い。

大切なのは尿療法を実際に行なうことだ。だが食事の内容に気づかうことも極めて重要である。カンディダ感染症を治すには、この両方が肝心だと実感している。」

⑭ M・Lさん（女性、アイルランド在住）

「あなたのこと、それからあなたが実践していらっしゃる尿療法のことを、つい最近、人から聞いて知りました。アイルランドの私が住んでいる地方では、最近まで赤ちゃんをオシッコで洗っていたんですよ。それから子供たちにも『原っぱで遊んでいてケガをしたり傷をつくったらオシッコを塗りなさい』って教える伝統があったんですよ。残念ながら今や私たちの暮らしも〝現代文明〟一色になり、そうした伝統はすっかり廃れてしまい、昔ながらの美風も〝野蛮〟だと軽蔑されるようになりつつありますが……。」

⑮ G・K・Tさん（男性、インド在住）

「四年ばかり前に、この尿療法というものに興味がわいて試してみましたが、身ぶるいするほど素晴らしい結果を経験しました。わたしは二十年まえからアメーバ赤痢で苦しんできましたが、どの医者に診せても『慢性だから一生がまんして、この病気とつき合っていくしかない』と宣告されるばかりでした！　それに四十年以上も湿疹に悩まされてきたのです。しかし真に驚くべきことですが、この〝自家尿療法〟という素晴らしい治療法のおかげで、これまでわたしを悩ませてきた二大病苦がすっかり治ってしまったのです。さらに驚いたことには、たしかに〝自家尿療法〟もある種の副作用が起きることを身をもって知ったわけですが、それは逆症療法の治療法にありがちな〝人体に害を与えるだけの副作用〟とは性質がちがっていたのです。これまでは抜け毛やふけがひどく、おまけに年がら年じゅう足のうらや唇にひび割れが出来ていました。のみならず、一年のうちの何ヶ月かは、かならず口内炎（口のなかの潰瘍）に悩まされてきました。これらの病苦も、尿療法をしているうちに、いつのまにか全部治ってしまいました。これはまさに尿療法の〝副作用〟でしょう。ただし〝感謝すべきうれしい副作用〟だったのです！　尿療法を始めてから、わたしはずいぶんと若返りました。おかげで今では、この三十年来ずっと忘れていたスタミナと活力が漲っています。妻には『あなた、若い頃だってこんなに若々しく、意気揚々で、セクシーじゃなかったのよ』なんて言われる始末です！　こうした恩恵はすべて、ほんの数ヵ月間でしたが自家尿療法を実践したおかげだったのです。」（引用元――『尿療法の脅威／尿療法は万能の治療法である』、G・K・タッカル著、ムンバイにて一九九二年出版）

⑯ J・Wさん（男性、米国在住）

「マドラスで開催された補完医学国際会議に参加したとき、たまたまイスラエルのお医者さんが隣に座り合わせたのです。この人はハンセン病の治療に興味があってインドに来ていた医者でした。そして更にたまたまですが、会議のなかで尿療法についての資料が配られました。それは尿を用いてハンセン病の治療に成果があった、と報じたものでした。隣席の医者がこの内容をもっと詳しく知りたいと思ったのは当然のことでした。しかしそれは尿療法について学ぶことになる、ということに他なりません。そんなわけで我々は（当時は尿療法なんて頭ごなしに軽蔑していたので）顔を見合わせて苦笑いしたものでした……。

　ところがそれから私は、これもたまたまですが、旅行者下痢で寝込むはめになったのです。そんな事情ゆえ、あの〝口にするのも憚(はば)られる〟ような珍奇な治療法（＝尿療法）を試してみようか、という気になりました。そして実行したわけですが、生まれて初めてコップ一杯を飲み干したときの印象は、もう一生忘れられないでしょうね。しかしおかげで今も死なずに死んでいます。健康上の危機をたちまち乗り越えてしまったわけですが、それが実際にオシッコの効能だったのかどうか、全く知る由がないですけどね。でも最初の一杯を飲んでからは、あとは楽に飲めるようになりました。

　いま私はぜったいの確信をもって、こう証言できます。――自分のからだから泉のようにあふれ出した朝一杯のオシッコを、飲みつづけたおかげで、私は肉体(ボディ)だけでなく、こころ(マインド)も、たましい(スピリット)も、大いなる恩恵を浴びることができた、と。尿療法のおかげで私は心身の根本から、着実に、健康を増進させることができたのです。性格的にも、昔のようなムッツリした気むずかしい人間ではなくなり、友人たちもみな、そう評価してくれています。尿療法を始めてからは、どんなウイルス感染症にも罹らなくなりました。でももっとありがたい恩恵は、尿療法を続けているかぎり私はずっと健康でいられる、と確信できるようになったことです。」（引用元――『希望の輪はひろがる（Widening Circle）』、手技整体医師(カイロプラクティック)ジョン・M・ワインハウゼンが発行するニューズレター、一九九二年）

⑰ R・Lさん（男性、オランダ在住）

「アームストロング氏の本（＝『生命の水』）を読んで尿療法のことを知りました。それ以来、風邪やインフルエンザや喉（のど）の痛みの予防にいつも利用しています。実際に効いています！」

3　免疫に関連する諸疾患（癌・アレルギー・エイズなど）の尿療法体験談

（1）尿療法による癌治療

尿療法が、数多の癌の治療に有効だったことは、すでに証拠つきで立証されています。しかし、だからといって尿療法が〝癌をたちまち治す奇跡の治療法〟だと思い込むのは禁物です。そもそも癌は、生命にかかわるような重い症状をもたらす慢性の病気ですし、実際に治療効果を得たいなら、患者が自分で積極的に養生を試み、自分の体力と治療法を信頼し、自制と忍耐につとめることが必要なのです。患者自身がそうした生活態度で闘病することで、尿療法で癌の症状が軽快する場合もあるでしょうし、痛みが和（やわ）らぐことも期待できるわけです。そしてときには、癌に罹っていることを示す〝肉体的な証し〟である腫瘍そのものを完全に治癒させてしまう働きも、実際に発揮する場合があるわけです。

尿療法の助けをかりて癌が治った患者さんは、じつはたくさんいます。尿療法の文献をくまなく調べれば、その症例に出会うことができます。癌治療の成功例のほとんどは、次に紹介するような〝集中的な尿療法〟を実行していました。つまり、オシッコと水しか飲まない断食を行ないながら、古いオシッコを使って長時間のマッサージを行なう、というオシッコ三昧（ざんまい）の療養生活を続けるわけです。

尿療法がどうしてそんなに癌治療に効くのか、理由はまだ十分に解明されていません。しかしオシッコに含まれている数多の物質は、これまでの学術的研究で、実際に抗癌作用をもつことが確認されています（第5章「生まれつき身体に備わった〝天与の薬局〟――現代科学と医学からみた尿療法の素晴らしさ」を参照）。それだけでなく、尿療法は免疫系の働きを強化すると見られています。癌は、人体に生まれつき備わった免疫系の機能低下につけこんで増長するわけですから、尿療法で免疫力を強化できれば、癌の予防や治療に大きな意味を持つと考えていいでしょう。さらに尿療法が、自然療法でありながら優れた癌治療の効果を発揮できるのは、栄養面で計り知れない恩恵を人体にもたらすという側面があるからでしょう。オシッコに含まれる各種の栄養物質を体内にふたたび送り込むことで、人体は、ふつうに物を食べたり飲んだりして、それが消化吸収される際に必要となる代謝活動やエネルギーを節約できるわけです。飲尿で体内に送られた栄養物質は腸管に至ればたちまち吸収されるし、尿マッサージを充分に行なえば皮膚から栄養物質をじかに体内に送り込むこともできるわけですから。

癌患者が尿療法をどのように行ない、どんな恩恵を得たかがわかる証言の数々をここに紹介しましょう。

① T・Aさん（女性、オーストラリア在住）

「一九八八年、わたしは腸と肝臓とリンパ系に癌を患いました。腸の癌を治すため、わずか三か月のうちに三回も手術を繰り返し、おかげで骨と皮ばかりの衰弱しきった体になってしまいました。肝臓とリンパ系の癌には化学療法剤が投与すると言われたので、わたしはそれを断りました。麻酔薬も抗生物質も手術後に投与されたクスリも、治療のために使われた化学薬品はすべてわたしの免疫系を叩いて、どん底の状態に突き落としたのです。おかげでわたしは髪の毛がごっそりと抜け始めていました。

神さま、この大病が治るように、とにかくお助けください！――わたしはついに、祈りに救いを求めました。その翌日です。友人が『生命の水』という本をくれました。〝生命の水〟とは尿療法を意味することばでした。著者はJ・W・アームストロング。まさに〝求めよ、さらば与えられん〟を地で行く、神の恵みでした！

そののち、わたしは自分の〝内なる神〟に感謝することになりました。尿療法について読書から得た知識は、どんなものでも自分の健康回復に役立つはずだ、と確信をもったのです。そして自分が完全に治ったと実感できるまでは、尿療法をしていることを医者にも誰にも言わずにおこうと心に決めました。だって、がっかりするようなことは絶対にごめんでしたし、それで何か感情的なしこりができたら嫌ですからね。そういうわけで、瞑想と息抜きを続けるとともに、小麦若葉のジュースにレタスのジュースを混ぜていっそう飲みやすくなった野菜ジュースとか、それ以外の種類の野菜ジュースを、毎日かかさず飲むように努めました。肉と加熱食品と乳製品と油脂を三か月間がまんして、その間はサラダと野菜だけをたっぷり食べるという菜食主義に徹して、肝臓の治癒に努めました。髪や頭皮もふくめ、全身を毎日オシッコでマッサージしました。アームストロング氏が書いていたように、そして「からだにあぶらを注いで清めよ！」という聖書の教えにも従って、それを実行したわけです。皮膚は体外の物質を吸収する器官であり、体内のリンパ腺にも通じているわけですから。尿マッサージは午後になってから行ない、翌朝にシャワーを浴びるというのを日課にしました。食間にも早朝にも、夜間もずっと、自分の〝生命の水〟を飲みつづけました。一日に七杯は飲んでいたのです。

九か月後にふたたび医者に診てもらったとき、すでにわたしは元気になっており、見た目にもすっかり健康人に戻っていたので、医者はびっくりしたものです。なにしろこのお医者さん、わたしがとっくに死んでいると思っていたのですから。血液検査で、癌の痕跡（こんせき）がきれいさっぱり消え去っていることも確認されたのです。」

②　J・Wさん（男性、米国在住）

「尿療法にかけた一か八かの冒険へと、私がふみだすキッカケを与えてくれたのは、一九九〇年暮れのクリスマス休暇での体験でした。新春早々にはインドに旅立つ予定で、その直前のことでした。医学博士エヴァンゲロス・D・ダノプロス教授が書いた刺激的な報告を読んだのです。それは尿素とクレアチンをもちいて肝臓その他の癌の治療の成功したという報告でした。いずれもオシッコに含まれている代表的な化合物に他なりません。ダノプロス教授はこう書いていました――《癌治療に尿素を使用するという筆者の試みは、尿に抗癌作用があることを知った一九五四年にさかのぼる。以後、長年の研究を経て筆者は尿に含まれる抗癌作用物の正体が、尿素であることを突きとめた。一九六九年、筆者は癌患者に尿素を経口投与するという方法で治療を開始し、原発性肝癌（＝肝臓が発生源である悪性腫瘍）で顕著な成果を上げ、転移性肝癌（＝多臓器で発生し肝臓に移転した悪性腫瘍）では更に治癒率の向上が認められた。ほどなくして、尿素を生理食塩水に溶いた15～50％溶液を皮膚癌や悪性乳腺腫瘍の病変部およびその周辺に注射すると極めて効果的であることが判明した。》さらに彼は、尿素とクレアチンを用いて他のさまざまな種類の癌の治療にも成功したことを、縷々（るる）と綴（つづ）っていたのです。」（引用元――『希望の輪はひろがる（Widening Circle）』、手技整体医師（カイロプラクティック）ジョン・M・ワインハウセンが発行するニューズレター、一九九二年）

③　I・Aさん（女性、イスラエル在住）

「一九八八年、わたしの肝臓に腫瘍が見つかりました。わたしは尿療法にそれ以前から親しんでおり、実践することも多かったので、すぐに自分のオシッコを飲もうと決断しました。そしてほぼ四週間のあいだ、おもにオシッコと水だけで時々はジュースも飲むというやり方で断食を続けた結果、腫瘍は完全に消え去ったのです。この断食中は、自然治癒をすこやかに促すために身体に負担をかける労働はしませんでしたが、それでもちゃんと働いていたのです。

わたしを診た医者たちは、いずれも〔腫瘍だと見なした〕診断を誤診と認めるしかない、と言い出す始末でした。わたしの肝臓に生じたものが膿腫だったのか癌だったのか、今後も誰にも確定的なことは判らないでしょう。なぜならわたしは生体組織検査を拒否しましたから。でも、とにかくわたしは驚くほどの早さで回復したし、断食の最終週には、一日に二キロメートルも泳ぐことだって度々だったのですから。

神さまはウンコとオシッコに、別々の出口を与えました。そのおかげで、わたしたちは、病気を防ぐ妙薬としてオシッコを服用する必要があるときは、いつでもオシッコを——新鮮で純粋で無菌状態のまま——あらためて飲むことができるのです。さらにまた、この世の森羅万象の前では、わたしたちのちっぽけな常識なんて通用しないこともあるのだと、思い知らせてもくれるわけです。」（引用元——『オシッコの錬金術〜魔女の醸し酒から、万能の霊薬へ／ある日記』〔インマヌ＝エル・アディヴ著、エルサレム（イスラエル）、一九九二年〕、引用者により一部省略した）

④ R・Yさん（女性、ベルギー在住）

「私は乳腺の腫瘍で長年苦しんできたのですが、これがきっかけで尿療法を始めたのです。一日にコップ六杯のオシッコを飲み、肌にもオシッコを擦りこんでいます。ときどきは二、三日かけて尿断食もしています。これまで二回ほど尿療法を試みてひどく吐いたことがありました。夜間は尿湿布も使っています。

やり始めて、驚くほどの効き目を実感しました。腫瘍が縮小し、それまで腫瘍があった部分の肌はもとの健康な色つやに戻りました。血液も健康な状態に回復し、〝タッチ・フォー・ヘルス健康法〟で用いる測定では、私の（これまでは極めて虚弱だった）エネルギーはすべての段階で強化されていることが認められました。肌と髪は一見してわかるほど健康に戻りました。眼だけでなく耳のはたらきも改善されたのですが、これは自分のオシッコを耳にほんの数滴たらしてマッサージをする、という養生をしてきたおかげです。

ただひとつ残念なのは〝お通じ薬〟としてのオシッコの効き目が、私には現れてこないのです。だから時々、自分で浣腸をしているのですよ。

あ、そうそう、尿療法を続けていくにしても、ちょっと心にひっかかる経験もあったわけで、それも報告すべきだと思うのですが、あやうく忘れるところでした。じつは私は、オシッコに猛烈な嫌悪を感じて、いったいこれが自分の役に立つのかと思い悩むことが一週間も続いたのです。でもこの悩みはもう乗り越えました。今では尿療法が、最初に思っていたほど単純じゃないことを理解しています。

私は常日頃、いろいろな人に尿療法の効用を宣伝しています。とくに肌の悩みに尿療法がとてもよく効くことを教えています。そんなわけで、私が知っている人々は、とかくオシッコを、内服（＝飲尿）でなく外用（＝尿マッサージ）に用いようとするわけです。そして彼らの感想を聞くたびに、私はこう思うんですよ。――オシッコは塗ればよく効くけど、飲んでもそれと同じくらい効くのなら、これはもう素晴らしいおクスリなのだな、と。」

⑤　Xさん（男性、インド在住）

「その患者は年齢が六十歳くらいで、舌と口内に潰瘍と亀裂が生じていた。口内の片隅に小さな腫瘍がひとつ生じていたが、これは癌と診断された。コバルト照射（＝放射性同位元素コバルト60が発するガンマ線を至近距離から照射して癌細胞を破壊する治療法）による治療を実施した。その結果、口内がやけどでズキズキと痛むような、強烈な疼痛の副作用が生じた。

この患者は〝生命の水〟療法に頼るしかないと考えて、わたしのもとを訪れた。わたしはこの患者の症例についての報告書をぜんぶ読み、この人が受けてきた治療の全貌をくわしく調べた。そののちに、この患者に下記の尿療法を処方した――①まず尿を口に含み、その尿で口をすすいでから吐き出す、②この尿うがいは一日五回、それぞれ五〜七分の時間をかけて行なう、③毎回、尿うがいが終わったら残りの尿をぜんぶ飲む。この患者は耳の下と喉に若干の炎症が起きていたので、毎日、朝と晩に、炎症部位に尿を軽く擦りこむというマッサージを行なわせた。この尿療法を一か月間続けたところ、患者の健康状態は顕著な改善を見せ、炎症も軽快していた。激しかった口内の疼痛も緩和され、以前は体重の減少が続いていたが、尿療法治療中の一か月のあいだそれを抑えることができた。様子をみながらその後も尿療法を続けている。」（引用元――『自家尿療法／科学と実践』、ヴァイディア・プラグジブハイ・モハンジ・ラトード著、ブハヴナガール（インド）、一九八八年）

（2）尿療法とアレルギー

現代人の大部分は、なんらかのアレルギーで苦しんでいると思われます。アレルギーの症状は（塵やほこりを吸って軽微な反応が出るような）比較的単純なものから、（偏頭痛や花粉症や喘息の症状のように）複雑なもの、そして（食物アレルギーと、筋痛性脳脊髄炎〔ME、すなわち慢性疲労症候群〕のような症候群のかたちで現れる多種多様なアレルギーが、混じり合ったような）きわめて複雑なものまで、じつにさまざまです。それにまた、（日光アレルギー、ある種の発疹、アレルギー性の湿疹、神経皮膚炎など）皮膚の病気の多くは、アレルギー反応と関係があるのです。

アレルギー疾患に対して、化学薬品を用いて逆症療法（アロパティー）を行なうことは、長い目でみると結局「効果がなかった」とわかる場合が多いのです。たしかに化学療法で抑え込める症状もあるわけですが、それは一時的なものにすぎず、通常はもっとひどい症状や、からだの別の場所に、ふたたび出現してぶり返すのです。昨今ではアレルギーの発症のしかたがますます複雑になり、医者が患者のアレルギーの原因を突きとめられないことも、珍しくありません。

ところでオシッコには、さまざまな種類の抗体を含まれています。これは科学的に確認された事実です、そうした抗体のなかには、特定のアレルゲン（＝アレルギー反応を引き起こす抗原、すなわちアレルギー原因物質）だけを攻撃する抗体もあるわけですが、そういう抗体を作り出しているのは人体自身なのです、ですから〝特定のアレルゲンを攻撃する抗体〟をふたたび体内に入れ戻してやれば、そのアレルゲンが原因で起きているアレルギー反応は止めることができます。からだが作りだした〝病気の治療に必要な抗体〟をふたたび自分のからだに入れ戻すという、この治療テクニックをきわめて簡単に実現させてくれるのが、尿療法に他なりません。しかも尿療法は、アレルギー原因物質を正確に突きとめるという面倒な手続きなしに、いきなり治療が実現できるのです。

これまでに、アレルギー治療を目的とした尿注射の臨床治験がいくつかの研究プロジェクトで実行されてきました、医療現場ですでに長年実践され、絶大な医学的有用性と治療効果が実証されています（第5章「生まれつき身体に備わった〝天与の薬局〟——現代科学と医学からみた尿療法の素晴らしさ」を参照）。

ここに、アレルギーに関連するさまざまな病気を、尿療法で乗り越えた人たちの体験談を紹介しておきましょう。

① T・M・Kさん（女性、オランダ在住）

「わたしが、朝一番のコップ一杯のオシッコを食事前に飲むという日課を自分に課したのは、一年前のことでした。これは今でも続けていますが、オシッコが美味しいからというわけでなく、これを飲みつづけたおかげで、これまで苦しんできた数々の症状が和らいだり、消えたものさえあるからです。

一番最初にオシッコをちょっとだけ舐めたときは、誰もが言っているように、スープとはほど遠い味だと思いました。塩辛くて、苦くて、生ぬるくて……とにかく嫌な味でした。わたしは健康な食事を守っていたので、食事がオシッコの不味さの原因だったわけじゃありません。だけど飲めないほどひどい味というわけでもなかったので、それで続ける気にもなれたのです。

わたしはもう四年も前から筋痛性脳脊髄炎（いわゆる慢性疲労症候群）で苦しんできました。おかげで常にひどい疲労感にとりつかれ、しかもしょっちゅう、さまざまな感染症（とくに気管支炎）にかかり、筋肉と関節がずきずき痛み、あたまが割れるような激しい頭痛が五日ほども続く、という悲惨な暮らしを強いられてきました。この二、三年ほどは、六週間ごとに病気が再発して、それが三週間も続くという状態でした。ひどい風邪の症状に打ちのめされ、しかも口の中に鵞口瘡〔＝口腔カンディダ症〕ができて始終ずきずきと痛み、それが気管支炎に発展する、というのが常でした。

今年は、飲尿を始めたおかげで、何回かインフルエンザに罹りはしましたがひどい鼻づまりも気管支炎もなしで済みました。鵞口瘡も一回生じただけでした。筋肉と関節の痛みもだんだん軽くなり、今はもう完全に消え去りました！　頭痛はまだ完全に治ったわけじゃないけど、ずいぶん前から再発していないし、襲ってきても以前ほどひどい痛みじゃないし、以前ほど頻繁には起きなくなりました。疲労感は以前のままで、まだ症状の改善はみられませんが、それでもよく眠れるようにはなりました。

ここで一言どうしても言っておきたいことがあります。こうした尿療法の効き目は、科学的に証明できるとは思っていません。おそらくこの〝癒やしのはたらき〟は、からだに備わった精妙きわまる不可思議な本能によって、自発的に起きているのでしょう。……その秘密は知る人はまだ誰もいないでしょう。

朝一番のオシッコを飲み始めた当時、最初の数週間は、まるで何か抑えつけられていたエネルギーがいっきに流れ出てきたかのような、ただならぬ〝生命の息吹き〟のようなものを、頭の中に強烈に感じたものでした。それは気持ちをとても安らかにさせてくれる感覚だったのです。この感覚は何ヵ月か続いたのですが、のちに、自分以外の「飲尿実行者」たちも同じような体験をしていることを知りました。いちばん驚いたのは、鼻かぜをひくことが全くなくなったことです。あれほど厄介だった鼻かぜが、尿療法のおかげですっかり治ったことは、自分で直感的にわかるのです。

必要な分量のオシッコがきっちりと飲めたかどうかは、からだが本能的にわかるのだと実感しています。「はい満タン！　これで給油は終わり！」――充分な量のオシッコを飲んだ時点で、いつも体内からそんな声が聞こえる感じがして、飲尿を終わらせています。これ以上飲んだらどうなるのか知りたくて、よけいに飲むとたいてい吐き気を催し始めるのです。

わたしは尿療法を〔朝起きたら歯を磨いて顔を洗う、といったような〕一種の衛生習慣、〝おつとめ〟として実践しています。たとえば、以前のわたしはコップに朝一番のオシッコが採取できるまでトイレにずっと籠もっていて、オシッコが出たらコップを持って居間に戻ってきてそれを飲むか、自然に冷めるまで待つというのが日課でした。当時は冷えたオシッコしか飲む気がしなかったので……。しかし今ではトイレで便座にすわったまま、まだ生ぬるいオシッコを「はい、満タン！」と感じるまでその場でゴクゴク飲んでいます。そのあと、水をほんのちょっと、ちびちび飲み足すことも時々ありますけどね。ちなみに晩になってから天然水とか薄めの薬草湯をコップ一杯飲んでおくと、翌朝のオシッコは穏やかな風味になりますよ。

貴方のご健勝を願っております！」

② B・Aさん（女性、英国在住）

「わたしはもう二十年も前から偏頭痛で苦しんできました。それに慢性関節リウマチにも苦しんできたので、しょっちゅう鎮痛剤を飲んでいたのです。だけど、自分のオシッコを飲み始めてみました。すると二、三ヵ月のうちに関節炎がすっかり治ってしまい、頭痛も消え去ったのです。」

③ E・Cさん（女性、オランダ在住）

「私は長年、猛烈な花粉症で苦しんできました。なかでも、目の腫れと痒み、喘息のような症状と、とまらないクシャミには、ほとほと悩まされました。

そんなわけで、オシッコを浸した脱脂綿で目をぬぐう、という試みを毎朝やってみることにしたのですが、これをやった途端に、目の腫れと痒みがなくなり、クシャミが止まり、喘息の発作が起きても、これまでのようなひどいものではなく、耐えられる程度の軽い喘息で済むようになりました。」

④ L・Cさん（男性、ドイツ在住）

「僕はこれまで、いつも日光アレルギーに悩まされてきました。けれども尿療法のことを知り、皮膚のアレルギーができた場所に塗ってみたところ、アレルギーの症状がほどなく治まって、痒みが消えました。」

⑤ Xさん（男性、インド在住）

「これから紹介する患者は年齢が四十歳くらいの男性で、過去十年間、〔アレルギーの〕発作に苦しんできた。この発作は、鼻水とクシャミで始まり、やがて呼吸困難になるという症状を示すものだった。医者はこれを〝アレルギーの一種〟だと診断してきた。そして発作が起きると、かならずアドレナリン注射をしてきたという。この注射で症状は緩和していたそうだ。こうした対症療法がしょっちゅう繰り返されたという。

わたしは彼に〝生命の水〟療法を行なうことに決めた。この患者は、わたしのもとに滞在し、指示した食事制限に従ってくれると同意してくれた。わたしは下記の尿療法を処方した——①自分の尿を朝の空腹時と晩の就寝前の二回、それぞれ10オンス〔＝約二九〇ミリリットル〕飲むこと、②新鮮な尿を温めて、それで胸・背中と腰・首などをマッサージすること。このほか、ナタネ油を食事にとりいれることも指導した。

この尿療法を一か月つづけたところ、症状がかなり軽快した。」（引用元——『自家尿療法／科学と実践』、ヴァイディア・プラグジブハイ・モハンジ・ラトード著、ブハヴナガール（インド）、一九八八年）

（3）尿療法とエイズ

ここでは、HIV〔＝ヒト免疫不全ウイルス、いわゆる「エイズウイルス」〕に感染した人々の、尿療法の体験談を紹介していきます。ニューヨーク市内には〔HIV感染者のための〕尿療法の共助組織ができており、七〇〇名ほどの会員が参加しています。（ロサンジェルスにも最近そうした共助組織が発足しました。）この共助組織の生みの親ともいうべき存在が、クィークェ・パッラディーノ氏でした。彼は自分で尿療法を試し、エイズ〔＝「後天性免疫不全症候群（AIDS）」の略称〕の諸症状が治まったと確信していたのです。彼は尿療法の〝効き目〟の科学的根拠を求めて膨大な調査を行ない、非常に有用な治療情報を見つけ出し、患者仲間に広めた人でもありました。このようにＨＩＶ感染者やエイズ発症者を救うため、尿療法の普及に情熱を燃やし、みずからも尿療法を行なって著しい病状の改善が見られていたのですが、残念なことに四年前、エイズで死去しました。尿療法でエイズと闘った晩年は、次に紹介する事実を知っておかないと、充分に評価できないで終わるでしょう。つまりクィークェ氏は、医者からのっぴきならない勧告を突きつけられて、やむなく、短期間とはいえ化学療法を受けて急性感染症と闘う選択をしたのでした。彼は、逆症療法の薬物投与を受けている時には飲尿を行なってはならない、と認識していたので、その期間中は尿療法を一時中断したのです。すると、さらに厄介な合併症に襲われる結果となり、ついに彼は抗ＨＩＶ新薬のＡＺＴ〔訳注12〕を使うことも容認するに至りました。それから何ヵ月もたぬうちに、彼は死去したのです。

けっきょくクィークェ・パッラディーノ氏は、尿療法だけで恒久的な寛解〔訳注13〕に達するには、至りませんでした。けれども彼の体験談から、エイズの症状のなかには尿療法によってかなり苦痛が和らぐものがあることがあるし、その結果、エイズ患者の〝生活の質〟を改善できることが、具体的にははっきりわかるわけです。彼以外のエイズ患者たちも、尿療法に治療効果があったと実感し、尿療法がエイズに特有のさまざまな症状を現実に治したり和らげる力を発揮しうることを、簡潔に報告しています。ここで紹介する治療体験談から「尿療法でエイズは完全に治癒できる！」などと断言するつもりは、もとよりありません。ＨＩＶ感染症や、その進行の果てに現れる「エイズ」という疾患において、いったいどのような病理的異常に対して、尿療法が有益な治療効果を発揮するのか？　そして治療効果を発揮するとすれば、それはどの程度の効果なのか？　そうした謎にさらなる調査研究で迫り、誰もが客観的に確信できるような優れた証拠文献を蓄積していくことが、いま求められているし、必要なのです。

①クィークェ・パッラディーノさん（男性、米国在住）

「彼女は僕を露骨に嫌っていた——僕は硬い木の床にぺたりと座ったまま、彼女とその相方（パートナー）に乾いた笑いを返したが、それは枯れた忍び笑いに変わった。けっきょく世間の連中は、どんな病気であれ自分のオシッコを飲めば完治できる、などという話を真顔でかたる人間を、まともに受け取るわけがないってことだ！……

当時の僕は、ＨＩＶ感染症の最終段階の〝発病期エイズ（full-blown AIDS）〟だと診断されてひどく打ちのめされ、この診断をどう考えればいいのか、そしてまた、おそらくは情け容赦なく全身に広がっていくであろうが、とりあえず今は口のなかの口蓋（かべ）を侵食しているカポジ肉腫にどう対処したらいいのか、そんなことで頭のなかが一杯だった。ちょうど二か月まえに医者からこう宣告されていた――『余命は二年といったところでしょう。運が良ければ多少は先まで生きられるでしょうけど。真剣に遺書のご準備をしておくべきだと思いますが……』

『どんな疾患でも、その患部にオシッコを〝くすりとして用いる〟ことで治療ができる』というこの考え方について、僕は世間の人たちよりもずっと抵抗なく受け入れてきたように思うのだが、それははっきりした理由がある。湿疹・根太（ねぶと）（＝「疔（ちょう）」「癰（よう）」「癤（せつ）」とも呼ばれ、とくに大腿部やお尻にできる「おでき」の一種で、赤く腫れて硬く、中心部が化膿して激痛を発するものもある）・やけど・切り傷・感染性の皮膚疾患・漆（うるし）に触れて生じる皮膚かぶれ、ハチに刺された傷・真菌（カビ）の感染で生じる皮膚疾患などは、オシッコを塗れば症状が軽減したり完治する代表格である。それに僕は、薬草その他の穏やかな自然療法でからだの病的変調を治すやり方に、以前から大賛成だったから、実際に自分のオシッコで、カンディダ感染症の病変部位を〝オシッコで温泉入浴〟させてみたり、尿浣腸や、オシッコを用いたうがいや、尿湿布やどを行なってきたのである。こうして尿療法を実践してみて、太古の昔から人類が脈々と受け継いできた原初的な、封印された秘密ともいうべき生命力の神秘が、自分のなかにも潜んでいたことを実感した。それからずいぶん経ってからだが、僕はふと、イタリア系移民の父のことを想い出したのである。父は毎朝、勤務先の工場で、コップ一杯のオシッコを飲むのを日課にしていた。その父が僕にこう言ったことがあった――『俺のひどい胃潰瘍（かいよう）を、もっとも難なく治すことができ、もっとも効き目があるのは、このオシッコなんだよ』。

もうひとつ想い出したことがある。週刊『タイム』（一九七七年十月二四日号）に載ったインドのモーラールジー・デーサーイ前首相の記事だ。この記事は、デーサーイ氏がかの国の結核治療医の大会で、自分が〝自家尿〟療法を実践してきたことを告白して参加者を驚かせた、と伝えていた。記事によればデーサーイ氏は自家尿療法のおかげで癌と白内障を完治させただけでなく、兄弟を苦しめていた結核も完治させたという。死病を癒した成功談だけでなく、彼は『この五、六年は』コップ満杯の自分のオシッコをずっと飲みつづけている、とも語っていた。

僕の右足は典型的な壊死（えし）の症状を呈していた。何ヵ月もまえから、いろいろな医者たちが、これまたいろいろな種類の、重症の水虫や白癬（はくせん）症に効くと称する薬用クリームを処方してくれたのだが、どれひとつまともに効きはしなかった。なにしろ我が病苦の原因は、免疫系がまっとうに働かないことだったのだから、当然の結果だったのだ。マージー〔訳注14〕から実際の尿療法体験を聞いた。彼女はひどいカンディダ膣炎(ちつえん)で苦しんでいたのだが、金印草〔訳注15〕を溶いた水に自分のオシッコをまぜて、それで膣洗浄を行なっただけで、その三日後には膣炎がきれいさっぱり治ってしまったという。これを聞いて僕も俄然(がぜん)やる気がおきた。帰宅するまでの時間すら惜(お)しくて、すぐにオシッコを足に塗ってみた。その日の夜、何ヵ月もズキズキと刺すような痛みで僕を苦しめ、気が狂いそうだったひどい痒みが、ピタリと止んだのだ！　一晩中ぐっすりと眠れたのだ！　しかしオシッコを塗るのをやめてみたら、すぐに足の感染症がぶり返した。そんなわけで僕はもう積極的に、毎朝オシッコを足に霧吹き(スプレー)するようになった。

これを二週間ばかり続けたところ、足の白癬症はすっかり消え去った。そればかりか、つま先と足の裏はそれまで乾燥肌でひび割れして痛みを発していたのだが、肌の色も肌理(きめ)も生まれ変わってしまったのだ！　新しい皮膚がもりあがってきて、赤ちゃんの肌みたいになった。血色がすこぶる良くて、オレンジ色に輝く肌に生まれ変わり、自分の肌じゃないみたいだ！　この液体には、我々のだれもが皆、体内で作りだしている何かとてつもない秘薬が含まれている——私は心底そう感じた。その恩恵を追求しないでいるなんて、まったく馬鹿げていると痛感したのである。

強烈な好奇心に突き動かされて、僕は自分のからだが生み出すこの液体が、どのように利用されてきたかを調べ始めた。そしてすぐにはっきりと判ったのだ。自分のオシッコを再利用するのは、理論上は類症療法(ホメオパティー)の理論的根拠とさほど変わらぬ〝自家分泌物に対する免疫寛容〟の、無害な実用例に他ならないのだと。

次の段階として、僕は飲尿を始めた。飲む分量をしだいに増やしていき、最終的には一日に四分の一リットル（＝二五〇ｃｃ）弱を飲むようになった。それで朝一番のオシッコが（濃度だけでなくクスリとしての効き目も）いちばん強烈だと身をもって知った。どうしてそうなるかというと、夜の寝ているあいだ、からだはすっかり寛(くつろ)いだ状態になり、自然治癒のはたらきや、ホルモンの分泌が活発になるからだろう。飲尿の開始から七か月を過ぎたころ、カポジ肉腫の病変部はすこしずつ縮小しはじめ、最終的にこの肉腫が完全に消え去ったのだ！

かつては口内の潰瘍にひどく苦しめられていた。食事をすると口のなかが激痛に覆われたものだった。だがもはや再発しなくなった。以前なら、毎月きまったように性器ヘルペスが再発していたが、自家尿療法を始めたおかげでヘルペスウイルスに耐えられる健康状態が出来上がったようで、それをこうやって報告できるのは実に気分がよい。なにしろ僕を苦しめてきた単純ヘルペスウイルスは、エプスタイン・バール・ウイルス（ＥＢＶ）やサイトメガロウイルス（ＣＭＶ）やヒト乳頭腫（パピローマ）ウイルス（ＨＰＶ）と相俟（あいま）って、遅かれ早かれ確実に、僕のからだを侵食しつづけ、僕の免疫系をますます弱体化させるであろうから。それは起きるかどうかの問題ではなく、いつ起きるかの問題でしかなかったのだから……。生まれてこのかた、こんなに健康を実感したことはない。もう死を恐れる必要はなくなった。

　すでにエイズの発症に至ったり、そこまで行かなくてもＨＩＶ感染と診断され今後エイズになるのではないかと心配している人たちは、自分のオシッコを飲むなり注射するなりして自家尿療法を行なえば、免疫系のはたらきが刺激や強化されるので、主にＴ細胞の数を増やすという効果が期待できそうだ。ＨＩＶ抗体検査で〝陽性〟の結果が出ても、それを悲報と決めつけるのは拙速（せっそく）なのである。なにしろ〝ＨＩＶ抗体陽性〟は、自分のからだがＨＩＶという抗原にちゃんと反応し、この抗原と戦っている証拠なのだから。このような〔特定の病原体だけを見つけて攻撃するという〕特異的抗体が、オシッコのなかに含まれているわけだから、それを再び自分の体内に入れ戻して再利用すれば、からだが特定の抗体をいっそう有効に活用できる可能性が高まり、人体が無理せず自分の力だけで調和のとれた健康を回復することが期待できるし、さらに〔ＨＩＶ感染症によって損なわれていた〕細胞性免疫〔訳注16〕を回復させることも可能であろう。僕はすでに充分痛感させられたが、抗生物質とかワクチンとか血清剤とか薬効促進剤とか予防接種とか、そういった本来は体外異物にすぎないものを強引に体内に注入すれば、心身の不調和や不順がますます掻き乱されて、一生懸命に病と戦おうとしている人体固有の自然治癒力の、足を引っぱって邪魔をするだけになってしまうのだ。

　エイズ患者になったことで、僕は重症から軽症まで、じつに色々な感染症に苦しむ羽目になったが、でも〔尿療法を始めてから〕一年半がすぎた今ではインフルエンザにも、ありふれた風邪にすら罹らなくなった。これまで僕は元気をなくして落ち込むことなんてなかったけれども、〔尿療法を始めてからは〕じつにますます活力があふれ、今や必要な睡眠時間は七年前に比べたら格段に減ったが、まったく元気である。

　全一的（ホウリスティック）・全機的な健康増進を支えてくれる考え方として、こんな格言がある――『からだが自力で治せない病なら、よそから他力をあれこれ投入したところで治せるものではない』。これはまさに真実の言葉だと僕は思う。自分自身のからだから湧（わ）き出た〝いのちの泉〟、その〝泉の水〟ほど、無駄や不合理がなく能率的で、心身の全体の調和を保ちながら健康を増進し、寄せては返す波のように生命力を高める優れた刺激を持続的に与えてくれるような、自分の心身に密接に関連した治療なんて、他にはありえないのだ！」（引用元――『尿療法～汝自身の水溜めから水を飲め』、クィークェ・パッラディーノ〔Quique Palladino〕、エイズ患者連合ニュース通信〔PWA Coalition Newsline〕第37号・1988年10月号、四一～四四頁、引用者により一部省略した）

②R・Gさん（女性、オランダ在住）

「友人が尿療法をことを教えてもらってから、早くも二年以上が経ちます。その話を聞いて、わたしはすぐに断食〔＝尿断食〕を始めたのですが、ほんの二、三日行なっただけで、体調がものすごく良くなったのです。さらに言えば、この尿断食の体験から、わたしは自分のからだに備わった自然治癒力に大いなる信頼と安心を持つことができました。なにしろ自分の健康への心がけとその実践が、実際に健康や幸福感あふれる人生を実現するうえで、とても大きな影響を及ぼすことを〔尿療法を試してみて〕いきなり実感できたのですから。

ＨＩＶ検査で陽性反応が出た〝ＨＩＶ感染者〟であることを、たしかにわたしは知らされていたわけですが、でもそれが実際に何をもたらすのか想像すらできなかったのでした。でもある時、性器（ヴァギナ）のまわりが猛烈に痒（かゆ）くなる症状に悩まされることになりました。お医者さんに診てもらったら、『ＨＩＶ抗体陽性の患者さんにはありがちな症状ですよ』と診断されました。治療用の軟膏（なんこう）を処方されたのですが、わたしはすぐに使うのをやめました。軟膏に頼らなければ生きていけない……そんなことを考えて、やりきれない気持ちになったからです。それに、こんな考えがふと頭を過（よ）ぎったからです――『なんであれ、オシッコは性器のそばから流れ出てくるわけだから、性器にオシッコを塗ったら痒みが消えるかも……』。結局この思いつきは正解でした。オシッコを塗ったら、痒みがたちどころに消えたのです。

その後しばらく経って、昔からの持病だった副鼻腔炎（ふくびくう）が再発しました。じつはその頃、オシッコを毎日飲むという日課をサボっていたのです。この二、三週間のうちに副鼻腔炎がタチの悪い風邪に変わり、なかなか症状が治（おさ）まりませんでした。風邪は治る気配がなく、わたしは頭が割れるような激しい頭痛に寝ても覚めても苦しめられました。類症療法（ホメオパティー）の水薬（レメディー）をいろいろと使ってみましたが全然効かないので飲むのをやめ、ここであらためて飲尿を再開したのでした。再開早々のオシッコは闇のように濃い色をしていました。友人が言うには、ビタミンB不足とのこと。それでわたしはビタミンBとビタミンCを特に多めに飲むことを、日課にしました。わたしが特別に飲んだ〝クスリ〟といえば、この二つのビタミンくらいなものです。日数を置いた〝古いオシッコ〟を、点鼻薬の代わりに鼻の穴に二、三滴したたらせ、さらにヨーガの〝止息調気法〟のような瞑想と呼吸を整える心身修養で尿療法がいっそう効果を発揮するように努めました。これでだんだんと体調が回復していき、しばらくたつと、わたしを苦しめていた色々な症状がぜんぶ消え去ったのです。

それにしても、この時期はわたしにはつらい闘病の日々でした。なにしろ怖さが先立っていましたから、これで死ぬんじゃないかと……。でもその後は、恐怖心がスカッと消え去ったんです。心がとっても安らかになって、自分を信じる気持ちに包まれ、生きていくことに新たな希望が生まれたのです。これはみな瞑想で培った成果でした。そして会得したのは、起きてもいない先のことをあれこれ考えて悩むのは馬鹿馬鹿しい、頭のなかで想いを巡らせるのはやめよう、ということだったのです。もちろん、時々は自信が揺らぐこともありましたけどね。

それから半年後、両脇の下にたくさんの吹き出ものが生じました。アレルギーのようでしたが痒くて気が狂いそうでした。掻きむしったせいでかさぶたが破けて、ひどい痛みにも襲われたのです。吹き出ものにオシッコを軽くペタペタと塗りつけてみたところ、ほどなく、かさぶたが閉じ、吹き出ものも消え去ったのです。それ以来わたしは、皮膚を擦った傷ができたときはいつでもオシッコを塗っていますが、素晴らしくよく効くのですよ。顔もオシッコでマッサージしていますが、にきびなどは忽ち消えて治ってしまいます。友人たちから『何をしたらそんなきれいな肌になるの？』と聞かれたときには、いつも『尿療法のおかげよ！』と答えているほどです。

もうひとつ付け加えると、今はT細胞の数を定期的に測ってもらおうと考えています。尿療法で改善に向かうか、自分で確認したいからです。

わたしは尿療法を信頼しています。これまで入手したさまざまな情報から、これは信頼できる治療法だと判断したからですが、何よりも自分でやってみて得られた実体験が、わたしの確信を支えているのです。自分で実際に体験すれば、一か月や一年といわず、たぶんもっとずっと長く役に立ってくれる教訓を、どんな教訓だって得ることができるのだ――今わたしはそう実感しているのです。」

③E・J・Pさん（男性、オランダ在住）

「私は、この〔尿療法という〕方法を使えばエイズの闘病でも大いなる効験を期待できると考えている。これまでエイズのつらい症状に苦しみながら尿療法を開始した患者を何人も見てきたが、彼らが得た成果は、まちがいなく希望が持てるものである。二年前、友人のひとりが胃潰瘍で医者に診てもらったところ〝発病期エイズ（full-blown AIDS）〟になっていることが判った（彼女の話では、医者の検査でT4細胞数〔訳注17〕が80個にまで減っており、余命は三か月からせいぜい半年だと告げられたという）。彼女はAZTを投与されたが副作用がひどく、他の薬剤にも耐えられなかった。窮余の策として彼女は尿療法をやり始めたのだが、開始から二～四ヶ月のうちに皮膚の発疹だけでなく、喉のなかを白く覆いつくしていたカンディダ感染の症状もすっかり消えた。彼女はかつての元気と体力を取り戻すことができたが、それは尿療法と、抵抗力をつけるために薬草中心の自然療法を、組み合わせて実践したおかげであろう。あれから二年以上たったが、いまも彼女はなんら支障なく、家事と育児をこなしている。この二年間の彼女の闘病がけっして楽でなかったことは確かだ。その原因の一端は、医者が非協力的だったからである。医者は『AZTを使わないと、あなたの全身状態をみるかぎり、余命は最大でも六か月ですからね』と、決まり文句のように威すばかりだったのだ。」

④Bさん（男性、米国在住）

「ぼくはエイズ患者ですが三か月前から尿療法を行なっています。以前はひどい疲れと眩暈で苦しんでいましたが、尿療法を始めて一か月もたたぬうちに、これらの症状はすっかり消え去りました。目が猛烈に痒かったのですが、新鮮なオシッコをほんの数滴点眼するだけで、たちまち痒みがなくなりました。飲尿を一日でもサボると、翌日は疲れに打ちのめされて、報いを受けるといった具合です。リンパ腺の腫れも尿療法で半減しています。」（引用元——『尿療法——あなたのいのちを救う希望』、ベアトリス・バートネット著、フロリダ州マーゲート、一九八九年、原著二二頁）

⑤Lさん（男性、米国在住）

「私は四ヶ月前から尿療法を実践している。エイズ患者だ。今のところ症状はT細胞数が少ないことくらいなのだが、先日〔尿療法開始後の〕T細胞数を測ったら、前回の〔末梢血1立方ミリ中のT細胞の個数が〕285から489

に増えていた。」（引用元――ベアトリス・バートネット医師の前掲書、原著二二頁）

⑥Dさん（男性、米国在住）

「自分はエイズ患者です。尿療法を始める三か月前には、寝汗がひどくて毎日十八時間寝ないことには身体がまともに働かないという状態だったんです！　おまけにひどい乾燥肌で、見た目も灰のように生気が失せていたのです。ところが尿療法を始めたら、これらの症状が十日もしないうちに全部解決したのです。今では毎日、一時間もバスケットボールを楽しんでいます。この変わりぶりには自分でもビックリしています！」（引用元――ベアトリス・バートネット医師の前掲書、原著二三頁）

⑦Mさん（男性、米国在住）

「僕はエイズ患者ですが、さまざまな寄生虫に侵されているのが最大の悩みでした。以前、検便して調べたところ、大便に膿と、大量のカンディダ菌と数種類の寄生虫が見つかったのです。しかし先日の検査では僕の大便は完全にきれいな状態に戻っていました。もう膿や寄生虫で悩むのはまっぴら御免です！」（引用元――ベアトリス・バートネット医師の前掲書、原著二三頁）

⑧Sさん（男性、米国在住）

「私はエイズ患者で、一か月半まえから尿療法をしています。尿療法を始めたとたん、四八時間も経たないうちに、リンパ節の腫脹がなくなりました。尿療法を試す以前は、腰から背中にかけて吹き出物がひどかったのですが、尿療法開始から五週目に皮膚はすっかりきれいに治りました。自分のオシッコを飲み始めてわずか二、三日のうちに、活力が全身にみなぎる感覚を覚えたのです。」（引用元――ベアトリス・バートネット医師の前掲書、原著二四頁）

⑨スイスのウルリッヒ・エルウィン・ハスラー医学博士による症例報告

「患者はS氏、男性。ＨＩＶ検査で陽性反応があり、口腔および肛門の真菌感染症・疲労感・両眼の充血と痛痒感・動作開始の困難など、エイズの関連するいくつかの徴候が認められた。数ヵ月にわたって尿療法を施したところ、患者から〝健康が戻ってきた感じがする〟という報告を得た。患者の血中にエイズウイルスが存続している形跡はもはや全く見られなかった。患者は、健康障害が完全に解決したので、重労働の日常業務に復帰したが、かつての就業時と全く変わらぬ体力と元気を保っている。

（なお、筆者〔＝ハスラー博士〕はこの症例についても最大限の慎重を期して報告した次第だが、米国でも尿療法でこれと同様の好成績が得られたと聞いている。）」（引用元――『からだのなかの薬局――自家尿療法は効験あらたかな自然療法だ』、U・E・ハスラー著、ハイデルベルク、一九九四年）

第7章　しあわせの水——シヴァ神の水を用いた養生法（シヴァームブ・カルパ・ヴィドヒ）

1　古代インドの〝尿療法〟入門書

尿療法を論じた古代の書物『シヴァ神の水を用いた養生法（シヴァームブ・カルパ・ヴィドヒ）』は、インド文化史と梵語（サンスクリット）の研究者であるアタワレ教授〔訳注1〕によって発見されました。それはグジャラート州の古都ドゥワルカにあるシャンカラ後継尊師寺院（アーチャリア・ピータ）の膨大な蔵書のなかに、手書きの古文書として保存されていたのです。

第3章ですでに見てきたように、この古文書は、ヨーガを学び、瞑想（めいそう）を心得ている人たちにむけて書かれたのでした。ただし言うまでもなく、想定していた読者は、東洋の哲学や思想になじんだ人々に限られていたわけです。この古文書には、読者が具体的に想像しやすいよう、比喩（ひゆ）や絵画的な描写もでてきますが、それらも東洋の現地の人々にあわせて描かれたものでした。しかし宗教的な側面はさておき、この『シヴァ神の水を用いた養生法』に記されている事柄は、尿療法を行なおうと考えている現代の人々にとってもきわめて価値があり、実用的であり、興味ぶかい助言なのです。

これから紹介するのは、もちろん梵語（サンスクリット）からの翻訳です〔訳注2〕が、その翻訳はすでに入手可能なカルレカル氏、アーサー・リンカン・ポールズ氏、そして『自家尿療法（*Auto-Urine Therapy*）』〔訳注3〕（巻末の参考文献一覧を参照）からの、三種類のものを用いました。アーサー・リンカン・ポールズさんは自著『シヴァームブ・カルパ／自分が生みだす医薬をもちいて自分で治す自分だけの太古伝来健康法』のなかで、この古文書の一部の詩句について、とてもわかりやすく説明していたので、それも参考にさせてもらいました。

この古文書は、オシッコを用いてマッサージを行なう際には、放尿してから日数がたった〝古いオシッコ〟を煮つめて用いなさい、と教えていますし、そればかりか、オシッコを煮つめないでそのまま外用薬として用いると有害な結果を招きかねない、と警告までしています。ただし現代においては、これまでの研究と実践経験の蓄積のおかげで、この警告はもはや時代遅れだということが判明しています。なぜなら、放尿してから少なくとも四日間の時間が経過したのちの「煮つめていない古いオシッコ」も、「放尿したばかりの新鮮なオシッコ」も、外用薬として同じく有効であり、すぐれた治療効果をもたらしてくれることが、すでに実証ずみだからです。しかしそうは言っても、〝煮つめたオシッコ〟が外用薬として有効だという事実には変わりがありません。それはこれから紹介するこの古文書に書かれているとおりです。

2 『ダーマル・タントラ』に収録された〝尿療法〟の教え（全文）を読む

シヴァ神の水を用いた養生法（シヴァームブ・カルパ・ヴィドヒ）

第一～四節

（シヴァ神が妻に語りかける）
ああ、わが愛しのパールヴァティーよ！
このやりかたで養生すれば、瞑想（めいそう）からも、
そしてこのやりかたからも、あまたの恵みが得られます。
だがそのためには、決められた道具をつかって
決められたやりかたで行なうのが望ましい。
シヴァの水（シヴァームブ）〔＝おしっこ〕は、金・銀・銅・真鍮（しんちゅう）〔＝黄銅〕〔訳注4〕・鉄・錫（すず）・ガラス・土・竹・骨・皮革でつくった瓶（びん）や、
バナナの葉を編んでつくった碗（わん）で飲むのがよろしい。
オシッコ〔訳注5〕は、こうした容器（うつわ）ならどれでもよいが、
そこに入れて飲みなさい。
だけど土瓶を用いるのが一番よいだろう。

第五節

この方法で癒（いや）しを得ようと思ったら、
辛（から）いものや塩っぱいものを食べるのは避けること。
過労は禁物。
食事は調和のとれた軽いものを心がけること。
地べたに寝て、感覚を整えなさい。

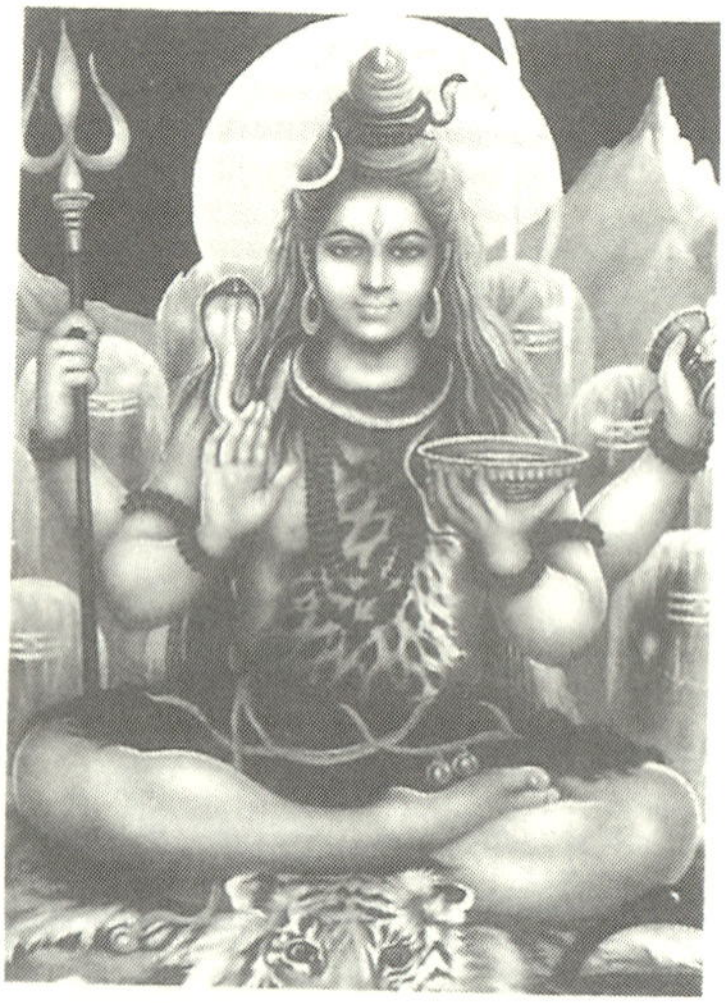

シヴァ神は、インドの並み居る神々のうちでも最も偉大な神のひとりだ。インドの尿療法師たちは、たいていはオシッコを「シヴァームブ」と呼ぶ。これは「シヴァ神の水」、さらにいえば「幸運の水」という意味なのだ。

第六節

まだ夜半がすぎてほどない、
まだ夜明けには時間がある頃に、
早々と起床する習慣が身についているなら、
日が昇るまえの東方にむかって立ち、
オシッコをするとよい。

第七節

オシッコは、
出だしと出がらしは捨てること。
出てる最中のオシッコだけを使いなさい。
それが一番よいやり方です。

第八節

この方法で癒しを得ようと思ったら、
自分のオシッコだけを使うこと。
これは「シヴァームブドゥハラ」〔訳注6〕という。
ただし、蛇の口と尻尾に毒があるように、
オシッコも出だしと出がらしは健康には良くないのです。

第九節

シヴァの水は神聖なる甘露なのだよ！
オシッコは老いを追いはらい、
さまざまな病気やケガを癒す力を持っている。
この方法で癒しを得ようと思ったら、
自分のオシッコを飲んで瞑想をやり始めなさい。

第一〇節

寝床から出たら顔を洗って口をすすぎなさい。
それから自分のオシッコを、明るく元気に飲むのです。
生まれた瞬間から苦しみの元になってきた、
すべての苦痛〔＝老いや病〕を完ぺきに癒してくれるでしょう。

第一一節

この方法を一か月つづけていれば、
からだは内側から清められる。
二か月間〔オシッコを〕飲み続ければ、
感覚が力強く研ぎ澄まされる。

第一二節

この方法を三か月つづけていれば、
あらゆる種類の病苦が消え去って、
あらゆる悲惨な苦痛が消え失せるでしょう。
この方法を五か月つづけていけば、
すっかり健康になって、

しかも神々しい眼力を授かるでしょう。

第一三節

この方法を六か月つづけていけば、
並はずれた知力を得られるでしょう。
七か月つづけていれば、
驚くほど強靱(きょうじん)な健康を得られるでしょう。

第一四節

この方法を八か月間つづければ、
からだは、光り輝く黄金のように、
神々しい輝きを帯び、
その輝きは一生永続していくでしょう。
九か月間、休まずにつづければ、
結核も、癩病(らい)〔＝ハンセン病〕も
消え失せてしまうでしょう。

第一五節

十か月間やり続ければ、
身も心も、きらきらと
光り輝く宝物のようになります。
十一か月もつづければ、
心身は外見だけでなく
内実もすっかり澄みきった状態になります。

第一六節

このやり方を一年間つづければ、
太陽の輝きを得ることができます。
二年間つづければ「土」の元素を征服できるでしょう。

第一七節

この養生法を三年間つづければ、
「水」の元素を征服できるでしょう。
四年間つづけていけば、
「光」の元素を確実に征服できるでしょう。

第一八節

五年間つづければ、
「気」の元素を征服できるでしょう。
七年間つづけていけば、自分への囚(とら)われを
乗り越えることができるでしょう。

第一九節

この養生法を八年間つづければ、
この世に満ちている五大元素のすべてを
征服することができるでしょう。

九年間つづけていけば、
朽ちることなき生命を
得ることができるでしょう。

第二〇節

十年間、試してごらんなさい。
その暁(あかつき)には
楽々と空のなかに身を置くことが
できるようになるでしょう。

十一年間つづけていけば、からだのなかの
臓腑(ぞうふ)が生きて働いているのを、
自分の耳で聞きとることが
できるようになります。

第二一節

十二年のあいだ試しつづけていけば、
月や遊星たちのように、長生きできるでしょう。
へびのような猛獣とて恐るるに足らぬ、
へびの毒などでは死なない、剛健な心身が得られます。
丸太のように楽々と水に浮くことができ、
溺(おぼ)れることから永久に訣別できます。

第二二、二三節

ああ、わたしの女神よ！
この養生法のことをもうすこし教えてあげるから、
よくお聞き。
六か月間つづけていくのであれば、
アムリタ〔訳注7〕の粉末を
シヴァの水に溶かして用いれば、
人がかかるような病気で
苦しむことはなくなって、
本当に幸せになるからね。

第二四節

ハリタキ〔訳注8〕の粉末を
シヴァの水に溶かして、
一年間、毎日飲みつづけなさい。
これは老いぼれたり病気になるのを
止めてくれるし、一年間これを続ければ、
比類なく丈夫で健康になれます。

第二五節

シヴァの水に、ひとつまみの硫黄〔訳注9〕を加えて
飲みなさい。
これを三年間つづけていけば、
月や遊星たちのように、長生きできるでしょう。

そのときにはオシッコも、諸々の老廃物も
白色や黄金色に輝くようになるでしょう。

第二六節

健胃散である木香（コスタ・チュールナ）〔訳注10〕の粉末を、
シヴァの水で飲み下すのを、十二年間つづけなさい。
しわや白髪のような
老いのしるしが消え去ります。
そして一万頭の象に匹敵する絶大な力を得て、
月や遊星たちのように、長生きできるでしょう。

第二七節

胡椒（こしょう）、背高（セイタカ）ミロバラン〔訳注11〕、ハリタキを
〔粉末にして〕混ぜ合わせ、
これをシヴァの水で飲み下せば、
神々しい輝きと、鮮やかな快活を
得られるようになります。

第二八、二九節

雲母（うんも）と硫黄（いおう）を煎じた汁を、
シヴァの水に加えて薄め、
これを毎日かかさず飲みなさい。
水症（むくみ）〔＝水腫〕やリウマチは
これで楽になります。
元気がみなぎり血色が良くなります。
長寿を愉しみ、死を寄せつけないでしょう。

第三〇節

辛いものや、しょっぱいものや、酸っぱいものを
飲み食いするのは避けながら、
シヴァの水を日常的に飲んでいれば、
瞑想からも、そしてこのやりかたからも、
あまたの恵みが得られます。

第三一節

〔前節のやりかたで飲尿を〕実行すれば
人がかかるような病気で
苦しむことはなくなるよ。
そして神々しく輝くシヴァのような
からだになり、無限の天地に遊び
神々のように愉快に暮らすことが
できるでしょう。

第三二節

印度栴檀（インドせんだん）〔訳注12〕の葉を煎じた汁と、
シヴァの水で暮らし、瞑想を行なうなら、

ヨーガ行者〔訳注13〕の境地に達して、
天なる至福に満ちた
神々しき喜悦の栄光を得ることでしょう。

第三三節

印度栴檀（インドせんだん）の樹皮とカボチャの実の
粉末を、シヴァの水に溶かして
一年間飲みつづければ、
万病の苦しみから解き放たれるでしょう。

第三四節

蓮根（レンコン）と、芥子菜（カラシナ）の種子と、
蜂蜜を、シヴァの水といっしょに食べなさい。
そうすれば、からだがとても軽くなり、
いのちの力が漲（みなぎ）るでしょう。

第三五節

マフワー〔訳注14〕の果実と、
（二七節に示した）三つの薬草（胡椒（コショウ）、背高（セイタカ）ミロバラン、ハリタキ）を混ぜたものを、
それぞれ同じ分量だけシヴァの水に溶いて、
飲みなさい。
老いのつらさや、あらゆる病苦から
これで解き放たれるでしょう。

第三六節

朝一番に、岩塩と蜂蜜を
等量まぜた〝しお水飴〟をなめてから、
シヴァの水を飲みなさい。
これで元気がみなぎり、
素晴らしい天与の力が発揮できます。

第三七節

硫黄と、乾燥させた油柑（ゆかん）〔訳注15〕の実と
ナツメグ〔訳注16〕の粉末をいっしょにして、
シヴァの水で毎日飲みなさい。
あらゆる苦痛が消え去るでしょう。

第三八節

この方法で癒しを得ようと思ったら、
牛乳とシヴァの水を毎日ちゃんと
飲みつづけなさい。
七年間これを続ければ、
人がかかるような病気はすべて消え去り、
滋養にみちた丈夫なからだに
なっているでしょう。

第三九節

いぼ葛籠藤（つづらふじ）[訳注17]を煎じた粉末を
シヴァの水で飲んでいれば
死にも打ち勝つことができるでしょう。

第四〇節

蜂蜜か砂糖をシヴァの水に溶かして、
これを飲んでいれば、
どんな病気でも半年以内に軽快して楽になる。
気分が清明になり知恵のめぐりが良くなるし、
美しい声が出るようになりますよ。

第四一節

生姜（しょうが）の干物（ひもの）を粉にして、
それを飲んでから、シヴァの水を飲めば、
どんな病気もかならず軽快します。

第四二節

黄荊子（おうけいし）[訳注18]の葉を
よく噛みつぶしてから、シヴァの水を飲めば
神々しいほどの視力に恵まれるでしょう。

第四三節

鶏冠石（けいかんせき）[訳注19]の粉末を
シヴァの水に溶かして、
それをからだに貼って湿布しなさい。
そうすれば病気で苦しむことなどなくなり
髪の毛が（ふたたび）漆黒をとり戻すよ。

第四四節

さてパールヴァティーよ、
ここでわたしは按摩（あんま）[訳注20]のやりかたを
教えてあげましょう。
教えたとおりに按摩（あんま）を行なえば、
瞑想と養生の生き方からあまたの恵みを得て、
魂がりっぱに育っていくのを
実感できるはずです。

第四五節

シヴァの水を土鍋にいれて、
量が四分の一に減るまで煮つめなさい。
それを冷まして、全身の按摩に用いるとよい。

第四六節

シヴァの水を用いている時には
つぎの真言（マントラ）[訳注21]を声高らかに唱えなさい。

オシッコを土鍋にいれているときには、
つぎの真言を唱えるのです。

「オーム・フリーム・クリーム・
ブハイラヴァーヤ・ナマハ〔訳注22〕」

シヴァの水は、まずこの土鍋に満たしておく。
そして両手を合わせて手のひらで
うつわをつくり、土鍋から〝手のうつわ〟に
そそいで用いる。
土鍋からオシッコを飲むときには、
つぎの真言を唱えましょう。

「オーム・シリーム・クリーム・
ウッダーマレーシワラーヤ・ナマハ〔訳注23〕」

この教えに従うなら、
あらゆる罪や欠点は消え去るでしょう。

第四七節

オシッコをするときには
つぎの真言を唱えなさい。

「オーム・サルヴァム・スリシュティ・
プラブハヴェー・ルドハラーヤ・ナマハ〔訳注24〕」

第四八節

シヴァの水を全身に与えなさい。
すばらしい栄養で
万病の苦しみから解き放たれるでしょう。

第四九節

このやり方に従えば、聖なる力が得られるよ。
ヨーガ行者であれば神々の王にさえ
なることが可能であろう。
その行動は何者とて妨げることはできない。
一万頭のゾウに匹敵する、
巨大な力が得られるであろう。
そして何でも食べられるし、
なんでも消化できる能力が
得られるであろう。

第五〇節

オシッコは、元の量の四分の一になるまで
煮つめぬかぎり、決してからだに当ててはならない。
もし〔煮つめていない〕オシッコをからだに当てたら、

からだが弱って病気を招くことになるぞ。

第五一節

煮ていないオシッコで、けっして
からだを按摩してはならない。
シヴァの水を煎じ煮つめてから按摩に用いれば
からだがとても健康になる。
この教えを守れば、素晴らしい成果が
たくさん得られるぞ。

第五二節

シヴァの水を飲んで、
もとの四分の一の量になるまで煮つめて
煎じたシヴァの水で按摩を行なうことで
死さえも克服することができるのだ。

第五三節

〔シヴァの水で養生をすれば〕オシッコもウンコも
金色からやがては白銀へと輝くようになる。
シヴァの水を煎じ煮つめて、そこに
シロ・アムリト〔訳注25〕と露（つゆ）をいっしょに
溶いて、それでからだを湿布すれば
すばらしく元気でじょうぶになって
あらゆる病苦から解放されるよ。

第五四節

この方法で癒しを得ようと思ったら、
シヴァの水を三年間、毎日飲みつづけなさい。
これを実行し、なおかつ塩っ辛いものを食べるのを
きっぱりとやめれば、
欲情に打ち勝つことができるでしょう。

第五五、五六節

雛豆（ひよこまめ）を火であぶり、
黒砂糖をまぶして食べて、
シヴァの水でのどを潤（うるお）しなさい。
そしてまた、オシッコを煎じ煮つめたもので、
からだを湿布しなさい。
六か月これを続ければ、
からだは軽快になり、
活力が満ちあふれるでしょう。

第五七節

ああ、神々のうちの、最高の神の妻よ！
畢撥（ひはつ）の根っこと、
ひとつまみの黒胡椒を、まず食べて、

それからシヴァの水でのどを潤しなさい。
そうすれば一か月もたたぬうちに、
うるわしき艶(つや)やかな声になり、
あらゆる病苦が消え去るでしょう。

第五八節

この方法で癒しを得ようと思ったら、
生姜(しょうが)の干物(ひもの)を粉にして、
それを飲んでから、シヴァの水を飲めば、
すばらしい元気と健康が得られる。
一万頭のゾウに匹敵する、
巨大な力が得られるだろう。
溌剌(はつらつ)たる若さがよみがえり、
男なら、すばらしい美女たちから
大もてにもてるようになる。

第五九節

ああ、シヴァの妻よ！
ハリタキを火であぶって粉末にしなさい。
それを口にふくみ、シヴァの水で飲み込むのです。
これを行なうことで、からだが浄化され、
こころは愉快で溌剌(はつらつ)となり、
神々しい輝きに達することができる。

第六〇節

いぼ葛籠藤(アムリタ)と、三種の実(トリプハラー)[訳注26]と、
胡黄連(こおうれん)[訳注27]と、生姜(しょうが)の干物(ひもの)と、
馬芹(クミン)[訳注28]の実と、畢撥(ひはつ)の根っこを、
それぞれまず粉末にして、それらの粉末を
それぞれ同じ分量だけ混ぜ合わせて、
この粉ぐすりを飲んでから、
シヴァの水を飲み干すという習慣をつけ、
さらにまた米と牛乳を常食にしていれば、
一年も経たぬうちに、聖なる経典の
真実の教えを心眼で読み解くことが
できるようになります。

第六一節

この試みを一年間つづければ、
とても丈夫で勇敢になるでしょう。
三年間もつづければ、まさに現人神に
なれるでしょう。
そして修行の果実を愉(たの)しみ、
聖典の文字になっていない神髄までも
やすやすと読み解き、
森羅万象をみずからの目で
眺めることができるようになるのです。

第六二節

南蛮草藤（なんばんくさふじ）〔訳注29〕の五つの部分を粉末にしたものを、
シヴァの水といっしょに飲みつづければ、
誰よりも完全に瞑想を習得して、
このうえなく愉快な人生を
生きることができるでしょう。

第六三、六四節

ああ、大いなる女神よ！
生姜（しょうが）の干物（ひもの）の粉末と
砂糖と、醍醐（ギー）〔訳注30〕と、蜂蜜と、
人参木（にんじんぼく）〔訳注31〕の葉っぱの汁と
ともに、シヴァの水を飲みなさい。
一か月も経たぬうちに、からだは強健になり、
一年も経てば、この養生法と瞑想の成果を
愉（たの）しむことができるはずです。

第六五節

黒ゴマと白ゴマを（等量）まぜて、
さらにそれに、黒与那（くろよな）の種子と
印度栴檀（インドせんだん）の葉っぱの汁も加えて、
これを食べ、それからシヴァの水を飲みなさい。
そうすれば、この養生法と瞑想のすばらしい成果を
愉しむことができるでしょう。

第六六、六七節

阿片を火であぶり、あぶったものをほんのごく少量、
つまり、ひとつまみの半分の、その半分のまた半分、
さらにその半分の、また半分だけ〔訳注33〕、
シヴァの水といっしょに飲むならば、
男なら、射精を抑えることができるので、
不屈の強さで性愛のいとなみを行なうことができる。
そればかりか、呼吸をととのえ、
情念を落ち着かせ、怒りとか
そのほかの気分も抑えることができるので、
長寿を愉しむことができるでしょう。

第六八節

ああ、女神よ！
三種の実（トリファラー）を
混ぜ合わせた粉ぐすり（チュールナ）〔訳注34〕と、
人参木（にんじんぼく）の葉っぱと、鬱金（うこん）〔訳注35〕を
いっしょに食べて、シヴァの水で飲み込みなさい。
この教えにしたがう者は、三か月も経たぬうちに
神のごとき全知に達し、すばらしい眼力を得られ、
そのからだは神々しく輝きはじめるでしょう。

第六九節

旱蓮草（かんれんそう）〔訳注36〕と蜂蜜を
ねり合わせたものを食べてから、シヴァの水を
飲むことを、やりつづけなさい。
これを六か月もつづければ、老化から解放され、
はるか前方を見きわめる優れた眼力を
得ることができるでしょう。

第七〇節

印度栴檀（インドせんだん）の樹皮と
印度茉莉（インドまつり）〔訳注37〕の根っこと
畢撥（ひはつ）の根っこを、〔粉末にして〕
混ぜ合わせたものを、シヴァの水とともに
食べつづければ、六か月もしないうちに
神々しい活力に満たされるはずです。

第七一節

毛猪の子槌（けいのこづち）〔訳注38〕と藜（あかざ）〔訳注39〕の根っこと、
印度栴檀（インドせんだん）の葉っぱの汁を、
いっしょに食べてから、シヴァの水を飲みなさい。

第七二節

そうすれば、あらゆる病苦から解放され、
しわや白髪のような、あらゆる老いのしるしは
消えてなくなるでしょう。
はるか遠方を目近に見わたせる
すぐれた眼力が得られるはずです。

第七三節

さらにまた、耳も、はるか遠方の音を
聴き取ることができるようになります。
そして他人の心が読めるようになるでしょう。
ああ、女神が、もっとも美しき天女が、
惚（ほ）れこむような魅力が得られるでしょう。

第七四節

夾竹桃（きょうちくとう）〔訳注40〕ほんの砂粒ほどを、シヴァの水といっしょに
飲みなさい。そうすれば一年もたたぬうちに
癲癇（てんかん）やさまざまな心の病気が
消え去るでしょう。

第七五節

南蛮小豆（なんばんあずき）〔訳注41〕の白豆の汁と、
南蛮草藤（なんばんくさふじ）の葉っぱと、
藜（あかざ）の種子と、枸櫞（くえん）〔訳注42〕の根っこを
等量まぜ合わせて、粉末にしなさい。

第七六、七七節

この粉末をシヴァの水で溶いて、
こねて小粒の丸薬にするのです。
そしてこの丸薬を、毎日、たっぷりの
シヴァの水で飲み干しなさい。
この養生法をつづければ、
一か月もたたぬうちに
人がかかるあらゆる病気から
解放されるでしょう。

第七八節

ベンガル菩提樹（ぼだいじゅ）〔訳注43〕の樹脂を、
黒与那（くろよな）の種子を砕いた粉と混ぜ、
練り合わせなさい。
さらにこれに、ほんのわずかの阿片を加えなさい。
朝早くにそれをなめて、
シヴァの水で飲み干しなさい。

第七九節

この養生法を行なえば、六か月もたたぬうちに、
若返って、まるで十六歳の若者のようになる。
自分の思うがままに姿を現したり消えたりと、
神出鬼没のわざを行なえるようになる。

第八〇節

枸骨葉（くこつよう）〔訳注44〕の葉の汁と、
蜂蜜と砂糖と醍醐（ギー）を
混ぜ合わせるのです。
これを毎朝飲みつづければ、
老いのしるしは、たちまち消え去るでしょう。

第八一節

馬芹（クミン）と、鬱金（うこん）と、白芥子（しろがらし）〔訳注45〕のそれぞれの種子を砕いて、
粉にして、混ぜ合わせ、
毎日かかさず食べなさい。
これで老いぼれることは一切なくなります。

第八二節

山葵の木（わさびのき）〔訳注46〕と、
甘松（かんしょう）〔訳注47〕と、
白芥子（しろがらし）の種子を、
蜂蜜と醍醐（ギー）に溶かして、
毎日かかさず食べなさい。
そうすれば神々しき容貌になるでしょう。

第八三節

没薬（もつやく）〔訳注48〕と、
三台紅花（さんだいこうか）〔訳注49〕の根っこを、
牛酪（バター）に溶かして、
それをシヴァの水で飲み干しなさい。
そうすれば、煌（きら）びやかに輝く容姿に
なることは、うけあいです。

第八四節

ジャラケサルの苔（こけ）〔訳注50〕と、
無患子（むくろじ）〔訳注51〕の種子を、
シヴァの水に溶いて、毎日かかさず食べなさい。
そうすれば一年もたたぬうちに、
〔古代インドの〕ヴァッサ国の国王、
とりわけ、あの高名なウダヤナ王のように、
すばらしき人柄になれるはずです。

第八五節

ああ、女神よ！
朝はやく、自分のオシッコで鼻を洗って、
鼻の通じをよくすれば、
カプファ、ピッタ、ヴァータの三要因が
原因でおこる諸々の病苦は、消え失せるでしょう。
そして何でも美味しく食べられるようになり、
からだは強く健康になるでしょう。

第八六節

この養生法にしたがう者は、
シヴァの水で、昼に三回、夜に三回、
毎日からだを按摩しつづければ、
かならず長寿を愉しむことができます。

第八七節

ああ、わが愛しのパールヴァティーよ！
シヴァの水で、昼夜に三回、
からだを按摩しつづければ、
顔はかがやきに満ち、心臓も丈夫になる。
からだは強健になり、筋肉は強く元気になる。
宙に浮くほどの至福に満たされるでしょう。

第八八節

そして、パールヴァティーよ！
シヴァの水で、一日に一度でもからだを按摩すれば、
力と勇気が充ち満ちてきます。

第八九節

〔この養生法を続けていけば〕三年もたたぬうちに、

からだはきらきらと光り輝くようになる。
そしてさまざまな美芸の術（すべ）と、学芸知識に、
熟達するでしょう。
その声は人々をうっとりさせる
魅惑の力をもつようになり、
天の月や星々のように、
長生きできるでしょう。

第九〇節

ああ、女神よ！
ここからは、病に苦しむことのない養生の
季節ごとの秘訣を教えてあげよう。

第九一節

ああ、愛しのパールヴァティー！
春のあいだは、
ハリタキの粉を蜂蜜で溶いて飲むとよい。
生姜（しょうが）の干物（ひもの）〔の粉末〕を
蜂蜜に溶いて飲んでから、
シヴァの水を飲むのもまたよい。

第九二節

この養生法を行なえば、
カプファが原因で起きる二〇種類の病気と、
ピッタが原因で起きる二四〔訳注52〕種類の病気と、
ヴァータが原因で起きる八〇種類の病気が
解消するでしょう。

第九三節

ああ、偉大なる女神よ！
春のあいだは、辛いものや香味の強いもの〔訳注53〕を
食べるのは避けなさい。
すこやかで元気に暮らすには、
この教えが役立ちますよ。

第九四、九五節

ああ、大いなる女神よ！
夏のあいだは、ハリタキと胡椒（こしょう）〔の粉末〕を
等量まぜて黒砂糖といっしょに口にふくみ、
シヴァの水で飲み干すとよい。
これを行なうことで、あらゆる病苦が消え去り、
からだは明るく輝くようになり、
ものがはっきり見えるようになり、
この養生法のすばらしい成果を
愉しむことができるはずです。

第九六、九七節

雨ふる季節（六月から八月）には、
ハリタキと岩塩と、胡椒（こしょう）の根っこを
砕いて粉にして混ぜ合わせ、
シヴァの水で飲み干すとよい。
からだは丈夫で健康になり、
きらきらと輝きはじめるでしょう。
この粉薬を牛乳にいれて飲めば、
火傷（やけど）を追いはらってしまうでしょう。
火を浴びても、火傷で苦しむことは
なくなるでしょう。

第九八、九九節

秋の季節（シャラッド）（九月から十月）には、
ハリタキと、粗目（ざらめ）の砂糖と、
背高（セイタカ）ミロバランを
粉末にして混ぜ合わせ、口にふくんで
シヴァの水で飲み干すとよい。
これを行なえば、からだが浄化され、
病から解き放たれて、
きわめて速やかに動き回ることができる。
それにね、神々の王に仕えるわが妻よ、
さらに恵みがあるのだ。
ヨーガを完ぺきに行なえるようになるのだよ。

第一〇〇、一〇一節

冬の季節（ヘマンタ）（十一月から十二月）には、
生姜（しょうが）の干物（ひもの）と
油柑（ゆかん）〔訳注54〕とハリタキを
それぞれ粉にして混ぜ合わせ、
シヴァの水で飲み干しなさい。
これを毎日かかさず行なえば、
からだに必要な鉱物のたぐいが
不足欠乏することはなく、
目は明るくはっきりと見えるようになり、
弁舌は快活で、それを聴く人たちを幸せにし、
大いなる智恵が授かるでしょう。

第一〇二、一〇三節

真冬から春先までの厳寒期（シシル）（一月から二月）には、
胡椒と、ハリタキと、生姜の干物を
〔粉にして〕混ぜ合わせて、
シヴァの水で飲み干しなさい。
さまざまな病気がこれで治り、
頭のゾウに匹敵する巨大な力が得られ、
老いのしるしは消え去るでしょう。

そして、生きとし生けるものすべてを
引きつける、魅力を授かるのです。

第一〇四、一〇五、一〇六節

ああ、女神よ！
シヴァの水を飲んでいるときには、
つぎの食べ物を口にするのは厳に慎むこと
――葉菜・花菜・豆類や、
おなかが〔ガス発生で〕張りやすい穀類や、
澱粉質が多い食べ物、[訳注55]
辛いもの、酸（す）っぱいもの、しょっぱいもの。
さらに性交渉も慎んだほうがいい。
これらの戒（いまし）めを守れば、この養生法のすばらしい成果を
愉しむことができるはずです。

第一〇七節

ああ、わがいとしのパールヴァティーよ！
シヴァの水を用いた養生法（シヴァームブ・カルパ）を、
こうして詳しく語ってきたが、
これらはあくまでも秘術である。
秘密のままで実行するのがよろしい。
誰にも教えてはならない。

『ダーマル・タントラ』に書かれた〝シヴァ神の水を用いた養生法（シヴァームブ・カルパ・ヴィディヒ）〟の章は、以上がすべてです。

訳者あとがき

本書はクーン・ヴァン・デル・クローン（Coen van der Kroon）著『*THE GOLDEN FOUNTAIN : The Complete Guide to Urine Therapy*』の全訳です。原著は一九九三年にオランダで出版され、九六年にはアムステルダム在住の翻訳家メリレー・ドラナウさん（Merilee Dranow）による英訳版が出版されました。本書はこの英訳版を底本に用いました。

なおこの邦訳版では、読みやすく理解しやすい文章にするために訳者（佐藤雅彦）が訳文を補足した部分がありますが、その補訳箇所は〔亀甲括弧〕で示してあります。

まず著者のクーン・ヴァン・デル・クローン氏について紹介しておきましょう。オランダ人の彼は、元々はヨーロッパの古代文明に関心を寄せる学究でした。大学で古代ギリシャおよび古代ローマの言語と文化を専攻し、院生時代には古代ギリシアの「医学の父」ヒッポクラテース（紀元前四六〇～三七七年）の知見実践を古代インドのアーユルヴェーダ医学と比較しながら、古代ギリシアの婦人科医療について修士論文を書いて学術修士を取得しています。この経験をつうじてアーユルヴェーダに関心を持つようになり、大学院を卒業してからは頻繁にインドを訪れるようになり、現地でヨーガや東洋の伝統的精神生活を体験しながら学び続けてきたのです。そうしたインドでの生活体験のなかで、彼は尿療法を出会い、その絶大な効験を知って尿療法の本格的な研究に没頭することになりました。その成果が本書『黄金の泉／尿療法大全』であり、この本は九三年の発行以来、すでに十数ヵ国で翻訳され、ベストセラーとなり、広く世界じゅうの人々に読まれてきました。

本書の出版後、クーン・ヴァン・デル・クローン氏は米国のアーユルヴェーダ教育の第一人者であるヴァサント・ラド（Vasant Dattatray Lad）医師のもとで、一九九九年から二〇〇二年まで米国の「アーユルヴェーダ学院」（ニューメキシコ州アルバカーキ）でアーユルヴェーダを学び、インドで研修医として実地医療の研鑽を積みました。この時期にデヴィッド・フローリー（David Frawley）医師、スニル・ジョシ（Sunil Joshi）医師、ロバート・スヴォボダ（Robert Svoboda）医師、アトレヤ・スミス

（Atreya Smith）医師など、インドの伝統医学やヨーガなどの高名な実践者から多くを学び、二〇〇一年からはオランダでアーユルヴェーダの研究・教育・講演や執筆などの普及啓蒙活動に邁進（まいしん）しています。〇三年からは彼が住むアムステルダムを拠点に、アーユルヴェーダにもとづく薬草学や料理法や栄養学なども教えるようになりました。

二〇〇五年に彼はオランダで「アーユルヴェーダ研究学院（The Academy of Ayurvedic Studies. http://www.ayurvedicstudies.nl/）を創設しました。同学院は一九九八年に医師（ヴァイデャ）アトレヤ・スミス氏が創設した「ヨーロッパ印度古代英知（ヴェーダ）研究協会」（European Institute of Vedic Studies）のオランダ支部として、アーユルヴェーダの研究と教育に献身しています。最近ではアーユルヴェーダの研究と実践の成果をまとめた『*Ayurveda : gezondheid voor iedereen*』〔アーユルヴェーダ／すべての人に健康を〕（Ankh-Hermes B.V., Uitgeverij）を二〇一四年に著しています。

本書の邦訳には、思いのほか時間がかかりました。

まず本書が扱っている医学知識は、地理的には東洋と西洋の広大な地域に及んでおり、時間的にも古代から現代までの広い範囲に及んでいます。それぞれの時代や地域で、人々や専門家が「病気」と見なした心身の異常現象やその呼び名は、当然ちがっています。本文中にはさまざまな地域と時代の文献が引用されていますが、それらの文献が書かれた当時、その傷病をどう呼んでいたのか、できるだけ正確にそれを再現することに心がけました。そして本書に登場する引用文献については、可能な限り原典を見つけ出して、原典に即した正確な翻訳をすべく努めました。これは本書が、すでに出版されている数多（あまた）の尿療法文献を引用するかたちで書かれたものであり、本書の典拠となった数多の文献も、やはり既存の文献を引用しながら書かれてきた、という事情があるからです。つまり本書は、場合によっては何重もの孫引きのデータを使って書かれているので、正確さを期すためには原典を探しだして、じかに引用を行なう必要があったのです。なお、本書には日本で入手可能な書籍からの引用も少なからず登場しますが、これらも正確を期して原著からじかに邦訳しなおしました。

本書の邦訳に時間がかかったもうひとつの理由は、アーユルヴェーダや尿療法のインドの古代文献が梵語（ぼんご）（＝サンスクリット）で書かれているという事情によるものでした。本書の外来語の発音表記は〝現地音〟主義を貫いています。つまり「田中」という漢字（＝中国文字）は現代中語では「ティエンチョン」と読むでしょうが、日本では「タナカ」と読むので、日本での〝現地音〟を優先して田中さんの苗字を「たなか」と記す、という主義です。日本のカナ文字だけで世界じゅうの発音をそのまま記述するなんて到底無理ではありますが、それでも出来るかぎりの努力をしてカタカナでなるべく正確に〝現地音〟を再現しようと努めました。本書（英訳版原著）には梵語をアルファベット表記に直した単語がたくさん出てきますが、アルファベット表記に直した時点で、それを行なった英国人なりフランス人なりドイツ人なりオランダ人の〝お国なまり〟が音訳表記に反映されてしまい、元々の梵語の正確な音訳からずれてしまうのです。たとえば母音を伸ばすかどうか（長音と短音）とか、子音を発音するときに息を強く出すかどうか、などの区別は、ローマ字への転訳表記では表現できず、こうしたデータは消えてしまいます。だから邦訳に際して梵語の表記をじかに参照する必要がありました。梵語の発音だけでなく、インドの古代文献に記された薬草などの正体を見きわめるためにも、梵語で記された原典を参照するのは必須の作業でした。そのため本書の翻訳にあたり、翻訳者はサンスクリットを新たに学ぶことになりました。……といっても、まだ初心者ですが。

梵語の読み方がわかるようになっても、翻訳者は大きな壁にぶつかりました。第7章の『ダーマル・タントラ』（英語表記『Damar Tantra』を「ダマル」とか「ダマール」でなく「ダーマル」と正確に音訳しえたのも梵語から音訳した成果です）に記された一〇七節におよぶ尿療法の教えの原典が、なかなか見つからなかったからです。可能な限りのさまざまな文献を参照して、それぞれの節が述べている具体的な薬草などが何を指しているのか、明確にしようと努め、それは結果的に訳注の分量を増やすことになったのですが、『ダーマル・タントラ』は神話的・寓話的な教えであっても、やはり尿療法の歴史的・文化的考察には必須の文献なのですから、これをさらに正確に読み込み、吟味していくことは、現代の我々に課せられた宿題だと思います。

本書はまさに「尿療法大全」と呼ぶにふさわしい広範な分野を収めた一冊です。尿療法の概要を知るには決定版というべき本だといえましょう。但し、近現代医学の観点からオシッコの有用性や尿療法の有効性を知りたい読者の皆さんには、マーサ・クリスティ著『尿療法バイブル――あなた自身がつくりだす究極の良薬』をまずもってお勧めします。抗生物質や抗がん剤などの化学療法が医学界を圧倒してしまう以前の二十世紀半ばまで、近現代の医学の最先端の研究者や研究機関は、オシッコの〝くすり〟としての効能を実験的に証明しつづけてきたのですから。

本書はそうした現代科学のデータよりも、尿療法が歴史的・地理的に広く実践されてきた歴史をまんべんなく紹介することに力を注いでいます。尿療法は「過去の、すでに廃れた歴史的な治療手段」ではありません。万人がそれぞれ、日々オシッコをし、健康な時もあれば不調な時もある。こうして人類が生存するかぎり、尿療法はいつまでも有意義な、だれでもタダで簡単に実践できる有力な健康維持法であり内科的治療手段なのです。

ところで近年、腸内細菌叢（フローラ）が健康維持に重要な貢献をしており、細菌叢の乱れが難病や病的肥満や精神的不調さえも起こしうることや、健康人の「健康な腸内細菌」を病者の腸内に入れてやるいわゆる「糞便移植」が絶大な治療効果を発揮することが、ひろく認識されるようになってきました。オシッコに関しても、寄生虫の仲間の線虫（C・エレガンス）がヒトのオシッコのにおい（＝尿に含まれる微量の物質）をかぎ分けて癌患者を識別するなど、尿の医学的有用性が再認識されています。我々は「オシッコやウンコは汚い」という〝常識〟を受け入れて暮らしてきましたが、こうした「排泄物」は本来、栄養豊富で、微生物の絶好のエサだからこそ、腐敗しやすく臭いのです。日本では江戸時代に糞尿が「肥料」としてきわめて高度にリサイクル利用されていましたが、同じ頃、ヨーロッパの〝文明世界〟では街路に捨てられていました。だから当然、人の居住環境で腐敗して、それが伝染病の温床になったのです。そうした苦い経験から、西洋で生まれた近代衛生学は糞尿を「毒」のように敵視したわけですが、それは彼らの、リサイクル文明とはほど遠い野蛮ゆえの産物でした。その野蛮な「糞尿＝毒物」という観念を、日本社会は文明開化ののち、欧米から無邪気に輸入して妄信してきたのです。我々はもっと科学的に物事を考え、旧来の〝常識〟を吟味しなおす時期にきています。

本書の翻訳は、論創社の森下紀夫社長や松永裕衣子さんの励ましによって成し遂げることができました。この場を借りて心からの感謝を申し上げます。この『尿療法大全』を通じて、尿療法を紹介した世界じゅうのさまざまな書籍と出会うことになりました。さらに二一世紀になってからも、尿療法を紹介した新たな本が世界じゅうで次々と出版されています。我々がこれまで知らずにいた内容、あらたな知見や考察を紹介した本は、これからも日本に紹介する必要があるでしょう。効験については読者の皆さんが実際に体験してみることです。それ以上に雄弁な証拠はないのですから。

私は尿療法に三十年前に出会い（宮松宏至さんの『朝一杯のおしっこから』を読んで試したのがキッカケでした）、熱心な実践者というわけではありませんが目に見える効験をつうじて尿療法の効き目を実感し、古代インドから世界中で実践されてきたこの究極の自然療法の恩恵を享受してきました。たしかに飲み始めには勇気が要ります。が、勇気があれば、先に進むことができます。古代ギリシアの哲学者プラトーンは「思慮」「正義」「節制」とともに「勇気」を最も重要な人徳だと考えました。現代の我々にとっても、この教えは現実的で有用だと思うのです。

二〇一五年三月　佐藤　雅彦

と記されているが、この「Jalakesar」について徹底的に調べたものの、ついに正体は解明できなかった。ちなみに本書邦訳の時点で最も多くの検索数が期待できる（google による）インターネット検索を行なっても、「Jalakesar」を含むウェブサイトとして見つかったのはたったの四件で、いずれも本書（原著）の文面をコピーした文書にすぎなかった。そういうわけでこの「コケ」についての情報はないので、『ダーマル・タントラ』に特有の（現代には該当する名辞がない）薬用植物であると判断し、原著のローマ字表記の読みのまま「ジャラケサル」と音訳した。

〔訳注 51〕「無患子（むくろじ）」と訳した箇所は、原著英語版では「Sapindus Laurifolius」と記されている。ムクロジ（無患子）科の落葉高木で、果皮にサポニン（Saponin）をふくみ、古来から石鹸として使われてきた。「サピンドゥス（Sapindus）」という名前も「インドの（Indus）石鹸（Saponin）」に由来する。梵語名「Arishta」「Gucchaphala」、ヒンディー名「Ritta」、英名「Soapnut tree」などと呼ばれる。アーユルヴェーダでは、根や樹皮や果実が、偏頭痛・ヒステリー・癲癇（てんかん）・潰瘍・喘息・下痢・腰痛・胃痛の治療薬として使われてきた。

〔訳注 52〕 本書以外で『ダーマル・タントラ』の紹介した文献のなかには、この節で「ピッタが原因で起きる病気」を「40 種類」と英訳してあるものもある。現時点で梵語の原典を得ていない本書邦訳者としては、どちらが正しいのか断定できない。

〔訳注 53〕 本書以外で『ダーマル・タントラ』の紹介した文献のなかには、この部分を「苦いものや辛いもの」と英訳してあるものもある。現時点で梵語の原典を得ていない本書邦訳者としては、どちらが正しいのか断定できない。

〔訳注 54〕 原著英語版では「Anvla (Phylonthus Emblica)」と記されているが、この「Anvla」は「Amla」の誤植と思われる。並記されている学名から「油柑」と訳した。

〔訳注 55〕「澱粉質が多い食べ物、辛いもの、酸（す）っぱいもの、しょっぱいもの」と訳した箇所は、原著英語版の「starchy, pungent, sour and salty foods」を直訳したのであるが、本書以外に入手可能な『ダーマル・タントラ』の英訳版なかには、「澱粉質が多い食べ物」という意味の記述がなく、単に味がきつくて刺激性の食物の摂取を戒めただけのものもある。どちらが正しいのか本書邦訳者には断定できないが、ここでは原著のままに訳した。

種子からは「モリンガ油」と呼ばれる最高級の時計油が得られる。英名では「moringa」「benzolive tree」「West Indian ben」「drumstick tree」などと呼ばれている。

〔訳注 47〕「甘松」と訳した箇所は、原著英語版では「Jatamavasi」と記されている。この植物は学名を「*Nardostachys grandiflora*」（別称 *Nardostachys jatamansi*）といい、オミナエシ（女郎花）科カンショウコウ（甘松香）属の、インド・中国・ヒマラヤの高山地域が原産の多年草である。和名が「甘松」で、漢名は「寛葉甘松」、英名は「スパイクナード（Spikenard）」「（インディアン・ナード（Indian nard）」「ナード（Nard）」「ムスク・ルート（Musk root）」、ヒンディー語では「ジャターマーンシ（Jatāmāṁsi）」、南インドで最も古いカンナダ語では、「ジャターマーンシ（Jatāmāṁsi）」とか「ジャターマーヴァシ（Jatāmāvasi）」と呼ばれている。原著英語版に記されているのは、この呼び名に他ならない。

根と根茎を、香料や医薬として用いてきた。インドでは香料として使われてきたが、苦み・辛み・酸っぱ味のある強い匂いである。鎮静作用や抗不整脈作用があり、食欲不振などの芳香性健胃薬や、胃痛・腹部膨満・頭痛・ヒステリーの薬として用いられてきた。

〔訳注 48〕「没薬」と訳した箇所は、原著英語版では「Kalnemi Veesh (Guggul)」と記されている。この植物は学名を「*Commiphora wightii*」（別称 *Commiphora mukul*）といい、和名は「アラビア没薬（アラビアもつやく）」「没薬樹（もつやくじゅ）」「ミルラの木」、漢名は「没薬」、英名は「Guggal」「Guggul」「Mukul」「myrrh tree」などと呼ばれる。フウロソウ（風露草）目カンラン（橄欖）科コンミフォラ（ミルラの木）属の、インドから南アラビア、東アフリカ、マダガスカルにかけて広く分布する低木で、その樹液（樹脂）が「ミルラ（またはミル myrrh）」、漢名で「没薬（もつやく）」と呼ばれる。「ミルラ」も、漢名「没薬」の「没」も、苦味を意味するヘブライ語の「mor」、あるいはアラビア語の「murr」に由来する。「没薬」は古来から香料として用いられ、医薬としては鎮静・鎮痛剤として使われてきた。殺菌作用があり、古代エジプトではミイラ作りのための遺体の防腐処理に使われていた。

〔訳注 49〕「三台紅花」と訳した箇所は、原著英語版では「Bhargika (Clerodendron Serrotum)」と記されているが、丸カッコ内の学名は誤記で、正しくは「*Clerodendron serratum*」で、これはクサギ（頳桐）属クマツヅラ（熊葛）科の植物で、漢名は「三台紅花」のほかに「三対節」「大羅傘」「大常山」「山利桐」「三百棒」「山枇杷」「火山麻」「三台花」などがある。根・茎・葉皮を薬用にし、若葉は食用にする。また果実は青緑色の染料に用いられてきた。

〔訳注 50〕「ジャラケサルの苔」と訳した箇所は、原著英語版では「Jalakesar moss」

としても有効だし、外皮の精油は抗菌剤として有用である。

〔訳注43〕「ベンガル菩提樹」と訳した箇所は、原著英語版では「Banian tree (Ficus Bengalensis)」と記されている。これは正確には「*Ficus benghalensis*」という学名の、クワ科イチジク属の常緑高木で、日本では「バンヤンジュ」という別名もある。「ベンガル菩提樹」はインドの国樹だが、他の樹木に巻きついて枯らしてしまう典型的な“絞め殺し植物”（着生植物）で、宿主の樹木の裂け目などに入り込んだ種子が発芽して生長し、熱帯地方では三〇メートルほどに育つ。

〔訳注44〕「枸骨葉（くこつよう）」と訳した箇所は、原著英語版では「Kavali」と記されている。インターネットで徹底的に調べたが、「Kavali」が正確に何の植物を指す名詞かは確定的な答えは得られなかった。しかし「Kavali」について、次のような断片的な情報が得られた。まず「Kavali」は薬草で「kavalai」「kavilai」「kavelai」の別称があること。次に、インドには「Karamardika」という薬用植物があり、これは学名「*Carissa spinarum*」というキョウチクトウ科の常緑低木で、南インドで最も古いカンナダ語では、「チッカカーヴァリ（Chikkakaavali）」とか「カヴァリ（Kavali）」と呼ばれていること。そして「*Carissa spinarum*」という植物は、和名は無いようだが、中国では「老虎刺」という名で呼ばれていること。最後に、日本の『本草拾遺』に記されている「枸骨葉（くこつよう）」は、モチノキ科の枸骨（和名はヒイラギ）の葉ではあるが、「猫児刺」「枸骨刺」「八角茶」「八角刺」「老鼠刺」「老虎刺」「羊角刺」という別称を有していることである。こうした情報を総合して、「Kavali」を「枸骨葉（くこつよう）」と訳したわけだが、日本の漢方生薬の「枸骨葉」はモチノキ科クコツの葉だというのだから、「Kavali」とは違うものかも知れない。ちなみにインドの薬用植物「Karamardika」は、その木に生えた花・果実・根を、目や耳の各種疾患や、のどや身体各部の痛みの治療薬、発汗剤や胃腸内のガスを排出させる駆風剤として用いる。

〔訳注45〕白芥子（しろがらし）（英名 white mustard）は西アジア・地中海沿岸が原産のアブラナ科シロガラシ属の一年生植物で、古代ギリシアの時代から栽培されてきた。種子から辛子粉（マスタード）をとるほか、野菜や薬草としても使われる。健胃・去痰・鎮咳の漢方薬として用いられ、菊にそっくりの葉の形から「キクガラシ」「キクバガラシ」とも呼ばれる。

〔訳注46〕「山葵の木（わさびのき）」と訳した箇所は、原著英語版では「Black Moringa Pterygasperma」と記されている。学名とおぼしき「*Moringa Pterygasperma*」は誤記であり、正確には「*Moringa pterygosperma*」（別称 *Moringa oleifera*）という学名の、和名では「ワサビノキ（山葵の木）」と呼ばれる植物であろう。これはワサビノキ科ワサビノキ属の、インドやミャンマー原産の落葉小高木で、熱帯各地で栽培されている。若葉・花・莢（さや）・根は食用で、山葵（わさび）のような辛みがある。樹液はゴムの原料となり、

クトウ科キョウチクトウ属のインド原産の常緑低木で、中国を経て江戸時代中期に日本に伝来した。和名「夾竹桃」は、葉が竹に、花が桃に似ていることに由来する。夾竹桃はヒトや畜獣に対して強力な経口毒性があり、花・葉・枝・根・果実すべての部分と、周辺の土壌にも毒性がある。生木を燃した煙にも毒性があるし、腐葉土にしても一年間は毒性が残るので、肥料として使う際にも入念な注意が必要だ。たとえば夾竹桃の枝を、箸や、バーベキューの串に用いただけで、食中毒事故が起きている。中毒症状としては、摂取して一時間ほどで疝痛〔俗に「さしこみ」と呼ばれる激しい発作的・間欠的な腹痛〕・下痢・頻脈・運動失調・食欲不振などが起こる。喘息のようなアレルギーも起こす。このように激しい毒性を有する夾竹桃であるが、さまざまな強心配糖体が含まれているので強心作用があり、利尿作用もある。しかし素人が利用するのは危険すぎる。

〔訳注 41〕 「南蛮小豆」と訳した箇所は、原著英語版では「Abrus Precatorius」と記されている。インドや東南アジアが原産の、マメ科トウアズキ属のツル性の常緑多年草で、英名「Rosary pea」「Crab's eye」「Coral pea」、梵語名「グンジャー（Gunja）」、ヒンディー名「グンジャー（Gunja）」「ゴーンチ（Gaungchi）」「グンチ（Gunchi）」、中国名「雞母珠」「相思豆」「美人豆」などと呼ばれている。和名も「南蛮小豆」のほかに「唐小豆」「天竺豇豆（てんじくささげ）」の別称がある。葉にはサポニンが含まれ天然甘味料として利用されてきた。種子にはアブリンという毒素が含まれ、この実を食べると腹痛や嘔吐を引き起こし、最悪の場合は死にいたるほどの猛毒である。だが煮れば毒性が消え、中国では「相思子（そうしし）」という生薬名で駆虫・頭痛・皮膚病の薬として使われてきた。なお南蛮小豆はたいてい赤色か黒色だが、インドでは白色や緑色の豆も入手できる。

〔訳注 42〕 「枸櫞」と訳した箇所は、原著英語版では「Mahalung」と記されている。これは日本では「シトロン（citron）」の英名で知られている、「*Citrus medica*」という学名の、インドのガンジス川上流の高地が原産の、ミカン科ミカン属の常緑低木樹である。和名は「シトロン」「丸仏手柑（まるぶしゅかん）」、漢名は「枸櫞（くえん）」で、ちなみに柑橘類に多量に含まれる「クエン酸（枸櫞酸）」（英名 citric acid）の名前はこの果実に由来する。梵語名「マトゥルング（Matulung）」「マタルンガ（Matalunga）」「マトゥンガ（Matunga）」、ヒンディー名「ビジョラ（Bijora）」「ニンブー（Nimbu）」「リンブー（Limbu）」「ナランギ（Narangi）」などとも呼ばれる。ちなみに英語の「オレンジ（orange）」の語源は、アラビア語の「ナーランジ」に由来する古期フランス語からだが、その元をたどればペルシャを経てこの果実に至る。シトロンは古代から薬用植物として使われてきた。食べればサナダムシなどの駆虫剤になるし、肺や腸や病気をいやし、強精・強壮剤にもなる。ワインに混ぜれば解毒剤のさまざまな薬効が知られている。アーユルヴェーダでは、この植物の葉の煎じ汁が、きわめてよく効く肝臓強壮薬としてだけでなく、若返りの秘薬、とりわけ頭髪の老化現象を治すクスリとして内服されてきた。この植物から得られる黒色の染料は、髪染めや刺青（いれずみ）に用いられてきた。外用薬としても、水虫・湿疹・皮膚炎のほか、脱毛予防のために頭皮に塗ったり、サソリによる噛み傷の治療などに用いられてきた。現在でも中国やブラジルでは毒ヘビに噛まれた場合の治療に使われているし、頭髪の育毛促進や白髪の治療に効果があることが報告されている。

〔訳注37〕「印度茉莉（インドまつり）」と訳した箇所は、原著英語版では「Chitraka (Plumago Zeylancia)」と記されている。この丸カッコ内に記された学名はたぶん誤植だ。正確には「*Plumbago zeylanica*」という学名で、これは「セイロンマツリ」とか「インドマツリ」と呼ばれているイソマツ（磯松）科ルリマツリ（瑠璃茉莉）属の常緑低木を指している。英語では「Doctorbush」「Ceylon leadwort 」「Indian plumbago」「Wild leadwort」「Leadwort」「White flowered leadwort」などと呼ばれている。

この植物の抽出液は、魚類には無毒だが蚊の幼虫に対して殺虫作用を発揮する。また有機溶媒ヘキサンを用いた抽出液は、犬ジステンパーウイルスに対する抗ウイルス作用が確認されている。アーユルヴェーダでは、根は駆虫剤・赤痢や気管支炎などの治療薬、葉は疥癬の治療薬として用いられてきた。

〔訳注38〕「毛猪の子槌（けいのこづち）」と訳した箇所は、原著英語版では「Apamarg (Achyranthus Aspara)」と記されている。この丸カッコ内に記された学名はたぶん誤植だ。正確には「*Achyranthes aspera*」という学名で、これは英名「Prickly Chaff Flower」「Chaff-flower」「Crocus stuff」「Crokars staff」「Devil's horsewhip」、ヒンディー名「Chirchita」「Latjira」、サンスクリット名「Apamarga」と呼ばれるインド原産のヒユ科イノコズチ属の多年草を指している。薬草として多くの効用があり、焼いた灰と蜜を混ぜたものは咳止めに用いられて、インド西部では葉の汁を歯痛に、ペースト状にしたものを目薬として使われてきた。

〔訳注39〕「藜（あかざ）」と訳した箇所は、原著英語版では「Chakramarda (Chenopadium Album)」と記されている。ヒユ（莧）科アカザ（藜）属の一年草で、英名を「lamb's quarters」「goosefoot」「fat-hen」といい、中国では野菜、インド北部では食用穀物として広く栽培されている。若葉はホウレンソウに似た味がするが、茎葉を乾燥させて煎じた煮汁を口に含めば虫歯の痛みを治し、また生葉の搾り汁は毒虫などに刺された皮膚に塗ると痛みが止まるとして、薬用に使われてきた。また生長した茎は干して老人の杖に、焼いた灰は染め物に用いられてきた。

〔訳注40〕「夾竹桃（きょうちくとう）」と訳した箇所は、原著英語版では「Nerium Odorum」と記されている。この学名のほかに「*Nerium oleander*」という学名でも呼ばれている。キョウチ

部分は英文原著では次のように記されている――「Opium should be roasted on an open fire; 1/32 of this should be taken along with the Shivambu.」

クーン・ヴァン・デル・クローン氏著の本書英語版には、これが何を基準とした「32分の1」かは判然としないが、訳者が調べたかぎりでは、現代の尿療法について述べた外国のインターネットサイトなどで「1グラムの32分の1」と示唆されている。ただしこのタントラの25節の訳注で述べたとおり、重量を表す国際的な基本単位である「グラム」は『ダーマル・タントラ』が書かれた時代には存在しなかったわけだから、我々が確実にいえるのは、これがきわめて微量だということだけだ。もちろん現代では阿片の使用は御法度である。

〔訳注34〕「三種の実(トリプハラー)を混ぜ合わせた粉ぐすり(チュールナ)」と訳した箇所は、原著英語版では「Triphala Churna」と記されている。これは本タントラの二七節に「三種の実(トリプハラー)」として記されている「胡椒(コショウ)、背高(セイタカ)ミロバラン、ハリタキを〔粉末にして〕混ぜ合わせた」ものを指す。

〔訳注35〕「鬱金(うこん)」と訳した箇所は、原著英語版では「Turmeric」と記されている。ターメリックは「鬱金」の英語名で、日本では「ウコン」の名で知られた、香辛料・着色料・生薬として用いられるショウガ科ウコン属の多年草である。「鬱金」と「鮮やかな黄色」という意味だが、文字どおりカレーなどのインド料理に「鮮やかな黄色」の彩りを与えている重要なスパイスだ。熱帯アジア原産で、根茎は黄色染料や香料に用いられ、止血・健胃の薬用にも用いられている。ちなみに近年の日本では、ウコン(とりわけ秋ウコン)が強肝作用があると宣伝され、二日酔いを予防すると称してサプリメントや健康ドリンクも盛んに売られているが、ウコン使用のそうした健康食品を過剰に摂取して副作用で肝障害を起こし、死亡する事例さえ少なからず報告されている。いうまでもないが健康食品やサプリメントとて、漢方薬その他と同様、乱用や過剰摂取で副作用をもたらし健康に害を及ぼす場合もある。過ぎたるは及ばざるがごとし……である。

〔訳注36〕「旱蓮草(かんれんそう)」と訳した箇所は、原著英語版では「Bhringaraj」と記されている。「Bhringaraj(ブフホリンガラジ)」は、日本では、水田の雑草など湿気の多い土地に生えており、「高二郎(タカリブロウ)」と呼ばれている。キク科タカサブロウ属の一年草で「モトタカサブロウ」とも呼ばれる。インド・中国・タイ・ブラジルや、さらに朝鮮半島や日本にも分布している。

学名は「*Eclipta erecta*」だが、同義語として「*Eclipta alba*」や「*Eclipta prostrata*」などとも呼ばれる。これらの学名の「*Eclipta*(エクリプタ)」は日本では「タカサブロウ属」と呼ばれている。

しかし漢方では「旱蓮草(カンレンソウ)」の名で呼ばれており、内服および外用という発音である。しかし日本での慣習にならい、本書でも「ギー」と音訳表記している。

この「ギー」という食物は、インドやアフガニスタンなどで古くから民衆が自宅で作り、食用にしてきた乳脂肪食品、すなわち“澄ましバター”の一種だ。

製造法をかんたんにいえば、①牛や水牛や羊の乳汁を沸騰させてまず加熱殺菌を行ない、②これを乳酸発酵させ、③凝固したものをかき混ぜてバター状にして、④これをゆっくりと加熱して溶かして、⑤溶けた脂肪分が黄金色になり、沈殿した固形分が褐色になったら、ろ過して、⑥これを容器にうつして冷ませば「ギー」の完成である。加熱とろ過によって水分・糖分・タンパク質が除去されるので、出来上がった「ギー」はバターよりも腐りにくく、熱帯地域でも常温で長期間の保存ができる。

「ギー」は香ばしい“澄ましバター”として調味料やペーストとして食用に使うが、インドの宗教儀式では聖油や供物として用いられてきた。

ところで、仏教の原典である「大般涅槃経(だいはつ・ねはんぎょう)」には、「牛より乳をいだし、乳より酪(らく)をいだし、酪より生蘇(せいそ)をいだし、生蘇より塾蘇(じゅくそ)をいだし、塾蘇より醍醐(だいご)をいだす」という記載がある。この「醍醐」は最高の美味であると伝えられ、そこから「醍醐味」という言葉が生まれた。この「醍醐」は「ギー」を指すものと考えられている。

〔訳注31〕 人参木(にんじんぼく)は、英文原著では「Nirgundi」と記されているが、これは「*Vitex negundo*」という学名の、シソ目クマツヅラ科の植物である。アフリカの東部（ケニヤ）や南部（マダガスカル）、アジア全域に分布し、中国では「黄荊（huang jing）」の名で知られる。抗菌・抗炎症・鎮痛作用が知られており、南アジアや東南アジアでは古来より薬草として使われてきた。

〔訳注32〕 黒与那(くろよな)は、英語版原著では「Karanja（*Pongamia Glabvi*）」と記されている。この「*Pongamia Glabvi*」は存在しないが、よく似た「*Pongamia glabra*」は実在し、これが日本名「クロヨナ」という植物に他ならない。（つまり原著は誤植である。）

「*Pongamia glabra*」という学名の植物は、ヒンディー語では「Karanj」、梵語では「Naktamāla」と呼ばれ、インド・中国・日本・マレーシア・オーストラリアおよび太平洋の島々に分布している。

種子からとれる油は「ボンガム油」の名で知られており、現代ではバイオディーゼル油として有望視もされている。樹液は強烈な悪臭の苦みがあり悪心と嘔吐を引き起こすが、抗菌性にすぐれている。果実や種子や新芽は、古来より薬用に用いられてきた。ボンガム油はヘルペス・リウマチ・皮膚病を癒し、樹液も痔・脚気・腫瘍・潰瘍・眼病や皮膚病に有効だとされる。

〔訳注33〕「ひとつまみの半分の、その半分のまた半分、さらにその半分の、また半分だけ」という表現は要するに「ひとつまみの32分の１」を意味するわけだが、この

れているほどだが、当時はきわめて貴重な薬種だったので、室町時代末期から江戸時代初期の日本では代用品として「千振（センブリ）」（生薬名は「当薬」）が開発された、という経緯がある。

〔訳注 28〕 馬芹（英語 cumin、オランダ語 komijn、学名 *Cuminum cyminum*）は、地中海東部からインドに至る地域が原産のセリ科の一年草で、種子（クミンシード）は香辛料として用いられる。和名・漢名を「馬芹（ばきん、まきん、うまぜり）」といい、フランス語では「キュマン（cumin）」、インド亜大陸周辺では「ジーラ（jeera）」、中国語では「孜然（ズー・ジャン／zī rán）」という。

クミンはいまや、カレー粉に配合されている基本的な香辛料ハーブとして日本でも広く知られている。漢方やアーユルヴェーダでは消化促進のほか、母乳の分泌促進などにも用いられてきた。

〔訳注 29〕 「南蛮草藤」は英語版原著では「Sharapunkha (Devnal) 」と記されている。「Sharapunkha」は、「*Tephrosia purpurea*」という学名のマメ科テフロシア属の植物で、中東からインド亜大陸、ビルマ、中国、オーストラリアに至る熱帯全域に分布し、湿地に繁茂している雑草である。インドやスリランカでは道ばたや空き地など、やせた土地にも生育している。

ヒンディー語では「Sharapunkha」とか「Sarphonk」というが、ハワイでは「アフフ（Auhuhu）」「アフフ（Ahuhu）」「アウホラ（Auhola）」「ホラ（Hola）」などと呼ばれ、英語では“魚殺しの毒（Fish Poison）”とか“野生のインド藍（Wild Indigo）”と呼ばれている。“魚殺しの毒”の名がついたのは、この植物の葉や種子に「テフロシン（灰叶素、tephrosin）」という、魚類を麻痺させる毒素が含まれているからだ。この毒素は魚には致死的に作用するが、哺乳類や両生類には無害である。

「南蛮草藤」は駆虫・解毒・解熱・体質改善の効果があり、古来から薬草としても用いられてきた。アーユルヴェーダでは癩（ハンセン病）・各種の潰瘍や腫瘍・喘息や、肝臓・脾臓・心臓・血液の各種疾患の治療に用いる。

「南蛮草藤」の根は、煎じた汁は消化不良・リウマチ・喘息・泌尿器疾患の治療薬として使われてきたし、根の粉末は歯痛や止血に効くとされ歯磨き粉として使われてきた。

〔訳注 30〕 「醍醐」は、英文原著では「ghee」と記されている。「ghee」は、インド亜大陸の諸言語（ヒンディー語・ベンガル語・グジャラート語・ウルドゥー語）で「ghī」と発音される単語の、英語表記に他ならない。日本では「ギー」という音訳表記が使われているが、英語の「ghee」および前記インド各種言語の「ghī」の発音は、冒頭の「gh」が喉の奥での破裂音（有声の軟口蓋音）の「g」を発声すると同時に肺から吐き出す息を加える「有気音」となっているので、より正確には「ギヒー」

記しておくことにする。

梵語辞典（モニエール・ウィリアムスのサンスクリット英語辞典）によれば、「シロ」は先ずもって「頭」を意味するが、コショウ科の薬草「畢撥（ひはつ）」（*Piper longum*）や、あるいはまた、やはりアーユルヴェーダの薬草として古代から使われてきた「ブールジャ」（*Betula Bhojpatra*）を指す言葉でもある。

一方、「アムリト」は、「不死の・不滅の」という基本的な語義をもつ言葉であるが、当マントラの22・23節や39節ですでに言及された「アムリタ」すなわち「いぼ葛籠藤」や、「ワイルド・キドニー・ビーンズ」（*Phaseolus trilobus*）や、さらには前出の「畢撥」などのアーユルヴェーダ薬草を指す言葉でもある。

以上のことから推測すれば、「シロ・アムリト」はこれらの薬草の果実なり種子をすりつぶして得られた粉末を、混ぜ合わせたものだと考えられるが、具体的にどの植物のどの部分を、どのようなかたちで利用するのかは、詳らかでない。

〔訳注26〕 三種の実（トリプハラー）（Triphala）とは、梵語では「三つの（＝tri、原形tra）種子（＝phala）」という意味だが、実際には三種類の薬用植物——すなわち①アマラキ（Amalaki、学名 *Phyllanthus emblica*）、②ビブヒタキ（Bibhitaki、学名 *Terminalia bellirica*）、ハリタキ（Haritaki、*Terminalia chebula*）——の果実から種子を取り除いたものを、まず粉末にして、それら三種類の粉末を等量まぜあわせて作った、アーユルヴェーダの粉薬を指す言葉として使われてきた。

この梵語の単語をローマ字表記すると「Triphala」になるので、英語では「トリーファラ」とか「トリーファーラ」と発音される場合が多いが、これは原義を無視した音訳なので不適切であり、本書では梵語に忠実な「トリプハラー」という音訳で記す。

なお、「トリプハラー」は、梵語でも「トリ（＝三種の）」という接頭語を省略して「プハラー（Phala）」と呼ばれる場合がある。

ちなみに第27節で紹介されている“三種類の薬用植物の混合粉末”も「三種の実（トリプハラー）」である。

〔訳注27〕 「胡黄連（こおうれん）」（学名 *Picrorhiza kurroa*）は、英語版原著では「Kadu」と記されているが、これはインドのグジャラート語での呼び名である。アーユルヴェーダでは「ティトカ・クル（titka kul）」、ヒンディーや梵語では「ピクロリザ（picrorhiza）」「クトゥキ（kutki）」「カトゥラ（katuka）」「クトゥカ（kutka）」と呼ばれる。中国語の呼称は「胡黄連（ホゥー・ホァン・リェン／hú huáng lián）」。

胡黄連は、ゴマノハグサ科の薬用植物で、根茎を、解熱・解毒・鎮静・健胃・殺虫薬として用いる。適応症は小児の驚疳や、泄痢・黄疸・痔疾・目の炎症などで、現在では急性ウイルス性肝炎や気管支喘息の治療にも使われている。

ちなみに胡黄連は、日本では大陸伝来の特効薬として珍重され、正倉院にも収めら

Namaha)」は、「ウッダーマレーシワラ（Uddamareshwara）を崇めます」という意味だが、「ウッダーマレーシワラ」とは「限りなく尊い（uddāmara）、支配者（Ishwara）」という造語であり、すなわち“至高の神”たるシヴァ神を意味する。だから「シヴァ神を崇めます」と言っているわけだ。

二番目に出てくる「シリーム（Shrīm）」もやはり「種子マントラ」の一種で、美と豊穣と幸運をつかさどる女神であるラクシュミー神の力を借りるマントラである。

〔訳注 24〕 このマントラは、長音記号つきのローマ字表記では「Ōm Sarvam Srishti Prabhavē Rudrāya Namaha」と書き表す。

このマントラの後半の「ルドハラーヤ・ナマハ（Rudrāya Namaha）」は、「ルドハラ（Rudra）を崇めます」という意味である。

「ルドハラ」は、『リグ・ヴェーダ』に登場するインド神話上の“暴風と雨の神”で、その名は「泣く・吠える」を意味する語源「rud」に由来し、「吠え泣く者」という含意がある。風水害をもたらす“荒ぶる神”と、慈雨をもたらして豊穣と人々の健康安寧を保障する“恵みの神”という両面性を有しており、医薬を司る神でもある。『リグ・ヴェーダ』の中では「アスラ」とも呼ばれていた。アスラ神族はその後、「悪魔」とみなされるようになったが、原形はこうした両義的な神だったのだ。ちなみに「アスラ」は後世に仏教に吸収され、中国に伝わり「阿修羅」の漢訳名を得た。「ルドハラ」は後のヒンドゥー教ではシヴァ神と同一視されるようになったが、ヴェーダでは「シヴァ」のほうが「ルドハラ」の別名であり、シヴァ神はルドハラ神から派生したと考えられる。

なおこの神の名は日本では慣習的に「ルドラ」と記され、そう発音されてきたが、梵語では「Rudra」の「d」の音は〔dh〕、すなわち「d」と一緒に強く息を吐くので〔d／ドゥ〕ではな〔dh／ドゥホ〕のような音になる。この梵語の子音「dh」を用いると〔ルドラ〕でなく〔ルドハラ〕のような発音になる。それゆえ本書では原音により忠実な音訳表記を用いた。

つぎに冒頭の「オームの続いて登場する「サルヴァム・スリシュティ・プラブハヴェー」というマントラであるが、「卓越した力（プラブハヴァ）によって生成流転する（スリシュタ）、万物（サルヴァ）にむけて」という意味のメッセージである。

〔訳注 25〕 ここに記した「シロ・アムリト」は、クーン・ヴァン・デル・クローン氏の原著英語版では「Shiro-Amrit」と書かれている。当マントラの他の節と同様、この言葉も“オシッコに混ぜて使うアーユルヴェーダの薬用植物”であろうことは見当がつくのだが、具体的に何を指しているのか訳者が徹底的に調べたけれども、インターネット上では本書のテキストのコピー以外にはこの言葉は出てこない。したがってここでは「シロ・アムリト」なる語が指すと思しき内容を訳者の推測でメモ書き程度に味を見出そうとすれば、教義的な解釈をすることになる。

三つの「種子マントラ」のうち、冒頭に出てくる「オーム（Ōm）」は、宇宙創造の基本音、「原初の音」、あらゆるマントラのなかで最も重要と見なされており、どんなマントラも「オーム」から始まるし、最後もこれで終わるものが多い。「オーム」は、それにつづく言葉を全面肯定し、力を与える“聖なる音”である。なお梵語で正確に発音すれば、末尾は鼻音なので「オーン」に近い音になるし、鼻音だから「ン」の音をずっとそのまま「ンー」と伸ばすことができるわけで、例えば実際にこのマントラを唱える場合は「オームのマントラは音の長さ、すなわち吐く息の長さを２対３対５で唱えよ。つまり、オームと唱えながら『ア』音を２、『ウ』音を３、鼻音の『ンー』を５の時間的比率で発声し、言い終えたら５を数えるあいだに息を吸いなさい」と教えたりしている。ちなみに日本には「阿吽（あうん）」という仏教用語があり、お互いの息がぴったりあう気心が知れた人間関係を「阿吽の呼吸」などと表現するが、この「阿吽」は「オーム（Ōm）」の漢語訳に他ならない。密教の言語観では、「阿」は梵語（悉曇）の十二個の母音の初音で開口音、「吽」は終わりで閉口音であるから、「阿」は一切が発生する理体、「吽」は一切の終結する智得を表わすと解釈して、この二字を列記することで法界万有を表わすとともに、菩提心と涅槃などを表わしてきた。

なお、梵語をローマ字表記する場合、鼻音は「M」で記されるので、「Om（通常は長音記号がつかない）」とか「Aum」と表記されるが、唇を結んで「ンー」と発音する鼻音だから「M」で記してあっても「ム」とはならないことに注意する必要がある。この鼻音の表記は、他のマントラに関しても同じことが当てはまる。

「種子マントラ」には、大いなる女神の力を表したものがある。「フリーム（Hrīm）」「クリーム（Klīm）」「シリーム（Shrīm）」「フーム（Hūm）」などがまさにそれだ。

「フリーム（Hrīm）」は、創造と癒しの力で万有世界を治めている“偉大なる女神”の力を借りるための基本的なマントラで、これを朗誦すれば神聖なる愛の力を得て、魂の覚醒ができると伝えられてきた。「フリーム」は“太陽のマントラ”でもあり、暗闇の中で幻影を見て迷っている心を、智恵と真理の世界へと導いてくれる“啓明の呪文”なのである。

「クリーム（Klīm）」は、凄まじい破壊力で世界に変化をもたらす女神であるカーリー神の力を借りるためのマントラである。これもまた、注意深く用いれば人の生命力を解放し、高次の覚醒へと導くことができる。

〔訳注23〕 このマントラは、長音記号つきのローマ字表記では「Ōm Shrīm Klīm Uddāmarēshwarāya Namaha」と書き表す。

このマントラの後半の「ウッダーマレーシワラーヤ・ナマハ（Uddāmarēshwarāya

らに語源を辿ると、サンスクリットの「マン（＝思考）」に、「トラ（＝専用の道具）」が付加して出来た言葉であり、本来の語義は「思考の道具」であった。ちなみにギリシア神話にはトロイア戦争でギリシア側の大将であったオデュッセウスが、息子テーレマコスの教師役を頼んだ指導者メントールが登場するし、「メントール（mentor）」という単語が英語圏その他で「良き指導者・助言者」を意味する名詞として古くから使われてきたが、この単語も語源は「マントラ」と同じである。

マントラはその音声自体が“真理の表出”であると信じられてきた。そしてマントラを朗らかに声を出して唱えることにより、ことばに内在する“真理”を現実化させる、とも信じられてきた。「マントラ」という単語は中国に伝わると「真言（しんごん）」と漢訳され、これがさらに日本に伝来した。

〔訳注22〕 このマントラは、長音記号つきのローマ字表記では「Ōm Hrīm Klīm Bhairavāya Namaha」（母音字の上につけた「ー」は音引き、すなわち長音記号）と書き表す。

このマントラの冒頭の三つの言葉「オーㇺ」「フリーㇺ」「クリーㇺ」はそれぞれ、朗誦で発せられる音声そのものに聖なる響きがこもっており、それぞれに聖なる意味がある。これらの“おまじない”言葉の説明は後述するとして、まず四番目と五番目の単語「ブハイラヴァーヤ」および「ナマハ」の意味を説明しておく。

まず最後に登場した「ナマハ（Namaha）」だが、元の形は「ナマス（namas）」で「～に敬服する」という意味。ちなみに仏教では「帰依」という意味になり、漢訳仏典では「南無」と音写される。さらにいえば、日本でもよく知られたインドの挨拶の「ナマステ」は、この「ナマス」のあとに「あなたに（te）」という人称代名詞がついた言葉だ。

「ブハイラヴァーヤ」は、元の形は「「ブハイラヴァ（Bhairava）」で、梵語では「恐ろしい、凄まじい」という意味だが、「快活に貪り喰らう者」「破壊する者」「畏怖神」という意味でのシヴァ神の別称でもある。つまり「ブハイラヴァーヤ・ナマハ」とは「ブハイラヴァ（＝畏れ多きシヴァ神）を崇めます」という意味であり、マントラ全体としては、シヴァ神に向けたメッセージを発しているわけである。

つぎに、マントラの冒頭の三つの“おまじない”言葉——「オーㇺ（Ōm）」「フリーㇺ（Hrīm）」「クリーㇺ（Klīm）」——の説明をしよう。

まずこの三つは、各々が「種子真言（しゅじ・しんごん）（ビージャー・マントラ）」である。「種子（ビージャー）マントラ」とは、一音節または短い音節の“まじない言葉”で、その音にはすでに強力な“聖なる力”があると考えられている。つまり最も原初的な“聖なることば”である。だから個々の「種子マントラ」が連なって出来た長いマントラ文であっても、その文中で各々の「種子マントラ」が持つ文法的な意味はない。あえて長文のマントラに意のツル性植物で、学名は「*Tinospora cordifolia*」、英名は「グランチャ・ティノスポラ（Gulancha Tinospora）」、アーユルヴェーダでは「グドゥーチ（Guduuchi）」「アムリター（Amritaa）」「アムリタカ（Amritaka）」「アムリタ（Amrita）」などの名で知られる。アーユルヴェーダでは最も有名な生薬として知られ、茎・根・花の絞り汁や煎じたエキスを苦味強壮薬・催淫薬・強壮薬として用いる。血糖降下作用や抗炎症作用・解熱作用などの免疫調節作用が知られており、衰弱・消化障害・発熱・精子の衰弱・尿路感染症・黄疸・皮膚病・リウマチ・淋病・おりもの・下痢・赤痢などの数多くの症状に用いられてきた。

〔訳注18〕「黄荊（おうけい）」はクマツヅラ（熊葛）科の植物で、学名は「*Vitex negundo*」。その果実は「黄荊子（おうけいし）」」の他に、「黄金子」「布荊子」「台湾人参木」とも呼ばれる。サンスクリット名は「ニルグンディ（Nirgundi）」。抗菌作用および免疫調節作用（抗炎症・抗アレルギー作用）が知られている。

〔訳注19〕「鶏冠石（Realgar）」は、砒素の硫化鉱物（四硫化四ヒ素）で、中医学（漢方）では鉱物性の生薬として用いられ、アーユルヴェーダ医学でも「マンシェール（Mansheel）」という名前で医薬として使われる。砒素を含んでいるので猛毒であるが、たとえば現代の中医学では青黛（*Indigo naturalis*）、丹参（*Salvia miltiorrhiza*）、太子参（*Radix Pseudostellariae*）と組み合わせて、副作用の少ない急性白血病治療薬として用いられている。ちなみに正倉院の宝物には卵型の鶏冠石が石薬として所蔵されている。

〔訳注20〕「按摩」と訳した箇所は、クーン・ヴァン・デル・クローン氏の原著英語版では「massage」と書かれている。「massage」すなわち今は日本語にもなっている「マッサージ」という英単語の語源は、フランス語の「masser（揉み摩る）」である。さらに語源をたどればアラビア語で「手で触れて感じる」という意味の「マッサ」や、ラテン語で「こねあげた塊」を意味する「マッサ」、ギリシア語で「手で触れる、手で行なう技、こねあげた塊」を意味する「マッソー」などに行き着く。

ちなみに「按摩」という漢語だが、「按」は「手で上から下へと押さえて落ち着ける」ことを、「摩」は「手でなでさする」ことを意味する。つまり「マッサージ」という英単語が伝えるべき意味内容は「按摩」という漢語で過不足なく翻訳できるわけだ。それゆえ本書では、英文の「massage」に対応する翻訳語として、我々現代の日本人が使い慣れているが意味内容がいまひとつ曖昧な欧州系外来語の「マッサージ」でなく、個々の漢字によって意味内容が明示されている「按摩」という言葉を用いる。

〔訳注21〕「マントラ」（ローマ字表記 mantra）とは“変容”とりわけ“魂の変容”を生み出す力をもつ（と考えられている）音声・ことばを指す、梵語の名詞である。さ

マフワーの種子から得られる植物性脂肪は、常温では固形で、食用バター（「モーラ（mowrah）バター」とか「イリーペ（illipe）バター」と呼ばれる）や薬用スキンクリームとして用いるほか、石鹸や洗剤の原料、さらに燃料油にも使われる。この油脂はチョコレートなどの菓子に使われることも多い。油を絞ったあとの種子も、良質の肥料として重用されている。マフワーの花はそれ自体が食用であるが、医薬用のシロップを作るのに用いられてきたし、発酵させて酒造りの原料として使われてきた。樹木の部分、とりわけ樹皮は、医薬として重用されてきた。

マフワーから得られる油脂は、皮膚の軟化をうながし、皮膚疾患やリウマチ疾患や頭痛などのクスリとして使われている。また、油脂としての特性を活用して、下剤や嘔吐剤や便秘薬や痔の治療薬としても使われてきた。

〔訳注 15〕「油柑（ゆかん）」は双子葉植物バラ亜綱トウダイグサ科（またはコミカンソウ科）コミカンソウ属の落葉高木で、学名は「*Phyllanthus emblica*」。梵語（サンスクリット）の「アーマラカ（āmalaka）」は、「マラッカの木」とか「インド酸塊（スグリ）と呼ばれる熱帯植物（*Emblic Myrobalan, Emblica Officinalis Gaertn*）やその果実を指し、この梵語の呼び名から「庵摩勒（あんまろく）」と呼ばれたり、「余鉗子（よかんし）」とも呼ばれてきた。ヒンディー語では「アムラ（Amla）」と呼ばれる。原産地はインドから東南アジアにかけての地域で、熱帯および亜熱帯で栽培される。果実はビタミンCや鉄分、ミネラルが豊富で、繊維質で酸味とタンニンによる渋味があり、漬け物や料理の材料として食用に使われるほかにも、薬草としてアーユルヴェーダに使われてきた。

〔訳注 16〕「ナツメグ（Nutmeg）」は双子葉植物モクレン目ニクズク科の常緑高木で、学名は「*Myristica fragrans*」。この植物だけでなく、その種子からつくる香辛料も、英名では「ナツメグ」、和名では「肉荳蔻（にくずく）」という。なお英名「ナツメグ（nutmeg）」という名称は、「麝香（じゃこう）、すなわちムスク（musk）のような香りがする豆（nut）」を意味する古いフランス語に由来する。東インド諸島、モルッカ諸島が原産とされ、種をまいてから七年後にようやくアンズに似た卵形の黄色い果実がみのる。この果実は成熟すると果皮が割れて網目状の赤い仮種皮に包まれたこげ茶色の種子が現れるが、この仮種皮を乾燥させたものが香辛料「メース」であり、さらに種子全体または種子の仁を取り出して石灰液に浸してから乾燥させて粉砕したものが香辛料の「ナツメグ」である。この種子は｜とする。種子を直接、おろし金で挽いて用いる場合もある。種子は生薬の「肉荳蔻（にくずく）」として用いられ、収斂（しゅうれん）・止瀉・健胃作用がある。だが大量摂取は有害であり、ヒトの経口中毒量は5～15グラムで、アトロピン中毒と同様の症状をもたらし、肝障害や最悪の場合は死亡に至ることもある。

〔訳注 17〕「いぼ葛籠藤（つづらふじ）」は熱帯インド地方全域の低地にみられるツヅラフジ科の大型

強い苦みが残っているので、一種の“薬膳”として食される。ミャンマーでは、ニームの花のつぼみや葉をタマリンド（和名・朝鮮藻玉、漢名・酸豆）の果実といっしょに煮て苦みを和らげ野菜として食したり、ニームの葉を酢漬け（ピクルス）にして、トマトや魚のペイストソースとともに食する。なお、ニームの樹液は豊富な蛋白源として知られている。

薬用としては、ニームはインドにおいて二千年以上も昔から「聖なる樹」「万病薬」「天然の薬局」「村の薬師さま」などと呼ばれて珍重され、虫下し・抗菌防カビ抗ウイルス薬・糖尿病治療薬・避妊薬・鎮静剤などとして愛用されてきた。アーユルヴェーダ医学やユーナーニー医学〔＝古代ギリシアに由来しアラビアで洗練され南アジアで普及した伝統医学〕ではニームは不可欠の薬材であり、特に皮膚病の治療に使われてきた。種子に含まれる「アザジラクチン」という成分は除虫剤として現在も用いられている。

〔訳注 13〕 ヨーガは、日本では「ヨガ」の呼び名で知られる古代インド発祥の心身鍛錬法であるが、本来の梵語（サンスクリット）での発音は「ヨ」の音が伸びた「ヨーガ」である。

「ヨーガ（ローマ字表記 yoga)」の語源は、「(馬に) くびきをかける」という意味の「ユイ (yuj)」であり、畜獣に絆をかけて支配・統御する、という原意から、人が自分の意図で自らの心身を統御するための諸々の方法、すなわち「修行」を指す言葉になった。

ヨーガは紀元前 2500 ～ 1800 年の時期のインダス文明で生まれたと推定されている。古代インダス文明の都市遺跡モヘンジョ・ダロから、修行を連想させる様々なポーズの神像などが発掘されているからだ。だが「ヨーガ」という言葉が見出される最古の文献は、紀元前 800 ～ 500 年の「古ウパニシャッド初期」に成立した『タイッティリーヤ・ウパニシャッド』で、さらに紀元前 350 ～ 300 年頃に成立したと推定される『カタ・ウパニシャッド』には「感官の確かな制御がヨーガである」という最古の説明が見つかっている。その後、紀元 2 ～ 4 世紀ごろに、精神原理と物質原理の二元論を唱えるサーンキヤ学派の形而上学的な理論を土台にして、文法学者としての業績も伝えられる学者パタンジャリが『ヨーガ・スートラ』という一大経典にまとめあげ、永遠に続く輪廻の苦しみから「解脱」するための修行法として定着した。それからほぼ千年後の紀元 12 ～ 13 世紀ごとになると、より意識的・動的に呼吸や内観を操作するという「ハタ・ヨーガ」が登場し、現在では世界じゅうで実践されるに至っている。

〔訳注 14〕 「マフワー（mahwa ／ mahua ／原著英語版では moha)」は、インドの中部から北部にかけて広く分布しているツツジ目アカテツ科の高さ 20 メートルほどの常緑樹で、学名は「*Madhuca longifolia*」という。

「コスタ（Kostha）」は、英語では「コスタ（Costus）」、日本語では「木香」と呼ばれるキク科の多年草（学名 *Saussurea lappa C. B. Clarke*）で、根出葉は三〇センチから一メートルほどの高さに伸びる。その根は「木香（もっこう）」「唐木香」「コスタスルート」と言い、医薬として万病に効くと伝えられ、防虫剤としても使用され、古代から薫香料としてインド・中国・日本で使われてきた。根から作った香料は動物性香料のような独特な香りを発する。さらにこの「木香」は芳香性健胃作用があり、生薬として日本薬局方に収録されており、「帰脾湯」「女神散」などの漢方方剤に使われる。なおコスタの原産地はインド北部のカシミール地方で、主産地は中国の雲南省やインド北部である。

「チュールナ（Churna）」は梵語で“粉末”という意味で、この語自体で小麦粉や香料の粉末を指す。

以上から、「コスタ・チュールナ」は具体的には「木香の粉末」だと考えられる。

〔訳注 11〕「セイタカミロバラン」と訳した箇所は、本書の英語版（邦訳の底本）には「terminalia belavica」と記されている。だがこのような名前の植物は、実際には見当たらない。この綴りとよく似ており、なおかつ実在する植物が、「セイタカミロバロン（学名 *Terminalia belerica*）」に他ならない。

ちなみに、この「セイタカミロバロン」というのは、インドや東南アジアが原産地のシクンシ科テルミナリア属の植物で、その樹木は建築・カヌー・樽などの材木に、果実は薬用に使われている。落葉樹だがその背丈は三〇～四〇メートルもあり、「セイタカ（背高）」ミロバランの名が付いた。梵語名を「ヴィピータカ」といい、北伝仏典では、「ミロバラン（Terminalia chebula）」の果実とあわせて、風邪薬として用いられたと記載されている。

「セイタカミロバラン」にはこうした特性があるので、文脈から考えて英語版原著の「terminalia belavica」は「Terminalia belerica」の誤記と判断し、この邦訳を採用したわけである。

〔訳注 12〕「インドせんだん」（和名・印度栴檀、学名・*Azadirachta indica*）はインド原産のセンダン科の常緑樹で、熱帯地方の全域に広く植樹されている。英名の「ニーム」で知られる。食用や薬用のほか、除虫剤としても古くから広く愛用されてきた。

まず食用について。タミル料理に「ヴェッパンポー・ラサム（Veppampoo Rasam）」というのがあるが、これはタミル語で「ニームの花のラサム」という意味で、若芽や花は“野菜”として「ラサム」〔タミル語でジュースを意味するがスープカレーのような煮汁料理〕にして食べる。西ベンガルにはニームの若葉をナスの小片とともに油で揚げた「ニム・ベグン（nim begun）」という前菜料理があり、コメを添えて食べる。東南アジア一帯ではニームをサラダにして食べるが、加熱調理しても記されており、たとえば南伝仏典は「ブッダは成道後に激しい腹痛に襲われたが、それを見たインドラ神（帝釈天）がミロバランの果実を捧げられので、ブッダはたちまち快癒した」と伝えている。このミロバランの梵語名が「ハリタキ」で、これが漢訳仏典では「訶梨勒（かりろく）」と音訳されて伝わり、日本にもその名で伝わった。正倉院の種種薬帳に記載の「呵梨勒」はミロバランだったと推測されている。

なお、「ミロバラン（myrobalan）」という言葉そのものは、古代ギリシアの「香油（muron）がとれる団栗（どんぐり）（balanos）」を意味する「ミュロバラノス（murobalanos）」に由来する。こうした性質の木の実は、分類学的に種類が異なる次のようないくつかの植物の果実を指している――①「桜桃李」（Cherry plum myrobalan plum、学名 *Prunus cerasifera*）、②「油柑（ゆかん）、アムラ、アマラキ」（Amla, Amalaki, emblic myrobalans、学名 *Emblica officinalis*）、③「毘黎勒、ビブヒタキ」（Belliric myrobalans、学名 *Terminalia bellirica*）、④「ハリタキ」（Haritaki, Chebulic myrobalans、学名 *Terminalia chebula*）、⑤「アルジュナ」（Arjuna, Arjun myrobalans、学名 *Terminalia arjuna*）。

〔訳注９〕 本書の邦訳の底本として用いたクーン・ヴァン・デル・クローン原著英語版では、「シヴァの水にひとつまみの硫黄を加えて飲みなさい」という訳文の英語原文は下記の通りである――「Shivambu should be taken with one gram of sulphur.」

訳者（佐藤）は残念ながら『ダーマル・タントラ』の梵語原文に出会えていないのだが、重量単位としての「グラム」という概念は古代インドにはなかったわけだから、英語原文の「gram」の部分は「ひとつまみ」と邦訳した。

なお、硫黄は漢方でも生薬として外用のみならず、ごく少量を内服に用いる。漢方における硫黄の効能は次の通り。

●硫黄の効能――【性・味・帰経】性温、味酸、有毒。帰腎・心包・大腸経、【薬理作用】殺虫医瘡・止痒、温寒通便・助陽益火、【臨床応用】①殺虫医瘡、止痒 頑固で堅い陰疽(化膿傾向に乏しい慢性炎症)、頑癬、痤瘡〔＝にきび〕などには軽粉・雄黄・枯礬・竜脳などと混ぜて粉末にして外用する。たとえば硫黄散、硫黄膏、妙貼散など。また、疥癬、湿疹などの瘙痒（そうよう）〔＝発疹のような病変を伴わずかゆみが出る症状〕には単味または軽粉・鉛丹などの粉末を油で調整して外用する。入浴剤の材料としても使われることが多い。②温寒通便の目的では、虚寒の便秘に半夏（ハンゲ）〔＝サトイモ科カラスビシャクの塊茎〕と使用する。③助陽益火の目的では、腎陽虚によって生じる腰や膝が冷えて無力になったりインポテンツや頻尿などの症候に鹿茸・補骨脂などと用いる。腎陽虚や不納気の呼吸困難には附子・肉桂・黒錫などと用いる。

〔訳注 10〕 「木香の粉末（コスタ・チュールナ）」と訳した箇所は、原著英語版では「Kostha Churna」と記されている。「コスタ・チュールナ（Kostha Churna）」とは、文字どおり「コスタ」の「チュールナ」を指す。

つまり「集める（collect）」という単語にも、その意味する内容には少なくともこれだけの多様性がある。だが本書の邦訳はこうした多様な意味内容をあえて暗示せず、「そこに入れて飲む」という簡潔な内容にとどめた。

〔訳注6〕「シヴァームブドゥハラ（Shivambudhara）」というサンスクリットの単語は「シヴァ神の水」を意味する合成語「シヴァームブ（Shivambu）」の後ろに、さらに「自力で保持する」という意味の「ドゥハラ（dhara）」が付いたものである。ちなみにこの「ドゥハラ（dhara）」には「子宮」という意味もある。つまり女性が次世代の子供を「自力で保持」しているという発想からこうした意味も持つようになったのであろう。

〔訳注7〕アムリタ（Amrita）は、日本名「いぼ葛籠藤（つづらふじ）」、学名では「*Tinospora cordifolia*（ティノスポラ・コルディフォリア）」と呼ばれるツヅラフジ科の多年草の蔦生植物で、熱帯インドの低地全域にみられる。「グドゥーチー（Guduchi）」「グドゥチ（Guduuchi）」「ティノスポラ（Tinospora）」などとも呼ばれる。

インドや東南アジアでは最も有名な薬草のひとつであり、茎や根や花を絞ったり煎じたエキスを医薬として用いる。アーユルヴェーダ医学では「ラサーヤナ」（不老長寿の妙薬）に分類され、若返りと強壮作用があるとされる。

現代医学では、この薬草が「アラプトゲン」〔通常の用量では無害で、特定の対象だけでなくストレス全般への生体防衛反応を作りだし、身体を正常化する作用を有するような、天然の薬草を指す総称〕であり、アレルギー改善・生活習慣病や痛風の治癒・免疫機能の増強に有効であることが知られている。具体的には、マクロファージなどの白血球の体液中の濃度や活動性を適正な水準に維持し、正常な免疫機能の維持を支援する。アムリタも、ウコンと同様に、抗結核薬の肝毒性を弱めて治癒力を高めることが知られている。

〔訳注8〕ハリタキ（Haritaki）は、日本名「ミロバランノキ」、学名は「*Terminalia Chebula*（テルミナリア・クヘブラ）」といい、マレー半島などを原産地として熱帯・亜熱帯地方に分布している双子葉植物フトモモ目シクンシ（使君子）科の落葉高木である。

ハリタキはアーユルヴェーダの薬草のなかでも最も優れた強壮薬の一つであり、チベットでは「最も優れた薬の王様」と見なされている。消化管や腸に溜まったアーマ（未消化物、老廃物）の代謝を促進して身体本来の浄化作用を助け、滋養強壮の生薬として体内の細胞に栄養分を行きわたらせて腸・肺・肝臓・膵臓の正常な働きを助ける。

ハリタキの果実は整腸・下痢止め・抗菌作用があり、日本でも「訶梨勒（かりろく）」「訶子（かし）」の名で生薬として珍重されてきた。この生薬の効能は仏典にもで、『ダーマル・タントラ』の一部である『シヴァームブ・カルパ・ヴィドヒ』が書き込まれた古文書を発見したという。

〔訳注２〕 ラーマクリシュナ・ヴァースデーウ・カルレカル氏（Ramakrishna Vasudeo Karlekar）は1896年生まれで、『*Auto Urine Cure*』（Life Science Institute, 1969）という本を著した。同書の表題は「自家尿療法」という意味だが、この本の日本語版はまだない。

〔訳注３〕 本書の巻末にある尿療法の書籍リストには「*Auto-Urine Therapy*」という表題の本が二冊紹介されている。

・*Auto-Urine Therapy,* Acharya Jagdish B., Jagdish B. Publications, Bombay (India) 1978

・*Auto-Urine Therapy, An experienced physician'* (anonymous), Gala Publishers, Ahmedabad (India) 1990

だが、本書執筆に際して著者クーン・ヴァン・デル・クローン氏が『シヴァ神の水（シヴァームブ・）を用いた養生法（カルパ・ヴィドヒ）』の紹介のためにどちらの書籍を利用したのかは、詳らかでない。

〔訳注４〕 本書の訳者（佐藤）はこの『シヴァ神の水を用いた養生法（シヴァームブ・カルパ・ヴィドヒ）』を、オランダ人著者クーン・ヴァン・デル・クローン氏の本書（オリジナルは蘭語）の英語版から日本語に翻訳している。このインドの古文書は、梵語の原文からじかに訳すのが、言うまでもなく最も正確なのだが、本書を訳している段階では梵語原文に出会えていない。だからヴァン・デル・クローン氏の英語版に依拠せざるをえないのだが、そこには「a bowl made of plantain leave」と書かれている。この「plantain」は「オオバコ」と、熱帯産バショウ属の多年草「プランチーノ」（その果実は料理用バナナである）という、ふたつの相異なる植物をさす言葉である。前者のバナナはインドなど多様な種類が存在している。後者のオオバコも、インド原産の「インドオオバコ」があり、これは種子に食物繊維が多いので便秘薬や健康食品に使われている。日本語訳ではとりあえず「バナナ」と訳したが、「インドオオバコ」を指している可能性も捨てきれない。

〔訳注５〕 この部分の教示も、梵語の原文を見ていないので、解釈の曖昧さが残る。ヴァン・デル・クローン氏著書の英語版（日本語版の本書の底本）には、「The urine should be collected in any one of the above mentioned utensils and should be drunk.」と書かれている。問題はこの「collected」をどう解釈するかだ。次のようないくつかの解釈が可能なのだ——①容器にじかに放尿するのか、それとも別の場所に放尿したものを容器にうつすのか？、②一回の放尿分だけを容器に貯めるのか、それとも一日またはそれ以上の期間に放尿したオシッコを所定の容器にぜんぶ貯め込むのか（後者は必然的に“放尿から時間がたった古いオシッコ”を飲むことになる）。

液凝固障害などを持つ人は「金印草」の使用を避けるべきである。

〔訳注16〕 ヒトなどの霊長類の免疫システムは、血液を構成する液体である「血漿（けっしょう）」に溶け込んだ抗体と補体によって担われる「液性免疫」と、各種のT細胞（胸腺〔thymus／タイマス〕で各種の特殊な役割を与えられる細胞なので「胸腺」の頭文字からT細胞と呼ばれる）の精妙きわまる相互調整に助けられながら食細胞・細胞傷害性T細胞・ナチュラルキラー細胞が体内の異物排除を担当する「細胞性免疫」という、二つの免疫系が組み合わさって成り立っている。T細胞はリンパ球の一種であり、T細胞自体にきわめて様々な種類があるが、HIV（ヒト免疫不全ウイルス）はそのうちの「T4（CD4ともいう）」と名付けられたT細胞などに感染して破壊するので、HIV感染者はT4細胞が枯渇してしまい、細胞性免疫がうまく働かなくなり、免疫不全になると考えられてる。

〔訳注17〕 リンパ球の一種であるT細胞の、さらに下位区分である「T4細胞」は、現在では「CD4〔検出キットに〕陽性〔反応を示した〕リンパ球」とか「CD4陽性Tリンパ球」などと呼ばれることが多いが、健康人では腕の血管などから採取した「末梢血液」1立方ミリメートル（通常は「百万分の1リットル、すなわちマイクロリットル〔μL〕と表記する）のなかに800～1000個が含まれている。ところがT4細胞を破壊するHIVに感染すると、この数値が減り、T4細胞の減少とともに免疫不全の程度がひどくなって、健康人では発症しないようなまれな悪性腫瘍や、本来は感染力が極めて弱い病原体による「日和見感染」が起きる。HIV感染症の最終段階と見なされる「発病期エイズ（full-blown AIDS）」は、そうした免疫不全に特徴的な諸疾患（＝指標疾患）を発症しているかどうかが診断の大きな目安になるが、T細胞の数値についていえば（末梢血1μL中のT細胞数が）200個にまで減ったあたりが診断をつける目安になる。

T細胞が200個以下になるとカリニ肺炎などの日和見感染症を発症しやすくなり、さらに50個以下にまで減るとサイトメガロウイルス感染症・非定型抗酸菌症・中枢神経系の悪性リンパ腫などを発症する頻度が高くなり、食欲低下や下痢や栄養失調や衰弱などが著しくなる。エイズを発症してそのまま放置すれば、二～三年で死亡すると考えられている。

第7章――

〔訳注1〕 ここに言及されている「アタワレ教授（Professor Athavale）」とは、インドのナブネート（Navneet）医師が著した『*Auto-Urine Therapy*（自家尿療法）』によれば、梵語（サンスクリット）学者のラメシュ・アタワレ（Ramesh Athavale）博士を指している。アタワレ博士は、グジャラート州の古都ドゥワルカにあるシャンカラ後継尊師（アーチャリア・ピータ）寺院の図書館

熱、血小板減少による出血傾向、赤血球減少による貧血症状などが出現する〕が現れる場合がある。またＡＺＴ投与により、この薬剤に耐性をもつ突然変異ウイルスが生じやすいという問題点も抱えている。

〔訳注 13〕「寛解（remission）」とは、この漢字表記が示しているように「病気が一時的に寛（ゆる）くなり解（と）けたような状態になること」を意味する医学用語である。これは簡単にいえば「病気の症状が落ち着いて安定した状態になった」ことを意味する。もう少し具体的にいえば「症状が一時的に軽くなったり，消えたりした状態であり、このまま治る可能性もあるけれど、場合によっては再発するかもしれない状態」に他ならない。つまり、病気が完全に治ることを意味する「治癒（ちゆ、cure）」とは異なり、再発の可能性がまだ消えていない状態が「寛解」なのである。それゆえ「寛解」だと診断された患者は定期的に検査を受けたり必要な医学的処置を続けて、病気が再発しないよう注意しつづける必要がある。

たとえば癌治療の現場では、治療への反応として癌の症状が全て消失することを「完全寛容（complete remission）」と呼んでおり、「complete response（完全奏効）」とも呼ばれているが、これは必ずしも癌の「治癒」を意味するものではなく、現下の治療が“全（まった）き効を奏して完（お）わった”ことを示したに過ぎない。だから「完全寛容」の診断が出ても完全に治癒したわけでないので、治療後も経過観察を続ける必要がある。

〔訳注 14〕「マージー（Margie）」が誰なのか苗字が書かれていないので正確にはわからないが、ベアトリス・バートネットと共に『尿療法の奇跡』（本邦未訳）を著したマージー・エイデルマン（Margie Adelman）ではないかと推測できる。

〔訳注 15〕「金印草」と訳した箇所の原文は「Golden Seal」と記されている。日本では「ゴールデンシール」という英名の呼称が定着しているが、米国原産のキンポウゲ科ヒドラスチス属の植物で「ヒドラスチス（Hydrastis）」と呼ばれたり、太い黄色の根茎を薬用に使うことから「イエロールート（Yellow Root）」とも呼ばれる。「金印草」は中国名である。

有効成分はヒドラスチンとベルベリンで、防腐作用があり、ベルベリンは下痢止めに効果がある。「金印草」は、粘膜を保護し、口や喉や目のただれや炎症、炎症を起こした皮膚の洗浄、感染症で痛んだ膣の洗浄、消化不良や下痢に効果を発揮する。

風邪薬としてエキナシアと併用されているが、その薬効はまだ証明されていない。

「金印草」は副作用として、消化器への刺激及び不調・子宮収縮・新生児黄疸・高血圧の悪化など、様々な症状を引き起こす可能性がある。大量に摂取すると痙攣発作や呼吸不全が起きたり、心臓の収縮運動に悪影響を及ぼす恐れがある。抗凝固薬と相互作用する可能性があるので、妊婦や授乳中の母親、新生児、心臓病・てんかん・血医学療法である。

この「分子矯正」という言葉（すなわち概念）の生みの親は、「分子生物学の父」「量子化学の開拓者」と呼ばれ、「ビタミン大量投与療法（メガ・ドウス）」（メガビタミン療法とも呼ばれる）を提唱した故ライナス・ポーリング博士である（Pauling L., '*Orthomolecular psychiatry*〔分子矯正精神医学〕', Science 160(3825):pp.265-71, April 1968）。

ビタミンCのような抗酸化物質の大量投与で、酸化ストレスに起因する細胞や生体組織の損傷、ひいては各種の変性疾患の予防と治療を行なう、という発想は、ポーリング博士が提唱した当時は臨床生化学そのものが低開発状態だったので、多くの医学者には理解されず“異端視”されたが、1970年代以降、フリーラジカルの病理学的・医学的重要性が徐々に主流派医学界でも理解されるようになり、その結果として体内とりわけ患部の細胞や組織の生化学的条件を改変するという発想にもとづく各種の化学療法が近年登場している。

だがポーリング博士が唱えた「メガビタミン療法」のような「分子矯正医学」の医学的・社会的意義として、何よりも重要なのは、疾病の予防や治療に卓効が期待でき、医者でない一般市民でも常識の範囲内で摂取するかぎり大量摂取でも毒性が少なく、しかも低価格の、ビタミンCのような“栄養分子”を、各々の市民が自発的に摂取して健康管理をしていく、という“健康管理の自主独立”を、具体的な方法論とともに市民社会に提供したことであった。これに対して医学界主流が追求してきた生化学的介入の方法論は、正確に使えば著効を期待できるが毒性が強く、つねに医者による管理監督が必要な、高価な新薬による化学療法だったのである。そういう医者の業界からみれば、ポーリング博士が唱えた分子矯正医学は、一般市民に“栄養分子”摂取の裁量や権限を委ねた商売仇ということになるわけで、いまなお「分子矯正医学」は「代替療法」扱いなのである。

ポーリング博士は化学的・薬学的な性質がはっきりわかっている栄養分子を体内に補充することで、一般市民でも安価に生化学的な「矯正」治療を行なう方法論を唱えた。この基本的な発想は、自分自身の健康状態をもっとも正確に反映した“栄養分子の混合物”である自分のオシッコ（ただで手に入る！）を予防や治療にもちいるという、尿療法の方法論にも通じるものである。

〔訳注12〕 ＡＺＴは、レトロウイルスに属するＨＩＶの増殖を阻害する“核酸系・逆転写酵素阻害薬”の一種である「アジドチミジン（azidothymidine）」の略称。ＡＺＴは「ジドブジン（zidovudine、略称ＺＤＶ）」とも呼ばれ、「レトロヴィル（Retrovir）」の商品名で、1987年に英国の多国籍製薬企業バローズ・ウエルカム社（現グラクソ・スミスクライン）から発売された。副作用として骨髄抑制〔＝骨髄の造血機能が阻害され、白血球・好中球減少による免疫機能の低下が原因の感染症や発

と音訳されがちであるが、現地語での発音を尊重するなら「スタニスワフ」になる。余談だがポーランドを代表するＳＦ作家のスタニスワフ・レム氏も、ブルジンスキーと同じ名前だが、以前は日本で「スタニスラフ・レム」と紹介されていた。

ミドルネームの「Rajmund」も現地語では「ライムント」と発音する。

〔**訳注８**〕 アーチャーリヤ・ジャグディッシュ・Ｂ氏（Acharya Jagdish B）の尿療法の本というのは、次の書物であろう。『*Practical Guide to Auto Urine Therapy: Treatment and Diet*』（B. Acharya Jagdish 著 , Jadish B Publications, 1978）

〔**訳注９**〕 カレンデュラ（学名 *Calendula officinalis L.*）はキク科の多年草で、日本では「キンセンカ（金盞花）」または「トウキンセンカ（唐金盞花）」と呼ばれ、生薬名は「キンセンキク（金盞菊）」である。園芸家には英名の「ポットマリーゴールド（Pot Marigold）」が有名であろう。南欧が原産地で、春に黄色い花を咲かせる。生薬として収斂・殺菌・抗真菌・抗炎症・月経調整・胆汁分泌促進・創傷治癒の作用があり、ハーブティーとして内服することにより、胃炎・食道炎・生理前症候群・生理痛・更年期障害などを和らげる効果があり、外用として湿疹・皮膚炎・すり傷・静脈瘤・痔・眼精疲労・ドライアイ・結膜炎の洗眼などに用いられてている。

〔**訳注 10**〕 サイトメガロウイルスは、ヘルペスウイルスの一種で、感染者の身体やその分泌物に触れることで容易に伝染する。たいていは感染しても症状が出ない（不顕性感染）が、免疫の働きが弱いと、発熱や疲労感のような――やはりヘルペスウイルスの一種であるエプスタイン・バール・ウイルス（EBV）で起きる「伝染性単核球症」〔いわゆる「キス病」〕に似た――軽い症状が出る場合もあるし、もっと体調が悪い場合は、網膜炎や脳炎、腸や食道の潰瘍が生じて重症化することもある。たいていはウイルスがさまざまな生体組織に感染したまま終生とどまるので、ウイルスそのものを体内から完全に排除するのは難しい。通常は感染しても免疫力で抑えられて“おとなしく”しているが、体調が悪化するとウイルスが再活性化して感染症が現れる。CMV 感染症はそういう性質の病気だから、尿療法に治療や予防の効果があるとすれば、それは感染症の発症を抑えることに限定されると推測される。本書に記された体験談の原文は「Urine therapy has helped me get rid of a virus (CMV).」であるが、科学的な検証データがないのでウイルスの排除そのものが成就できたのか知る由がない。だから「尿療法はサイトメガロ感染症の症状を抑えるのにも効きました」と訳した。

〔**訳注 11**〕「分子矯正医学（orthomolecular medicine）」とは、心身の内科的な不調の原因を、体内のビタミンその他の生化学物質の欠乏や過剰などの分子レベルでの化学的な不均衡に見いだし、（たとえばビタミン剤や栄養食品を服用させたり注射するなどの）外部からの栄養分子の補充によって、体内の栄養分子の量的均衡を「矯正」する理カウンセリングや、②直接に患部を触れることなく放射線の照射によって治療を行なう手法、の二種類の方法を指しているが、ここではそれらの方法でなく、自然療法における「遠隔療法」を指していると考えられる。その代表格は、インドの高名な医学者で哲学者でもあったベノイトシュ・バッタチャリア博士（Benoytosh Bhattacharya、1887～1964年）が体系化した宝石光線療法で、これは宝石が発する光線を患者に照射して自然治癒を促す一種の“色彩療法”といえる。

〔訳注5〕 ベタニアらい病コロニー（Bethany Leprosy Colony）は、南インドのアーンドラ・プラデーシュ州の漁業の町バパトラ（Bapatla）にあるハンセン病患者たちの救済と自立のための村落型療養所（コロニー）である。1950年に創設され、欧米諸国からも支援をうけて、入所者たちが手織り物などの独自の商品を生産し、国際的に販売して患者の精神的・経済的自立に役立てている。2008年2月2日付け『ザ・ヒンドゥー』紙は「彼らは苦難を乗り越えて成功した」という表題の記事で同コロニーの手織り物が欧米の国々に輸出されていることを伝えているが、この記事のなかに手織り物生産プロジェクトのリーダーとして「D・サティヤムルティ（D. Satyamurthy）」という人物が紹介されている。本書でクーン・ヴァン・デル・クローン氏宛ての手紙を書いたのは、この人物だと思われる。

〔訳注6〕「P・D・デーサーイ医師（Dr. P.D. Desai）」についての言及は、本書ではこの一箇所だけであり、引用元の記述もないが、おそらく『治療と食養生のための尿療法による癒やしの手引き』（本邦未訳、*Shivambu Cure Guide to Treatment and Diet*, Dr. Paragji D. Desai, M.B.B.S.Navbharat Sahitya Mandir 162 Princess Street Bombay-400 002, India）を著したパラグジ・D・デーサーイ医師であろう。

〔訳注7〕 スタニスワフ・R・ブルジンスキー（Stanislaw R. Burzynski）は米国テキサス州に設けたブルジンスキー研究所（Burzynski Research Institute Inc.）を拠点に独自の生化学的免疫賦活療法を行なっている医学者である。1943年にポーランドのルブリンで生まれ、ルブリン医科大学に学び、生化学で博士号を得たのち、1970年に米国に移住した。米国ではテキサスのベイラー医科大学に勤務したのち77年にブルジンスキー研究試験所（Burzynski Research Laboratory）を創立し、医学研究者として自活の道を歩み出した。ここで彼は人尿から抽出分離した抗がん物質「アンチネオプラストン」の臨床試験を続け、八四年に研究所の陣容を拡大してこの治療法の普及を進めたが、“がん産業”の従来利権に関与してきた産官学（製薬業界・ＦＤＡなどの規制当局・学会）はブルジンスキーの理論と実践を「いんちき」呼ばわりし続けている。

なお、彼の名前はポーランド語で「Stanisław Rajmund Burzyński」と綴る。ファーストネームは通常のローマ字綴りだと「Stanislaw」になり「スタニスラフ」

第6章——

〔訳注1〕 チャンドリカ・プラサド・ミシラ・シャストリ医師（Dr. Chandrika Prasad Mishra Shastri）はインドのアダンプルで自家尿療法の施療指導をしている専門医で、ヒンディー総合大学（Hindi Sahitya Sammelan, Prayag）から「アーユルヴェーダ学士号（Ayurved-Ratna）」を受けている。但しこの学士号については、2003年に裁判所が同大学の認定を取り消したという特殊な事情がある。認定取り消しの理由は、近年、同大学が資格を乱発してきたせいだとされている。ただし裁判所も、インド独立以前の1931年から67年までの同大学の活動と、その時期に発行された資格については、正当なものと認めている。それゆえ彼の「アーユルヴェーダ学士号」は正当なものであり、近年の同大学をめぐる疑惑とは無縁である。

彼は五十代の時に心臓病・糖尿病・座骨神経痛・痛風・目や耳の機能減退など数々の病気に苦しみ、既成の“現代医療”に頼ったが効果がないまま、尿療法に出会ってこれらの病気から解放された。その驚異的な体験がきっかけで尿療法の普及に生涯を捧げる決心をした。『スワムートラ・キチツァー（Swamutra Chikitsa／直訳＝自家尿療法）』という尿療法の手引き書（ヒンディー語）を著し、近年は『シヴァームブ・ミトラ（Shivambu Mitra／直訳＝シヴァ神の水の友）』という隔週刊の尿療法の啓蒙雑誌を出しながら、セミナーその他の普及活動を続けている。

〔訳注2〕 痛風もリウマチも、関節が腫れて激痛を発する病気である。患者からみれば、これらの病気は同じような症状を呈するから、同じような病気である。とはいえ西洋医学の病因論の見地からすれば、両者はちがう病気だ。痛風は高尿酸血症のはてに尿酸の結晶が関節に沈着して炎症を起こした疾患であり、リウマチはいまのところ原因不明であるが免疫システムが自分自身の関節を“外敵”だと誤認して攻撃した結果として生じる炎症である。……しかしこうした病因論は、病因を確定したうえで初めて処方を見いだしうる西洋医学においてのみ有意義なのであって、患者の主観的な症状は痛風もリウマチも同じなのだから、そうした主観的症状を癒すことができる尿療法のまえでは、痛風もリウマチも“同じような病気”として扱ってよいわけである。要するに結局のところ、病苦が治癒できれば患者にとって病因論は不要である。病因論は、医学者の学問的な仕事に重要な意義をもつにすぎない。

〔訳注3〕 バルクリシュナ・ラクスマン・ナラヴァデ氏（Balkrishna Laxman Nalavade）は1928年に生まれ、インドのプネーで自家尿療法の指導をしている。1974年に『シヴァームブ（スワムートラ）キチツァー（*Sivambu* 〈*Swamutra*〉 *Chikitsa*／直訳＝シヴァ神の水〈自家尿〉療法）』（Pune : Nalavade）という書物を著している。

〔訳注4〕 遠隔療法（tele-therapy）は、現代医学では①電話などの遠隔通信を用いた心

〔訳注３〕「ウロキナーゼ（Urokinase）」はヒトの尿から単離されて血栓溶解剤として用いられてきた酵素である。「尿（uro-）」に含まれる「〔酵素（プラスミノーゲン）を〕活性化する酵素（kinase）」という意味の造語で、一九四七年にR・G・マクファーレンとJ・ピリングにより「人尿中の線維素溶解物質」として発見された。納豆に含まれており、ウロキナーゼと同様の作用をもつ線維素溶解物質にも、ウロキナーゼに倣って「ナットウキナーゼ（Nattokinase）」という名前が付けられた。但し、本来は「キナーゼ」という生化学用語は「リン酸化酵素」を意味しており、線維素溶解酵素の意味で「ウロキナーゼ」「ナットウキナーゼ」の名称が付けられたのは例外的な事例であるということに注意せねばならない。

〔訳注４〕 尿素そのものは中性の化合物であり、通常の取り扱いにおいては安定した物質で、工業などで用いる場合にも「酸化性物質」として分類されていない。但し、結晶化した固体の尿素は、小さな分子が入りこむにはちょうど良い大きさの空孔をかまえた結晶構造をしており、その空孔に小さな化合物の分子を取り込んだ様々な包接化合物をつくることができる。尿素のそうした包接化合物の代表的な事例は、過酸化水素を取り込んだ「尿素-過酸化水素付加体」で、これは「尿素・過酸化水素」とか「過酸化尿素」とも呼ばれている。過酸化尿素はpH（水素イオン指数）が中性の環境中で容易に過酸化水素を放出できる有用な有機過酸化物であり、歯の漂白剤として広く利用されている。

とはいえ、これは固体の尿素についての話であり、健康な体内での尿素は水に溶けた状態で存在しているわけだから、過酸化尿素が体内で自然に生成しているかどうかは、訳者には詳らかでない。

〔訳注５〕 現代日本では、ほぼ純粋な塩化ナトリウムの結晶を粉状に砕いたものが「食塩」という名で売られている。特に注意書きがないかぎり、市販されている「食塩」とは事実上「塩化ナトリウム」に他ならない。このような「食塩」は過剰に摂取するとむやみに血圧を上げて心臓や血管や腎臓に負担をかけるし、体内のミネラルの均衡調和を崩すので、健康に良くない。そもそも海の水は「塩っ辛い」といっても塩化ナトリウムのほかに、カルシウム・カリウム・マグネシウム・ナトリウムなど硫酸塩・炭酸塩・臭化物塩や、カルシウム・カリウム・マグネシウムの塩化物のほか、多種多様なミネラルが含まれている。だから我々は、飲食物をつうじてミネラルを摂取する場合には、塩化ナトリウムだけでなく、各種の塩類とミネラルを、バランスよく適度に摂る必要がある。ヨーガその他の自然治療やホメオパティーで用いる「塩水」は、日本で言うところの「食塩＝塩化ナトリウム」だけではなく、各種の塩類やミネラルを調合して水で溶いた液体である。そして尿は、塩化ナトリウムばかりでなく多種多様の塩類やミネラルを含んだ“天然の塩水”だと言える。

濃度が高まって睡眠をうながすホルモンであるが、抗酸化作用による老化や癌増殖を阻止し、生体リズムを調整し、性的成熟の急進展を押しとどめる働きがある。

コルチゾールは、起床の直前の時間帯（日の出の時間帯）に分泌量が最大に達して、起床後に身体がこうむる各種ストレスを和らげる働きをするホルモンであり、代謝や免疫のはたらきを整えて炎症を抑制する。

体内時計は日光の刺激をうけることで分泌量が補正されているので、就寝の際には部屋を暗くするのがよい。これにより健康な眠りに就くことができれば、前述のホルモン類が順調に分泌される。そして朝、起床して日光（や光の刺激）を受けると、身体はセロトニンの分泌を始める。セロトニンは心を安定させる“癒やしのホルモン”であり、うつ病や情緒不安定や依存症を予防する働きがある。

“朝のコップ一杯のオシッコ”は、これらのホルモンを含んでいることが期待できるので、日中や夜間のオシッコよりも、尿療法に適しているのである。

第５章——

〔訳注１〕「自己接種（auto-inoculation）」とは、人体から採取した細胞に、医学的な処置を加えてから、再び同じ人体に取り込ませる（＝植え付ける）医学的操作をいう。たとえば患者から採取した血液のなかから癌細胞を攻撃するリンパ球だけを抽出して、それを試験管で増やして患者の体内に再注入する治療法や、患者の身体から幹細胞を取り出して、それを試験管内で特定の生体組織や器官にまで分化させて培養してから、患者の体内に戻してやる治療法も「自己接種」の部類にはいる。

〔訳注２〕 エストロゲン（米語 Estrogen、英語 Oestrogen）はステロイドホルモンの一種で、一般に「卵胞ホルモン」とか「女性ホルモン」と呼ばれる。

ちなみに「女性ホルモン」とは、性ホルモンのうち女性の性腺に大きく関与しているホルモンの呼び名であり、「雌性（しせい）ホルモン」とも呼ばれるが、その代表格はここで論じている「卵胞ホルモン（エストロゲン）」と、「黄体ホルモン（ゲスターゲン）」の二種類である。しかし「女性らしい体つきを作る」などの顕著な作用が広く知られているエストロゲンを特に「女性ホルモン」と呼ぶことが多い。

「エストロゲン」の語源は、ギリシャ語の「estrus（発情）」という単語に、接尾語の「～ gen（生じる）」が付いたもので、このホルモンの分泌が絶頂に達すると発情すると考えられたことからこうした名前がついた。エストロゲンと総称されるホルモンであるが、具体的には次の三種類がよく知られている——①エストロン、②エストラジオール、③エストリオール。女性の尿は大量のエストロゲンを含んでいる。それゆえ下水処理水にも多量のエストロゲンが含まれる結果となり、その環境排出が一種の「環境ホルモン」問題として懸念されたこともあった。

③必須ミネラル（ナトリウム・マグネシウム・リン・硫黄・塩素・カリウム・カルシウム・クロム・マンガン・鉄・コバルト・銅・亜鉛・セレン・モリブデン・ヨウ素）、

③各種ビタミン類。

〔訳注 17〕 グルタミンはアミノ酸の一種で、タンパク質を構成するアミノ酸であり、人体で合成されるから「必須アミノ酸」ではないが、しかしストレスなどで生合成が充分に行なわれない場合もあるので「準必須アミノ酸」として扱われるほど重要な物質である。グルタミン自体は腸からの吸収がきわめて早く、筋肉や免疫機能の健康を促すことが知られている。

なお、飲尿を行なった場合、尿の主要成分である尿素が腸に運ばれると、大腸の腸内細菌によってアンモニアに分解される。

ちなみに食物由来の各種のアミノ酸も小腸粘膜中の酵素や大腸の腸内細菌の働きでアンモニアに分解される。血中アンモニアの大部分は、小腸および大腸で産生されたアンモニアだと考えられている。なおアンモニアには神経毒性があり、たとえば重篤な肝臓疾患のせいで肝臓でのアンモニア分解処理がうまく行えず、その結果、血中のアンモニア濃度が高まると、神経の伝達機能に障害が生じて脳浮腫が起きる場合もある。

腸内で尿素の分解によって生じたアンモニアは、腸で吸収されて門脈を通って肝臓に運ばれ、肝臓の“尿素回路”と呼ばれる化学処理の過程を経て、ふたたび尿素に変換されたりグルタミン酸やグルタミンが作り出される。

〔訳注 18〕 本章の前半部分ですでに述べられているが、糖尿病や腎臓病の患者は酸性血症になっている場合が多い（本章「4 − 5 注意すべきことなど」の「心得ておくべき重要事項」の【3】を参照）。だからその傾向を助長する“酸性食品”は控えるべきだろう。さらに糖尿病は、乱暴な断食や栄養不足で、免疫が低下して感染症などに罹りやすくなるし、低血糖も起こりやすく、重症の低血糖になれば死を招く恐れさえある。だから栄養失調にならないよう食事には十分に気をつける必要がある。インシュリン注射など、血糖値を低く抑えるために治療薬を用いている場合には、いっそうの注意が必要であるから、尿療法を行なう場合は、理解ある医者をさがして相談すべきである。

〔訳注 19〕 ヒトの睡眠中に分泌されるホルモンの代表格は、①成長ホルモン、②メラトニン、③コルチゾールである。

成長ホルモンは入眠直後の深い睡眠期（午後 10 時〜午前 2 時の時間帯）に集中的に分泌され、身体の成長や身体組織の修復と恒常性（ホメオスタシス）維持を促す。

メラトニンは、体内時計のはたらきで、朝の光を浴びてから 14 〜 15 時間後に血中だが人体の場合は、血液（正確には血清）のpH値が7.4という、弱アルカリ性の状態でつねに安定するように、人体の恒常性（ホメオスタシス）が維持されている。しかし恒常性を維持する働きを担っている人体のさまざまな器官や組織が病気などで障害をこうむると、血清の酸と塩基のこうした平衡状態が維持できなくなり、血液は酸性またはアルカリ性に傾く。血液が平時よりも酸性に傾いた異常な状態を「酸性血症（アシドーシス）」といい、逆に、平時よりもアルカリ性に傾いた異常な状態を「アルカリ性血症（アルカローシス）」という。

こうした血液の酸・塩基平衡の異常は、呼吸の異常が原因の場合と、病気などによる代謝の異常が原因の場合に、大別される。たとえば呼吸不全になると血中に二酸化炭素が蓄積するので「呼吸性アシドーシス」になり、はげしい呼吸を続けると血中の二酸化炭素が排出されすぎるので「呼吸性アルカローシス」になる。腎臓疾患や糖尿病や尿毒症やアルコール中毒や敗血症などは「代謝性アシドーシス」を引き起こし、嘔吐や胃液の吸引や大量の輸血は「代謝性アルカローシス」をもたらす場合がある。

〔訳注15〕「ジャンクフード（junk food）」の「ジャンク」は、「がらくた」を意味する英単語であり、その語源は「古いぼろぼろの縄」というものであったが、ここから麻薬や塩漬け肉を指す言葉にもなっている。

「ジャンクフード」とは脂肪分や糖分や塩分やカロリーが高いだけで、タンパク質・ビタミン・ミネラルなどの栄養価がきわめて低い。なお、こうしたゴミのような食品に「ジャンクフード」という呼び名をつけたのは、米国の食品安全ＮＰＯ「公益科学センター」（Center for Science in the Public Interest、1971年創設）の創設者で微生物学者のマイケル・ジェイコブソンだとされている。典型的なジャンクフードは、スナック菓子・ガム・キャンデー・甘菓子（スイーツ）・ファーストフードの揚げ物・甘い炭酸飲料などだが、ハンバーガーやピザやタコスなども食材や添加物のせいでたいていはジャンクフードになっている。

〔訳注16〕「必須栄養素（essential nutrients）」とは、体内でまったく生合成できないか、あるいは生合成できるとしてもその合成量がきわめて少ないために、そのままでは健康維持がむずかしく、外部から飲食によって体内に取り込む必要がある物質をいう。

必須栄養素の代表格はつぎのような物質である——

①必須脂肪酸（ω〔オメガ〕-6脂肪酸［リノール酸・γ-リノレン酸・アラキドン酸］、ω-3脂肪酸［α〔アルファ〕-リノレン酸・エイコサペンタエン酸（EPA）・ドコサヘキサエン酸（DHA）］）、

②必須アミノ酸（トリプトファン・リシン（リジン）・メチオニン・フェニルアラニン・トレオニン・バリン・ロイシン・イソロイシン・ヒスチジン）、

力をうながして副作用なしに人体を正常化し、④疾病予防の健康増進をうながす。反射療法の治療師は、①疾病の診断や、②薬剤の処方や、③特定の疾患に対する治療や、④道具や医療機器の使用を、行なわない」。

「リフレクソロジー」は、中国伝来の伝統医療である鍼灸のように「つぼ」という“点”を刺激するのでなく、「ゾーン」という身体表面（とくに足の裏）の一定の“面”の区画を指圧する治療法である。だからフランス由来のマッサージや、中国由来の鍼灸や指圧とは、理論的にも実践上も異なる治療法である。しかし近年では、伝統的な指圧と似ていることから「リフレクソロジー」が日本でも普及しつつある。ただしこの代替療法の治療効果については、いまだに主流派医学による科学的な評価は確立していない。

とはいえ「リフレクソロジー」は誰でも容易に治療効果を体験できるので、世界じゅうで広く普及しており、たとえば北欧では、2005年の調査でデンマークでは国民の21％がこれを用いたことがあり、ノルウェーでも2007年の調査で過去１年間にこれを用いた国民が全人口の５％を超えている。ただし、誰もが容易に治療効果を体験できるというのは“両刃の剣”であり、もし患者が重大な病気を患っている場合は、この代替医療が一種の“気休め”となるために、現代医学による治療の機会を逸してしまう恐れがある、と批判する者もいる。

ここからは訳者の見解だが、たしかに現代西洋医学は生化学や分子生物学のレベルで疾病をとらえ、動物実験や臨床試験で確立した（と多くの専門家が太鼓判を押す）治療手段を用いて対症療法を行なうので、疾患を押さえ込む確度は高い。しかし病気というのは結局、個々の患者の遺伝的・生得的な“素質”だけでなく、個々に異なる生活スタイルによって規定されてくるものだから、統計的に治療の有効性が確認済みの治療手段を用いても、それが治療効果をもたらさぬ患者だっている。……結局は、患者の生得的・環境的な個体差や、運不運などが、治療の成否に影を投げかけるのだ。そうである以上、どういう治療法を選ぶかは、患者本人の覚悟の問題である。特定の代替医療手段が、ある患者にとっては、「治療効果あり」と断言しうる“目に見える証拠”を添えられて専門家の折り紙がついた現代医学の治療手段よりも、有効な場合があるかも知れないし、ないかも知れない。その「有効性」は、生物学的な治療効果だけでなく、患者本人の信条や経済環境など、さまざまな要因に規定されるわけである。……以上のように考えれば、北欧でリフレクソロジーが国民的に普及しているという事実は、どういう養生法・治療手段が人々に幸福感をもたらすのか、という重大かつ根源的な問いを我々に突きつけていると言えよう。

〔訳注14〕 化学の定義では、pH（水素イオン指数）の数値が７のときは中性、７より低いと酸性、７より高いとアルカリ性である。

ので、人体は頭頂から足の裏にいたる全身が、垂直方向に計10本の「区帯（ゾーン）」に区分できるというものだ。彼によればそれぞれの「区帯」は生命エネルギーの通り道になっており、内臓その他の器官も、手や足のさまざまな区域も、それぞれがいずれかの「区帯」に属しているので、同一の「区帯」に属する手や足の特定区域を刺激してやれば、その「区帯」に属する内臓などの不調を改善できる、という学説であった。

人体をタテ長の10本の“生命エネルギーが流れる帯”だと見なすフィッツジェラルド医師の学説は、生命エネルギーという仮想的な媒介物を用いた大雑把な仮説であったが、後継者たちのさらなる観察と臨床経験により、仮説は実用性と精緻さを高めていった。

すなわち1930～40年代には理学療法に熟達した看護婦のユーニス・D・インガム（Eunice D. Ingham、1889～1974年）が「ゾーン・セラピー」をさらに発展させ、足の裏と手のひらが特に治療への感受性が高いことを力説し、足の裏の特定区域（内臓反射区）を指圧すると、その刺激が全身の特定帯域に「反射」的な治療効果を及ぼすという知見を整理して、全身の治療に用いる「足裏反射区図」という地図を作った。そしてインガム女史は「ゾーン・セラピー（区帯療法）」を「リフレクソロジー（反射療法）」と呼ぶようになったわけだが、これが米国および英国で普及し、現代に至っている。

ちなみにカナダ反射療法協会（Reflexology Association of Canada）の『実施規範・倫理規定および行動綱領』には、この治療法について次のような定義が明記されている――「反射療法とは、『足・手・耳を刺激すると、それぞれに対応する身体の一定領域内の区域に反射作用が及んで行き、この反射作用は人体のあらゆる部位・分泌腺・器官に対応している』という原理にもとづいて行なわれる自然療法の手技である。反射療法は、道具も乳液（クリーム）も水薬（ローション）も使わずに、おもに足に指圧を施して反射反応を生み出すことで、緊張を和らげ、血液の循環を改善し、指圧で反射作用が及ぶ身体部位が本来有している働きを活性化する。（注記――反射療法は、いわゆる「マッサージ」すなわち人体の軟部組織〔＝骨組織を除く結合組織（線維組織や脂肪組織）と血管・横紋筋・平滑筋・末梢神経組織（神経節と神経線維）の総称〕に体系的・科学的なやりかたで手技を施す治療法とはちがう。反射療法は、それ自体として独立した治療法であり、他のさまざまな治療法、さらにいえば他のどんな治療実践や治療法とも異なるものである。しかし反射療法は、他の治療実践の効果を上げる支えとなったり補完を成したりすると考えてよい。）」。さらにこの文書には、上記の定義の直後に反射療法の特徴が次のように簡潔に記されている――「反射療法の利点は、①弛緩（リラグゼーション）作用と緊張の低減をうながし、②リンパ系および心臓血管系の循環を改善し、③自然治癒

〔訳注12〕「ネーティ」（ローマ字表記 Neti）はハタ・ヨーガで実践されてきた心身浄化法のうちの重要な一部門を成しており、頭部の気道の浄化を目的とした修行技術である。伝統的な「ネーティ」には、水を用いる「ジャラ・ネーティ（Jala neti)」と、糸を用いる「スートラ・ネーティ（Sutra neti)」の、二つのやり方がある。「ジャラ・ネーティ」は生理食塩水のようなうすい塩水をぬるま湯ていどに温めて、これを片方の鼻孔から吸い込んで、もう片方の鼻孔から出したり、あるいは口から吐き出すというもの。「スートラ・ネーティ」は湿った糸を鼻孔から入れて、糸の先端を口から出し、この糸の両端を押したり引いたりしながら、糸で鼻腔のなかを掃除するという方法である。

〔訳注13〕足の裏の「さまざまな内臓反射区（リフレックス・ゾーン）」と訳した部分は、原著英語版では「reflex zones are situated under the foot」と記されている。これは日本でもすでに広く知られるようになった欧米の代替医療「リフレクソロジー（Reflexology)」を暗示する表現であるから、「リクレクソロジー」の概略を説明しておこう。

「リフレクソロジー」は日本では「反射療法」と呼ばれる代替医療の一種で、足の裏・手のひら・耳などの“特定の反射区域”に指圧を施し、そこから隔たる場所にある人体の特定部位に“反射”刺激を及ぼすことで、その特定部位の治癒や健康増進を促す治療法である。

“特定の反射区帯（ゾーン）”を指圧で刺激することから、「ゾーン・セラピー（zone therapy)」とも呼ばれ「区帯（ゾーン）療法」と邦訳されることもある。(「ゾーン」は「区域」を指す英単語だが、日本では「ゾーン・セラピー」にわざわざ「区帯」という、「帯」までついた訳語が当てられてきた。これは、この治療法の提唱者フィッツジェラルド医師が、自ら考案した独特の“経絡”理論を含めた治療体系に付けた呼び名であったから、その“経絡”理論にもとづき「区帯」と訳されることになったと考えられる。)

「リフレクソロジー」は20世紀になって米国で体系化された新しい治療技術であるが、その原初的な形態である“身体の遠隔部位に癒しを及ぼす特定の区域”を指圧するという治療技術は、古代エジプトの遺跡や古代ギリシアの医学文献に痕跡を見出すことができる。　とはいえ現代の「リフレクソロジー」の出発点は、米国の耳鼻科専門医ウィリアム・H・フィッツジェフルド（William Henry Hope Fitzgerald、1872〜1942年）が唱えた「ゾーンセラピー（区帯療法）」であった。彼は1913年に、患者の足などの“特定の区域”を指圧するとあたかも反射作用のように身体の遠隔部位の苦痛が和らぐことに気づき、この所見から彼独自の“経絡”理論ともいうべきものを考案して、1917年にエドウィン・バウワーズ医師と共著で『ゾーン・セラピー／自宅で苦痛が軽減できる』（*Zone therapy; or, Relieving pain at home*）という本を出した。

このフィッツジェラルド流の“経絡”理論は、中医学の経絡とはまったく異なるも圧注洗浄を具体的に指すことばになった。とりわけフランスでは17世紀後半に、男女の外性器や肛門を注水洗浄する「ビデ（bidet）」と呼ばれる専用の洗浄台が発明され、ここから「douche」は灌水・圧注洗浄のなかでも特にビデをもちいた膣洗浄を指すことが多くなった。ちなみに「ビデ」は元々「子馬」という意味で、この洗浄台は「子馬にまたがる」ようにして用いることから、この呼び名がついたという。

そういうわけで現代では、灌水浴や灌水・圧注洗浄器だけでなく、ビデを用いた膣洗浄や膣洗浄器そのもの、さらに携帯用のビデも「douche」と呼ばれている。本書でも「Douching」の見出しのもとで、もっぱら自分の尿を洗浄液として用いた膣洗浄を紹介しているので、この見出しを「尿を用いた膣（ちつ）洗浄」と訳した。

〔訳注 9〕 ゴールデンシール（学名 *Hydrastis Canadensis*、英名 Golden Seal, Canadian Anemone）は、北米原産のキンポウゲ（金鳳花）科の植物で、大きな葉の真ん中に白い小さな花を咲かせ、小さな赤い実をつける植物である。この植物の金色の根を煎じたものをハーブティーや自然療法薬として用いる。ゴールデンシールの煎じ汁は、粘膜の炎症を抑える効果があり、口内のただれや歯肉炎や充血して痛む眼や皮膚炎や、感染を起こした膣に対して、消毒洗浄薬として用いたり、風邪やインフルエンザの症状の緩和や消化不良や便秘の解消にも有用だが、副作用には注意が必要である。ちなみに米国の巨大医薬品企業メルク社が発行し、世界じゅうで広く用いられている医師向け医療手引き書『メルクマニュアル』の家庭版には、次のような記述がある――「ゴールデンシールには多くの副作用を起こす可能性があり，悪心，不安感，消化不良，子宮収縮，新生児の黄疸，および高血圧症の悪化などが含まれる。高用量を摂取した場合，ゴールデンシールは発作および呼吸不全を引き起こし，また，心臓の収縮に影響を与えることもある。ゴールデンシールはワルファリンと相互作用を起こすこともある。妊娠中または授乳中の女性，新生児，および発作性の疾患をもつ，あるいは血液凝固に問題のある人はゴールデンシールを摂取するべきでない。ベルベリンはヘパリンの抗凝固作用を低下させることもある」。

〔訳注 10〕 カンディダ感染症は、パン酵母やワイン酵母と同属の、カンディダ属の悪性の真菌（とくにカンディダ・アルビカンス［*Candida albicans*］）が皮膚や粘膜などに感染して起きる疾患で、感染部位によって「皮膚カンディダ症」「口腔カンディダ症」「性器カンディダ症（カンディダ膣炎）」「口角炎」などの形をとる。「尿を用いた膣洗浄」の項目で、適応症として「カンディダ感染症」に言及されているので、ここでは特にカンディダ膣炎を指している。

〔訳注 11〕 点眼薬（eye drops）は、薬液の滴（しずく）（drop）を目にしたたりおとす、我々がふだん使っている目薬のことである。同様に、点耳薬（ear drops）とは、耳の穴（外耳道）に薬液の滴を注入する、耳の治療薬のことである。

て必須の無機質は次のような元素である――ナトリウム・マグネシウム・リン・硫黄・塩素・カリウム・カルシウム・クロム・マンガン・鉄・コバルト・銅・亜鉛・セレン・モリブデン・ヨウ素。

〔訳注6〕 断食を行なうと、ふだんの食事にもとづく代謝ではなく、体内に蓄えられた栄養素を用いた（自足自給的な）代謝に切り替わるので、それにともないいくつかの“自覚症状”が現れることがある、そうした“症状”は「断食反応」と呼ばれており、次のようなものがその代表格である――①頭痛（通常なら身体は糖類を分解してブドウ糖からエネルギーを作り出しているが、断食中には糖類が体外から供給されないので、体内に備蓄してある脂肪を分解してエネルギーを作る。この際にケトン体〔＝脂肪酸やアミノ酸の不完全代謝産物〕という酸性の中間物質が生じるが、これにより血液が通常よりも酸性に傾くせいで頭痛が起きる）、②動悸（脳は人体の器官のなかで最もエネルギーを大量消費しているが、人体のエネルギー源が断食によってブドウ糖から脂肪に切り替わると、ケトン体の作用で脳が働きが抑えられ、血圧も下がるので、人体は血流を維持するために心拍数を上昇させ、そのせいで不快な動悸が起きる）、③吐き気（断食中は、自律神経やホルモンの働きが変調をきたすので、吐き気や嘔吐を起こしやすい）、④貧血（断食中は水分が排出過多になり、体液が減少しがちであり、血液の量も減りがちなので、立ちくらみなどを起こしやすい）。

こうした「断食反応」を予防して、不快な“症状”を経験せずに断食を行なうには、まず腹式呼吸や軽い運動で体内のケトン体の代謝を促し、さらに水を多めに摂取してケトン体の排泄を促すことと、からだを温めたりマッサージを行なって皮膚を心地よく刺激するのが効果的である。

〔訳注7〕「アフタ（aphtha）」は古代ギリシア語の「口のなかのただれ傷」に由来する医学用語で、現在では、舌・口唇・ほおの粘膜などの口腔粘膜に孤立して生じ、火傷のようなヒリヒリした痛みを感じる、直径1センチ以下の円形または楕円形の小さな潰瘍を意味する症状名である。アフタの発生はさまざまな疾患や症候群でみられるが、うがいや歯磨きで口内を衛生にしたりビタミンBを摂取することで軽減する場合もある。

〔訳注8〕「尿を用いた膣洗浄」という見出しは、原著英語版では「Douching」と記されている。「douching（ドゥーシング）」は、「灌水〔＝水をそそぐ〕する、圧注洗浄する」という意味の「douche（ドゥーシュ）」という英単語に、語尾「～ing」をつけて名詞化した単語だ。そしてこの「douche」という単語は、元々はフランスからイギリスに伝わった言葉なのだが、語源をたどればラテン語で「導管〔＝英語ではダクト（duct）〕」を意味する「ductus（ドゥクトゥス）」に行き着く。つまり「導管で水を引き込んで注水する」というのが本義であり、ここからシャワーその他の灌水・

シー・チンクチャー」とか、更にはホメオパシー製剤の通販業者で「ホメオパシーチンクチャー（ハーブ酒）」と呼んでいる事例もあるが、定訳はない。本書ではこの液剤の内容がわかるよう「類症療法用チンキ剤」と訳した。

一般に「チンキ剤（ticture)」とは生薬やハーブの成分を、エタノール（酒精、エチルアルコール）や、あるいはエタノールと精製水の混合液に浸すことで、作成した液状の製剤をいう。

「類症療法（ホメオパティー）用チンキ剤」は、植物（根や樹皮や葉や花など）や動物から得た材料をアルコールに漬けて、その抽出液を原液（チンキ剤母液（マザー・チンクチャー））とし、これを水で薄めて類症療法に用いる。

類症療法で用いる薬剤は、工業生産される逆症療法薬（一般の化学合成医薬）ほど厳密で大規模な治験のプロセスを踏んでいるわけではないので、薬効についての科学的実証データは化学合成医薬品ほど多くない。米国では「合衆国類症療法薬局方(the Homeopathic Pharmacopoeia of the United States)」（略称 HPUS）の処方に従って類症療法用チンキ剤が製造されているので、最終的には連邦食品医薬品局(FDA）の監督下に置かれているが、しかし 1994 年に合衆国栄養補助食品保健教育法（he U.S. Dietary Supplement Health and Education Act)」（略称 DSHEA）によって「健康食品」として扱われることになったので、市販薬（OTC 医薬品）や処方医薬品のような治験手続きを踏まずに市販できるわけである。

〔訳注３〕「適応（indication)」というのは医学の専門用語で、一般に、治療や検査などの医療行為が正当・妥当であるとみなされる対象をいう。だから例えば、特定の薬剤や手術などによる治療の効果が期待できる病気は、そうした治療法についての「適応症」と呼ばれる。

〔訳注４〕 フルーツ（果物）も野菜も、種類や食べ方によって消化の良し悪しが変わってくる。

果物では、リンゴやバナナは消化が良いが、柑橘（かんきつ）類やナシやキウイフルーツやスイカやパイナップルは消化が悪い。リンゴは擂（す）りおろして食べればさらに消化が良くなる。ドライフルーツ（干物）や砂糖漬けにしたフルーツは消化が悪くなる。

野菜では、食物繊維が少ないカブやニンジンやダイコンなどの根菜、キャベツなどの葉菜、カボチャなどは消化が良いが、食物繊維が多いゴボウやレンコンやタケノコやオクラやキノコ類は消化が悪い。但し、食物繊維が多い野菜は、血糖値を上げにくいので、高血圧を予防するために積極的に食べたほうがよい。

〔訳注５〕 栄養学の用語としての「無機質（ミネラル）」(mineral）は、一般的な有機物に含まれる炭素・水素・窒素・酸素などの元素の以外の、生体に不可欠な元素を指しており、糖質・脂質・蛋白質・ビタミンと並ぶ五大栄養素の一つと見なされている。ヒトにとっ

牽引したのが、日本の尿療法の熱心な普及啓蒙者だった中尾良一医師だったという事実である。たとえば台湾では、ちょうどこの時期に少なくとも次の３冊が翻訳出版されていた——①『奇蹟的尿療法4』（中尾良一・小宮山加代子著、台北：正義出版社、1991年）、②『尿療法治百病』（中尾良一著、台北：國際村、1993年）、③『科學尿療法』（中尾良一著、台北：國際村、1993年）。

〔訳注54〕『情報水～水の記憶は途方もない治癒力を有している』と訳した部分は、原著英語版では「`Informatio Water': The Memory of Water Containing Enormous, Healing Power」と記されている。これはそういう名前の本を、クーン・ヴァン・デル・クローン氏が（あるいは彼にこの本を贈った人物が）個人的に英訳したもので、日本で発行された同書の正規の英訳版の名前ではない。本書訳者はこれに該当しそうな本を調べてみたが、おそらく次の本であろう——①、『水の記憶が病気を治す‼―巨大な自己治癒力が生まれる「情報水」健康法』（増田寿男著、メタモル出版、1993年８月）、②『情報水だけがあなたの病気を知っている―世界でたった一つの、あなたの体にフィットする情報水健康法』（増田寿男著、メタモル出版、1995年４月）。

ただし、増田寿男氏のこれらの本は、尿療法をネタにして、「生体情報の波動を水に転写する」と称する科学的根拠の不明なニューエイジ的健康ビジネスを宣伝したものであり、当時の似非科学的な「波動ブーム」の一翼を担った宣伝冊子に他ならない。これは尿の医薬としての有効性とは全くの別物である。

〔訳注55〕この本は『*Cancer Cures in Twelve Ways*』（A.A. Cordero, Science of Nature Healing Center Asia, (Phillipines), 1983年）で、本邦未訳のためとりあえず書名を直訳で示した。

〔訳注56〕「医師カール・A・B・ヘルム・Y・ストランド」と訳した部分は、原著英語版で「Dr.Karl A.B. Helm Y Strand」と記されている。

第４章——

〔訳注１〕「娯楽目的の薬物」（recreational drugs）とは、気晴らし（リクリエイション）——日本では「リクレーション」と音訳されているが英語の綴りは「recreation」すなわち「re-（あらためて）creation（心機一転する）」という意味なので「レクリエイション」と音訳すべきである——のために用いる薬物を指しているが、具体的には、日本で「合法ドラッグ」とか「違法薬物」として取り締まり対象になっている興奮剤や麻薬のほかに、酒類（アルコール）や煙草（ニコチン）やコーヒー・茶類（カフェイン飲料）なども含まれる。

〔訳注２〕「類症療法（ホメオパティー）用チンキ剤」と訳した箇所は、原著英語版では「homoeopathic tincture」と記されている。日本では「ホメオパシーのチンキ」とか「ホメオパ

Jung-Kuang）医師によれば、尿には微量のホルモンが含まれているが、それ以外は人体からの廃棄物だという。彼の意見では、飲尿の実践者というのは心理的な満足感を求めてるにすぎない、というのだ。

だが少なからぬ数の泌尿科学者が、尿にはアンモニア・カルシウム・マグネシウム・ナトリウム・カリウムを筆頭におよそ200種類の元素や化合物が含まれていることを発表している。尿は、特に飲んで健康に良いというわけでもないが、だからといって有害でもないという。

いっぽう、飲尿の実践者たちによれば、オシッコを飲むことで風邪から癌にいたるまで、あらゆる病気を治すことができるという。

ある仏教徒が、ノナ仏教修道院（the Nona Buddhist monastery）の協力を得て、最近『魔法の黄金水療法』（*The Magic Golden Water Cure*）という本を出した。これは重い病に苦しんでいた患者たちが飲尿によって健康を回復した体験談を数多く収録している。

この本の著者は『年老いた男』であると自己紹介しているが、飲尿によってリウマチと糖尿病と高血圧が全快したと述べている。

『オシッコは血液と同じく、栄養に満ちあふれている。だからそれを全部飲んで、一滴も無駄にしてはならない』とこの本は読者に諭している。『そうすればあなたの想像を超えた素晴らしいことが実現する』というのだ。

台湾の尿療法事情についてこの新聞記事よりも詳しい情報を本書訳者は有していない。尿療法の指導的教育者として活躍するチャン・チンチュアン（Chen Ching-Chuan）、尿療法ホットラインを立ち上げた学校教師のクオ・メイシオ（Kuo Mei-Hsio）の両氏については英語記事のローマ字表記だけは知り得たが、漢字の実名は詳らかでない。台北市で尿療法の普及活動をしている仏教寺院として「ノラ仏教寺院」と「ノナ仏教修道院」が出てくるが、両者が同一のものでタイプミスで二つの名称が出ているのか、それとも別々の寺院かは不明である。ちなみに北米を拠点とする「Nichiren Order of North America」（略称NONA）という日蓮宗系の仏教活動のネットワークが存在しているが、「ノナ」というのはこれに関係しているのかもしれない。記事で言及されている台湾独自の尿療法入門書である『魔法の黄金水療法』（*The Magic Golden Water Cure*）も、英文記事の英訳表記をとりあえず日本語に訳してここに紹介したが、台湾での原題もその著者名も詳らかでない。

本書訳者はもちろんこれらの不明点を解明するために可能な限りの調査をしたが、少なくともインターネット上では決定的な情報が見つからなかった。但し、この調査の過程で意外な事実を知った。それは台湾や中国の1990年代以降の尿療法ブームをこの体験談を聞いてチャン氏も納得。友人が帰ったのち、自分のオシッコを試しに飲んでみた。それ以来、彼はずっと飲尿を続けている。

チャン氏は飲尿の習慣をずっと秘密にしてきたのだが、２年前、ついに公表せざるを得ない事件が起きた。新しく身分証明書を作る必要があって、警察に手続きをしに行った。そこで警官に“文書偽造”かと疑われたのだ。目の前に立っている男は警察の記録を見てもたしかに64歳のはずなのに、どうみても40代にしか見えないのだから。

チャン氏がいくら説明しても警官は信じてくれない。そこで友人の一人に来てもらい、この友人からも飲尿生活のおかげでチャン氏が若くみえるのだと説明してもらった。

いくつかのメディアがこの“事件”を彼の写真つきで報じた。なるほど見るからに彼は若い。報道のおかげで一躍ヒーローになった。そして今や彼のもとに毎日100件ほどの電話がかかってきて、尿療法を教えてくれとせがまれるようになった。

チャン氏は毎日、コップ３杯のオシッコを飲んでいる。教えを請う人々には、朝一番の自分のオシッコを飲むよう奨励している。彼によれば、そのオシッコがいちばん良質なのだそうだ。

いまや飲尿は、一種の国民的な健康増進運動として台湾の全島に広まっている。この島国の南部にある港町・高雄（カオシュン）市では、学校教師のクオ・メイシオ（Kuo Mei-Hsio）氏が、台湾国内のどこから電話しても無料で尿療法の助言が受けられるという“尿療法ホットライン”を立ち上げた。

台湾の北端にある台北（タイペイ）市では、ノラ仏教寺院（the Nora Buddhist Temple）が尿療法の啓発パンフレットを作り、仏教系の書店や仏教者が経営している菜食レストランに配布している。この寺の20人の僧と、2000人の在家信者が、飲尿を実践している。

台湾では尿療法の本がいくつも出ているが、それらは男の赤ん坊のオシッコを飲むことを推奨している。これを実行すると、かすみ目を癒し、痰をとり、内臓を浄化するというのである。成人の尿についていえば、尿療法の実践者のほかには、台湾でこれを飲もうとする人はさすがにいない。

タイペイの投資アナリスト、タン・クァンホァ（Tan Kuang-Hua）氏は言う――『オシッコを飲んで長生きするくらいなら、さっさと死んだほうがましですよ』。

クオ・メイシオ教師によれば、不健全な食習慣を続けて病気になった人のオシッコは、味わっても美味しくないが、『健康な人のオシッコは風味がビールに似ており、とくに塩っ辛いわけでも苦いわけでもない』という。

尿の薬効についてはいまだに論争が続いている。ウェン・ジュンクァン（Wen

族の人種的優位を妄信していたが、その文化的根源を求めてインドやチベットに学問的探求の関心を向けていた。そうした時代背景があったからこそ、ハインリッヒ・ハッラーとダライ・ラマ十四世との交流が可能になったわけである。彼の『チベットで七年』は発表から三年後の1955年に日本でも新潮社から邦訳が出たが、定番ともいうべき訳本は『チベットの七年：ダライ・ラマの宮廷に仕えて』（ハインリヒ・ハラー著、福田宏年訳、白水社、1989年）であろう。

〔訳注52〕 ツァンパ（tsampa）とは、チベット人が主食にしている麦粉でできた食品で、日本の（大麦の粉でつくった）「はったい粉」（「麦焦がし」とか「香煎」などとも呼ばれる）とよく似ている。ツァンパは、大麦の変種である裸麦の種子を脱穀したものを、焙煎してから粉にしたものだが、チベットではこの粉にバター茶を加えたり、旄牛（ぼうぎゅう）（チベット原産のウシ科の哺乳動物「ヤク」）のバターと水を加えて、練り粉にして食べる。

〔訳注53〕 本書の著者が「インドで入手した新聞記事」がどのようなものか、具体名などが記されていないので不明だが、本書（1993年）が準備されていた時期に米国『シアトル・タイムズ』に載った記事を以下に紹介しておこう。

「不老長寿を追い求め、いまや飲尿が大流行」（1992年10月10日付『シアトルタイムズ』、（C・K・チャン記者、ドイツ通信社）

台北（台湾）発――台湾の人々は、日本で何か流行るとすぐにそれに飛びつく傾向があるが、今回も新しい流行に飛びついた。それは他ならぬ飲尿だ。

いまや推定20万人の台湾人が、病気の治療や健康増進やさらには長寿を手に入れるために、毎日じぶんのオシッコを飲んでいる。

飲尿の国民的運動を立ち上げたのは、チャン・チンチュアン（Chen Ching-Chuan）氏。見た目には46歳の若さだが、実年齢は66歳という人物。彼は14年前に、20年間ぶりに再開を果たした日本人のパイロットから尿療法を知らされた。

この日本の友人は『第二次世界大戦のさなかに兵員としてボルネオに送り込まれたのですが、それから20年後に再会した彼をみて、私はショックを受けました。なぜって彼はぜんぜん老けていなかった。髪が白くなっていた他は昔と変わっていなかった。その秘訣を教えてくれました。オシッコを飲んでいたからだ、とね』――浄水施設の管理人を務めるチャン氏はそう語った。

この日本人は『所属する部隊もろとも地下壕から2週間も出られない状況に追い込まれるなかでオシッコを飲み始めたのだが、兵士たちは軍医から、生きのびたいなら飲尿を実行せよ、病気を癒し傷を治す医薬として尿を活用せよ、となかば命じられてやり始めたのだよ、と語ってくれた』という。

の植物には様々な品種があるが、本書に言及されているのは特に「ヘレボルス・チベタヌス（*Helleborus tibetanus*）」であると推測される。これはチベットが原産で、高さ30～50センチほどに育ち、3～4月ごろに薄紫色の花を咲かせるが、夏には落葉して休眠する植物で、たとえば中医学では薬草として重用されてきた。

〔訳注48〕“六種の尿”について、本書の引用元であるテリー・クリフォード著『チベット仏教医学と精神医学』の邦訳版『チベットの精神医学～チベット仏教医学の概観』（前掲）には、中川氏の訳注として「牛の尿、象の尿、馬の尿、ロバの尿、山羊の尿、羊の尿」（邦訳272頁）と記されている。

〔訳注49〕「山牛蒡（やまごぼう）」と訳した箇所は原著英語版では「dpa-ser」と記されているが、チベット語の「dpa' ser」は学名「*Phytolacca acinosa Roxb.*」すなわち和名の「山牛蒡」に他ならない。

〔訳注50〕「骨砕補（こっさいほ）」は、中国南部や台湾などに自生するシダ植物、ウラボシ（裏星）科のハカマウラボシ（*Drynaria fortunei J. SM.*）などの根茎を用いた生薬である。ハカマウラボシの根は淡褐色ないし暗褐色であるが、毛のように柔らかい黄褐色の鱗片におおわれている。この根茎の鱗片を除去したものが「骨砕補」と呼ばれる。骨折に薬効を示すことが、この名の由来である。打撲・骨折・捻挫・腎虚・歯痛・耳鳴り・下痢・腰痛などに用いられてきた。

〔訳注51〕ハインリッヒ・ハッラー（Heinrich Harrer、1912～2006年）はオーストリアの登山家・写真家で、1938年にドイツ人の仲間と共にアイガー北壁の初登頂に成功し、この功績により翌39年にはドイツのナンガ・パルパット遠征隊への参加が認められ、ヒマラヤに赴いた。遠征隊はナンガ・パルパットの新しい登頂ルートを見つけ、英領インド帝国のカラチで欧州に帰る船を待っていたが、折悪しく第二次世界大戦が勃発し、現地で敵国民として英兵に捕まり、ボンベイ（現在の呼称はムンバイ）の収容所に抑留された。長きにわたる抑留生活の末、1944年4月の末についにハッラーは仲間たちと共に、ヒマラヤに近いデタドゥンに移送された際に脱走し、チベットに逃れた。チベットの首都ラサに彼らが到着したのは1946年の1月で、すでに戦争は終わっていた。彼はかの地で翻訳者・宮廷写真家としてチベット政府から仕事を与えられ、幼少時代のダライ・ラマ十四世の家庭教師にも任命された。1952年に帰国し、この年のうちに『チベットでの七年・ダライ・ラマ猊下に仕えた我が日々（*Sieben Jahre in Tibet. Mein Leben am Hofe des Dalai Lama*）』（Ullstein, Frankfurt/M-Berlin）を発表した。同書は53の言語に翻訳され、米国では54年にベストセラーとなり数百万部が売れた。なお、彼の青年時代はちょうどナチスがオーストリアを併合し、ドイツ第三帝国が欧州に勢力を伸ばしていた時期であり、彼も当時のドイツ帝国のエリートの例に漏れずナチス党員およびナチス親衛隊の隊員であった。ナチスはアーリア民

釈を採用している。

なお「ヒヨドリジョウゴ」は、野鳥の鵯（ひよどり）が好んで食べる赤い実をつけるナス科の植物で、そこから「鵯上戸」という名前がついたと推測される。日本の古書『本草和名（ほんぞうわみょう）』には、漢名「白英（はくえい）」、和名「保呂之（ホロシ）」として、記載されている。その後「豆久美乃以比禰（つぐみのいいね）」とも呼ばれるようになり、江戸時代に「ひよどりじょうご」の呼称が定着した。薬草として効能があり、解毒・解熱・利尿・ガン・急性黄疸型肝炎の治療に用いられてきた。その生薬は漢名で「白毛藤（パイマオティン）」とか「白英」と呼ばれてきた。なお、果実が赤色でなく黄色に色づくのが、「キミノヒヨドリジョウゴ」である。

〔訳注 44〕 原著英語版では「*Fanacetum sibiricum*」と記されているが、これは訳者が調べたかぎりでは、チベット医学の薬草解説で「gan dha pa tra」という名前の「黄色い花をつける香ばしい薬草」といった情報しか得られず、その英名とか日本名は入手できなかった。なお、これとよく似た分類名の「*Tanacetum sibiricum*」というキク科の植物があるが、両者が同じものかどうかは不明である。ちなみに「sibiricum」とは「シベリア」由来を意味するが、それが生息地ないし発見した場所であったかどうかは詳らかでない。

〔訳注 45〕 「クタジャ」（英名 Kutaja、学名 *Holarrhena pubescens /Holarrhena antidysenterica*）は夾竹桃（キョウチクトウ）科の高木で、インドおよび東南アジアが原産地。その木材は堅くて白く、僧植樹として庭木に用いられている他、樹皮は赤痢や下痢の治療薬として用いられてきた。仏教では仏典で「句托遮（くたくじゃ）」として言及され、花や木材の色調が清く鮮やかなことから、清く鮮やかなものの喩えとして用いられている。

〔訳注 46〕 「カスカス榧（がや）」と訳した箇所は、原著英語版では「pu-shel-rtsi [khus- khus or orchid]」と記されている。「pu-shel-rtsi」はインド原産のイネ科の多年生草本で学名では「*Vetiveria zizanoides*」、英名は「ヴェチバー（Vetiver）」（この呼称の由来はタミル語で「まさかりで刈る」の意味を持つ「Vetiverr」）、インドでは「クス／カス（Khus）」（「香り高い根」という意味）と呼ばれる植物である。日本では「カスカス榧（がや）」と呼ばれ、かつて生産されていたこともあった。草は２～３メートルにも生長し、複数の茎がまとまって大きな株を形成するのでススキに良く似ており、収穫にはマサカリのような農具が必要になるわけである。根には強い香りがあり、根茎から精油が抽出される。東南アジアから西アフリカにかけての地域では伝統的に薬草として使われてきた。

〔訳注 47〕 ヘレボルス（Helleborus）はキンポウゲ科のクリスマスローズ属に分類される植物の総称で「ヘレボラス」ともいう。漢名は「鐵筷子」（鉄の箸という意味）。こ

Clifford、1945 ～ 87 年）という。彼女は米国ニューヨーク州に生まれ育ち、同州のスキッドモア・カレッジからウィスコンシン大学マディソン校に進学したが、そこでインドのヴァーラーナスィー〔ウッタル・プラデーシュ州の都市だが、日本ではかつて英領植民地時代からの間違った音訳により「ベナレス」と誤読されてきた〕にサンスクリット総合大学という教育研究機関があることを知る。1967 年にウィスコンシン大学で政治学の文学士を取得して卒業し、翌年にニューヨーク市内の精神病院に看護婦として就職。この年、インドのサンスクリット大学を訪れ、結局インドに 5 年間滞在するなかで当時の主要な導師（グル）たちを訪れ、インドの神秘思想を学んだ。73 年に米国に戻り『ニューヨーク・マガジン』への執筆やヨーガの教育指導を通じてチベット仏教の普及に尽力した。1977 年には米国内のユニオン・グラジュエイト・スクール〔＝学際的な研究教育に力を入れている複数の私立大学による連合教育機関で現在は Union Institute & University として運営されている〕でチベットの伝統医学の論文を書いて博士号を取得。同年ふたたびネパールに戻り、聖人たちのインタビュー記事などを米国の雑誌に寄稿。80 年代に入るとチベットの伝統医学についての執筆に集中し、以前の博士論文を発展させて 84 年に『チベット仏教医学と精神医学』を著述。その後は英国のウェルカム財団でチベットの医薬の歴史についての研究を行なったが、87 年の夏に癌で死亡した。享年 42。

〔**訳注 42**〕 チベット医学は仏教の思想的基盤のうえに構築された医学の大系である。『四部医典（ギュー・シ）』（ローマ字表記 Gyu-zhi）はその最も基本的な医典である。『四部医典』は次の四つの医学密教文書（タントラ）から構成されている――①根本タントラで根本医典の「ムーラ・タントラ」（ツァ・ギュー）、②釈義タントラで注釈テキストの「アーカヤータ・タントラ」（シェー・ギュー）、③秘訣タントラで実技テキストの「ウパデーシャ・タントラ」（メンガク・ギュー）、④結尾タントラの「ウッタラ・タントラ」（チマ・ギュー）。この文書は、薬師如来の顕現である偉大な仙人（リシ）リクペー・イェシェーとイーレー・キェーの二人の問答という対話形式で書かれており、四篇全体で一五六章、五千九百の詩篇で成り立っている。その教えは、チベット医学思想の源流となったアーユルヴェーダに酷似しており、疾病の因果をつきとめて悪弊を中和するというのが診療の基本姿勢である。

〔**訳注 43**〕 「黄実（きみ）の鵯上戸（ひよどりじょうご）」と訳した箇所は、原著英語版では「bya-kri」と記されている。この引用元であるテリー・クリフォード著『チベット仏教医学と精神医学』（*Tibetan Buddhist Medicine and Psychiatry*, Red Wheel/Weiser 刊 , 1987 年 ）の邦訳書である『チベットの精神医学～チベット仏教医学の概観』（中川和也訳、春秋社、1993 年）では、訳者の中川氏が批判的検討のすえに「bya-kri」を「キミノヒヨドリジョウゴ」（邦訳書 250 頁）と訳しており、本書邦訳に際してもこれが妥当と考え、中川氏の解たが、戦地で負傷して帰還した。戦争が終わると多くの復員軍人と同様、平時の社会に適応できず、英国・米国・ニュージーランドを転々として次々と職を変えた。やがて絶望の日々のなかで神経症になったが35日間の断食と祈りの生活でみごとに回復し、キリスト教的な信仰とインド風の修行による健康の増進を確信するようになった。当時は飛行機で英国からインドに飛ぶこと自体が人類未到の大冒険として人々の熱情を掻き立てていた時代であり、彼もそうした計画を知って、ならば自分は英国からエヴェレストに飛行機で直行して山麓に不時着してそこから山頂に登るぞ、と野心的な夢想を抱いた。飛行機の操縦経験も登山経験もない彼の計画はあらゆる人から反対を受けたが、そのたびごとに断食修行で得られる超人的な力を見せてやる、という野心が増していき、ついに人並み以上の時間はかかったが何とか飛行士の免許をとり、飛行機を購入し、英国の山歩きで自信をつけて、無謀な冒険を実行した。英国当局は彼のインドやネパールへの飛行を最後まで許可しなかったが、そのたびに当局を欺いてついにインドに入った。そこで現地人シェルパを雇い、エヴェレスト山に挑んだが、冬山や氷壁の登山については基礎知識や体験が皆無のシロウトだったせいで、あらゆる試みはことごとく失敗した。やがて体力が衰え、シェルパたちの反対も無視してひとりで山頂へと向かったが、頂上にたどり着けずに衰弱死した。モーリス・ウィルソンが尿療法をどれほど知っていたか、実際に使っていたかは詳らかでない。彼の冒険は、無謀な失敗例として歴史に名を残すのみである。……以上のことから、モーリス・ウィルソン氏の事例を尿療法のエピソードとして紹介するのは問題があると、訳者は感じている。

〔訳注40〕「ヴィパッサナー瞑想」は仏教の瞑想の一種で、上座部仏教などの観行瞑想を指す。仏教の瞑想（漢訳は「止観」）は、仏教が成立する前から行なわれてきた「サマタ瞑想」（漢訳は「止行」）と、この「ヴィパッサナー瞑想」（漢訳は「観行」）に大別できる。

「サマタ瞑想」は心を静めるのが目的であるが、それに対して「ヴィパサナー瞑想」は自分のいまこの瞬間の状態をつねに心のなかで観察し、悟りを開いていくという能動的なもので、これは釈迦が開発した瞑想法である。ちなみに「ヴィパッサナー（vipassanā）は聖典語（パーリ）であり、梵語では「ヴィパシヤナー（vipaśyanā）といい、「よく観る」「物事をありのままに観る」という意味。

〔訳注41〕テリー・クリフォード（Terry Clifford）女史の『チベット仏教医学と精神医学』（*Tibetan Buddhist Medicine and Psychiatry*, Red Wheel/Weiser刊，1987年）は、日本では『チベットの精神医学～チベット仏教医学の概観』（中川和也訳、春秋社、1993年）として邦訳出版されている。

なお、この著者の本名はテレンス・ジョウン・クリフォード（Terrence Joan

になった。

〔訳注 38〕 この歌は『*The Hundred Thousand Songs of Milarepa*』（C.C. Chang 著 , Shambala Dragon 刊 , 1977 年〔原著 1962 年〕）の 62 頁（「ラグマのミラレパ」章）に収められている。

この歌に言及されている「青く澄んだ水」は「犛牛のオシッコ」（牛の生息地の土壌や食べる草に含まれるミネラル類の影響で尿がかすかに青みを帯びることもあるらしい）、「自分が出した水」は「自分のオシッコ」、「慈愛の泉から流れ出たもの」は「大師や修行仲間のオシッコ」、「女神たちの魅惑の甘露」は「ミラレパを支援した妹や婚約者（彼自身は生涯妻帯しなかったと伝えられる）や、あるいは大師の妻などのオシッコ」であったと解釈できるであろう。

ちなみに同書 475 頁（「聖者ガムポパ～ミラレパの第一の弟子」章）に、ミラレパたちが、彼の弟子になりたかった医師ガムポパと出会い、入門をゆるす“歓迎の詩”を歌ったあと、ガムポパはこの新たな師匠にお茶をふるまうのだが、そのときの様子がこう描かれている――「ミラレパは喜んでお茶のごちそうを受けた。そして弟子のレーチュンパに言った。『この修行僧に我々としてもお茶をお上げしてお礼をすべきです。わが僧（レパ）たちよ、みんなちょっとずつ分けておくれ。』レーチュンパが（この指示にしたがい）お茶を用意すると、ミラレパは言った。『ちょっと味つけをしましょう。』 そう言いながら**彼は水を作って**、お茶をあつめた鉢（ポット）に注いだので、そのお茶はすばらしい美味になった」。この引用で傍点で示した「彼は水を作って」と訳した箇所は英語原文では「he made water」となっているが、これはミラレパが自分のオシッコをお茶に注ぎ加えたのだと解釈できる。

〔訳注 39〕「モリス・ウィルソン卿」と訳した箇所は原著英語版では「Sir Morris Wilson」と書かれている。だがエヴェレスト山頂をめざした登山家で有名なウィルソンという名前の人物といえば、戦功十字勲章を受けた英国のモーリス・ウィルソン前陸軍大尉（Maurice Wilson、1898 ～ 1934 年）をおいて他にいない。実際、本書をまとめるに当たって著者クーン・ヴァン・デル・クローン氏が参考にした『生命の水』には、まさにこちらの名前が登場する。『生命の水』原著 16 頁（邦訳版 14 頁）には次のように言及されている――「故人となったモーリス・ウィルソン（Maurice Wilson）は失敗に終わったとはいえエヴェレスト山の登頂という途方もない挑戦を行なったが、彼がありふれた病魔を寄せ付けず驚異的な心身の持久力を維持できたのは、まさに尿を飲むだけという断食を続け、尿を肌にすりこむマッサージを行なってきたおかげであり、ここでそれを述べるのは差し支えないと思う」。

以上の理由から本書の「モリス・ウイルソン卿」は誤記で、正しくは「モーリス・ウィルソン」と考えられる。この人物は第一次世界大戦で戦功を上げたちまち昇進し高級の敬意と歓待を受けた。彼が記した『インドの生活習慣と儀礼（*Hindu manners, customs and ceremonies.*）』という書物は、インド宗主国イギリスの目にとまり、十九世紀はじめに東インド会社によって英語版が出版された。『母なるインド』はこの本を引用している。

〔訳注 36〕『マハーヴァッガ』（ローマ字表記 Mahāvagga）は、仏教経典のなかの、南伝の上座部仏教に伝わる"聖典語"（パーリ語）で書かれた経典である『パーリ語経典』（別名『南伝大蔵経』『パーリ大蔵経』『パーリ語大蔵経』）を構成する経典の冒頭に編まれている、もっぱら戒律を収めた経典部分である『律蔵』のなかの、僧団運営規則を書き記した巻である『犍度（けんど）』（Khandhaka）の、冒頭に位置づけられている『大品』（Maha-vagga）という経典である。この『大品』は10章から成っているが、たとえば第6章は「薬犍度」として僧が用いるべき薬について具体的な解説指導が書かれている。

ちなみにブッダ自身の説教と僧団結成についての言葉が記された第1章「大犍度」には、つぎのような言葉が記されている——「宗教生活をしていればオシッコは有用な医薬に一変する。だから あなたは人生を全う（まっと）できるよう、努力せねばならない。醍醐（ギー）と牛酪（バター）と油と蜂蜜、そして糖蜜をとくに大切に食べなさい」。先述した第6章「薬犍度」には次の記述がある——「あるとき比丘（びく）〔＝出家受戒した僧〕の一人がヘビに噛まれた。そこで比丘たちが仏陀にこれを伝えると、こんな教えを授かった——《なあ比丘よ、俗世で汚物と見なされているが。次の四つを施して治療すればよい。すなわち大便と小便、それに灰と泥土を》」、「あるとき比丘の一人が黄疸になった。すると仏陀はこう言われた——《なあ比丘よ、（雌牛の）オシッコを煎じて飲むがよい》」（東方聖典叢書・第17巻・仏教、1882年、T・W・ライズ・デイヴィッズとヘルマン・オールデンベルク訳『律蔵 (Vinaya Texts)』- 全3巻のその2、大品 (Mahavagga) V-X、小品 (Kullavagga) I-II〔インターネット版 http://www.sacred-texts.com/bud〕から本書訳者が邦訳した）。

なお、本書の原著英語版では『マハーヴァッガ』が「Mahabagga」と綴られていたが、これは「bagga」でなく正しくは「vagga」である。

〔訳注 37〕尊者（ジェツン）ミラレパ（1052～1135年）は、チベットで最も有名な仏教修行者・聖者・宗教詩人であり、仏陀の境地に到達しえた偉大なヨーガ行者として尊敬を集めている。彼の師であるマルパ・ロツァワ（1012～97年）とともにチベット仏教四大宗派の一つであるカギュ派の宗祖と見なされている。本名はトェパガであるが、少々時代からの艱難と仏教修行の辛苦を乗り越えて優れた神通力を獲得し、ヨーガの成就で体温の制御ができたので、氷河に包まれた高山でも綿衣だけで過ごすことができた。それゆえ「ミラ」姓の「レパ（綿衣の行者）」すなわち「ミラレパ」と呼ばれるようめて、あえて「ガンジー」ではなく、「ガーンディヒー」と音訳する。なお「マハートマー」は「偉大なる魂」という意味で、インドの詩聖タゴールから贈られたと伝えられるガーンディヒー氏の尊称であるが、これは全インド自治同盟の創設者であるアンニー・ベサント女史が最初に言い出したという説もある。

〔訳注32〕 ラーオジーブハーイー・マニブハーイー・パテール氏（Raojibhai Manibhai Patel、1888～1962年）の著作『マーナヴ・ムートラ／自己尿療法——健康全般に役立つ尿療法についての専門的知見』（*Manav Mootra: Auto Urine Therapy -- A treatise on urine therapy for universal health*）は、本書を翻訳している現時点（2012年11月現在）、邦訳書はまだ存在していない。梵語およびヒンディー語の「マーナヴ」は「人」、「ムートラ」は「尿」を意味する。つまりこの本のメインタイトルは「人のオシッコ」という意味だ。

〔訳注33〕「ベタニア癩（らい）病コロニー（Bethany Leprosy Colony）は、インド南東部のアーンドハラ・プラデーシュ州のバパトラ市にあるハンセン病（癩（らい）病）患者のコミュニティ。下記のウェブサイトで詳細を知ることができる（http://bethanyleprosycolony.org）。

〔訳注34〕『母なるインド』（*Mother India*、Harcourt, Brace and Co. (New York) 刊、1927年）は、米国の女流作家キャサリン・メイヨ（Katherine Mayo、1867～1940年）が英領インドを視察したのちに発表したインド批判の本。インドは野蛮で暴力的な男性支配の社会であるがゆえに、女性差別や「不可蝕賤民」に象徴される階級差別、さらに不衛生で野蛮な社会制度や迷信の横行、犯罪や政治腐敗の蔓延などを次々と指摘し、現地「土人」が宗主国イギリスに要求している自治の要求は無理なものである、と植民地インドの独立の可能性を否定していた。これはインドのみならず欧米で大論争を巻き起こしたが、「紳士の国イギリスが“母なる野生のインド”を保護する」という、性的な差別や力関係を隠喩に用いた家父長的発想による植民地支配の正当化が、この一冊によって欧米に広まった。現代の西洋人がインドという国に抱くイメージを決定づけた書物とみなされており、インド研究の基本文献であるが、邦訳出版はされていない。

〔訳注35〕『母なるインド』で言及されている「デュボワ神父（Abbé Dubois）」とは、インドで宣教活動を行なったフランスのカトリック神父であるジャン＝アントワーヌ・デュボワ（Jean-Antoine Dubois、1765～1848年）を指す。デュボア神父は海外宣教団の一員としてインドに派遣されたが、現地で、西洋人による“文化の押し付け”ではなく、現地の民衆の文化に溶け込んで生きることを痛感し、現地の人々と同じ装いで肉食を断つという生活態度に自らをあらためて、貧しき現地人のために農業コロニーの建設や天然痘の予防接種の実践に尽力した。その結果、広範な民衆から最

つは曖昧なのだが、それにしても憲法による指定言語が22種類もあるというのは、この連邦国家の多様性を象徴している。

インド憲法の第8附則が公用語として指定している22言語は次のとおり（カッコ内は当該言語が第一公用語として制定されている州および連邦直轄地）――(1) アッサム語（アッサム州）、(2) ベンガル語（トリプラ州、西ベンガル州）、(3) ボド語、(4) ドーグリー語、(5) グジャラート語（ダードラー及びナガル・ハヴェーリー連邦直轄地域、ダマン・ディーウ連邦直轄地域、グジャラート州）、(6) ヒンディー語（アンダマン・ニコバル諸島連邦直轄地域、ビハール州、チャンディーガル連邦直轄地域、チャッティースガル州、デリー首都圏、ハリヤーナー州、ヒマーチャル・プラデーシュ州、ジャールカンド州、マディヤ・プラデーシュ州、ラージャスターン州、ウッタル・プラデーシュ州、ウッタラーカンド州）、(7) カンナダ語（カルナータカ州）、(8) カシミール語、(9) コーンカニー語（ゴア州）、(10) マイティリー語、(11) マラヤーラム語（ケーララ州、ラクシャディープ連邦直轄地域）、(12) マニプル語（メイテイ語）（マニプル州）、(13) マラーティー語（ダードラー及びナガル・ハヴェーリー連邦直轄地域、マハラシュトラ州）、(14) ネパール語、(15) オリヤー語（オリッサ州）、(16) パンジャーブ語（パンジャーブ州、デリー首都圏）、(17) サンスクリット語、(18) サンタル語、(19) シンド語、(20) タミル語（タミル・ナードゥ州、ポンディシェリ連邦直轄地域）、(21) テルグ語（アーンドラ・プラデーシュ州）、(22) ウルドゥー語（アーンドラ・プラデーシュ州、ビハール州、デリー首都圏、ジャンムー・カシミール州、ジャールカンド州、ウッタル・プラデーシュ州）。

さらに、公用語ではないが、言語使用者（話者）が500万人を超える言語として、インド国内で次のような言語が日常的に使われている―― (23) アワディー語、(24) ビリー語（ビリー部族の言語）、(25) ボージュプリー語（ビハール州）、(26) ブンデーリー語、(27) チャッティースガリー語（チャッティースガル州）、(28) フランス語（ポンディシェリ連邦直轄領）、(29) ゴーンディー語（ゴンド部族語）、(30) ハリヤーンウィー語（ハリヤーナー州）、(31) ヒンドゥスターニー語（主にインド北部）、(32) カナウジ語（ウッタル・プラデーシュ州）、(33) コダグ語（コダヴァ語、カルナータカ州のコダグ地域）、(34) クッチ語（グジャラート州のクッチ湿原地方）、(35) マガヒー語（南部ビハール州）、(36) マールワーリー語（ラージャスターン州）、(37) ラージャスターン語（ラージャスターン州）、(38) トゥル語（カルナータカ州とケーララ州のトゥル族が話す）。

〔訳注31〕「マハートマー・ガーンディヒー」とは、日本では「マハトマ・ガンジー」の表記で知られるインド独立の立役者モーハンダース・カラムチャンド・ガーンディヒーに他ならない。本書では、現地ヒンディー語の発音にできるだけ忠実な音訳を求

『リグ・ヴェーダ』第9巻（別名「ソーマ・マンダラ」の巻）の第74篇のなかの第4詩節である。この部分を、フランスのインド学者ルイ・ルヌーは「大いなる神々（嵐の神たち）は膀胱が満杯となり、激しい勢いでソーマを放尿した」、米国ハーヴァード大学の梵語学者ダニエル・インゴールズは、「土地を肥やすものたちが放尿してそれを地に撒いた」と訳している（いずれも『*The Multiple Natural Origins of Religion*』〔Richard Clark 著、2006年、Peter Lang Publishing 刊〕の276頁の英語記述にもとづく）。『リグ・ヴェーダ』は韻文、つまり詩歌なので、それを散文的な解説文として翻訳するのは容易なことではない。だからインド古文書に通じた二人の大御所が、かなりニュアンスの異なる訳文を書いたのは無理なきことだった。そして『図説快楽植物大全』の引用箇所は、こうした二種類の『リグ・ヴェーダ』訳文を並記したのであった。

古代インドの賛美歌集ともいうべき『リグ・ヴェーダ』に登場する神酒「ソーマ」は、従来は、仮に実在するならアルコール飲料であろうと考えられてきた。ところが20世紀の前半にメキシコの幻覚性キノコを用いた宗教的儀式が、欧米の植物学者によって“発見”されたことがきっかけとなり、酒ではなく土着植物に含まれる生化学物質による幻覚体験や酩酊がにわかに注目されるようになった。その流れのなかで、米国の銀行（J・P・モーガン商会）の副会長でありながら幻覚性キノコの研究で民族真菌学や民族薬理学などの領域に大きな影響を与えたロバート・ゴードン・ワッソン（Robert Gordon Wasson、1898～1986年）が1968年に「リグ・ヴェーダに記された“ソーマ”の正体はおそらく幻覚性の毒キノコであるベニテングタケ〔紅天狗茸、*Amanita muscaria*〕である」と提唱し、大きな論争を巻き起こした。彼自身は、リグ・ヴェーダが示唆している飲尿を否定して、飲尿の記述はただの比喩であり実際には幻覚キノコを粉砕して真綿にくるんでエキスをしぼり出し、牛乳にまぜて飲んでいたに違いない、と考えた。ワッソン氏の推測に同調する研究者たちも、「水を湛（たた）えて膨れあがったものたちのオシッコ」という表現は、発達した雨雲からの降雨であろう、と解釈し、飲尿という可能性を排除してきた。しかし本書第2章の前半で紹介されているシベリアの“飛ぶキノコ”の事例のように、幻覚性キノコを食べて体内で分解されなかった幻覚物質が、尿とともに排泄され、その尿を飲むことで幻覚体験を享受するということも有り得るわけで、『リグ・ヴェーダ』の記述を“現実にはありえないおとぎ話”だと片付けるわけにはいかない。

〔訳注30〕　インドという国は、亜大陸を構成する広大な国土ゆえ、さまざまな民族と多様な言語によって成り立っている。インド憲法では、連邦政府の公的共通語として、ヒンディー語と英語のふたつの言語の使用を定めているが、連邦憲法の第8附則では22種類の指定言語を定めているほどである。これら指定言語の公的な位置づけはじ

タパタハ・ブラーホゥマナ』は文字どおり「百の道をもつブラーホゥマナ」すなわち意訳すれば「最高真理に仕える僧のための百話」といった意味の書物である。

〔訳注 27〕「ソーマ」（ローマ字表記 sōma）は、ヴェーダなどのインド神話に登場する神々の飲料である。ゾロアスター教の神酒ハオマとも同起源であり、実際に何らかの植物に由来する液汁（植物抽出液や発酵生成した“酒”）であったと推測されるが、具体的な植物の種類は不明である。とはいえ 20 世紀の後半に米国のロバート・ゴードン・ワッソンが幻覚性キノコ（ベニテングタケ）だったのではないかと提唱し、現在はこの推測を検証する試みが続いている。

「ソーマ」と呼ばれた飲み物は、一種の興奮剤で、これを飲むことで神々は元気を得ていたし、詩人は天啓を得た。そうした高揚感や幻覚作用をもたらす作用から、酒ではなく麻薬のようなものだった可能性もある。とはいえ“麻薬”を社会的に規制する動きというのはキリスト教道徳に浸食された近代西洋社会に特有のものであり、「ソーマ」自体は神々にも人間にも栄養と元気をもたらし、不老長寿を実現し、霊感をもたらす天恵の霊薬と見なされてきた。『リグ・ヴェーダ』は第 9 巻全体がソーマ讃歌になっているほどである。なおヒンドゥー教では月が“神々のさかずき”だと考えられていたので、ソーマは月の神であると見なされてきた。

〔訳注 28〕『リグ・ヴェーダ』は紀元前 1000 年以上も昔の古代インドの聖典で、サンスクリット（梵語）の古形であるヴェーダ語（ヴェーダ期サンスクリット）で書かれている。ヒンドゥー教では「リシ」と呼ばれる“聖なる賛美歌詩人”たちが感得した古代からの教えが長らく口承されたのち、文字の発達によって文書として編纂された多くのヴェーダ聖典のうちの一つである。『リグ・ヴェーダ』（Rig-Veda）の「リグ（rig）」は「讃美する」や「賛美歌」という意味の梵語の「リチ（ric）」に由来し、「ヴェーダ」は「知識」を意味する。つまりこの古文書は全 10 巻、1028 篇の神の讃える詩歌から成っている。中央アジアの遊牧民だったアーリア人がインドに侵入した紀元前 18 世紀頃からの詩歌が口承されており、紀元前 12 世紀頃に現在みられる文書の形に編纂されたと推測される。10 巻のうち、第 2 ～ 8 巻は祭官家に捧げられた歌集のような趣きを呈しているが、第 9 巻は神酒ソーマにかかわる祭儀の際に歌われる 114 篇の“ソーマ讃歌”から成り、この巻は別名「ソーマ・マンダラ」ともいう。第十巻は『リグ・ヴェーダ』のなかでも最も後世に成立したと考えられている。『リグ・ヴェーダ』が作られたのち、紀元前 1000 年から前 600 年頃に『サーマ・ヴェーダ』・『ヤジュル・ヴェーダ』・『アタルヴァ・ヴェーダ』の三つが編纂され、これら四つのヴェーダがヒンドゥー教の四大聖典になっている。

〔訳注 29〕『水を湛（たた）えて膨れあがったものたちのオシッコが、ソーマとなって流れ落ちた。膀胱を満杯にした神々がソーマを豪雨のように放ったのだ』と訳した箇所は、で「まばゆい光」を意味する「ディー」という言葉が究極の起源であったと考えられており、この語源から「ディーヴァ」の他に、ラテン語で神を意味する語の「デウス」も派生したと推測される。「ディーヴァ」は漢訳仏典では「天部、天、天神、天人、天部神」などと訳されてきた。

〔訳注 25〕「サードゥㇷ」は、日本では従来「行者」とか「苦行僧」と訳されてきたが、瞑想や苦行で最終的な解脱を得ようという強い意志を持ち、そのためにヒンドゥー教で導師（グル）に弟子入りし、ガンジス河畔で開かれる承認式で正規の「サードゥㇷ」と認定された修行者たちである。俗世を捨てた修行者ゆえ、ものを持たず、法律上も「死亡者」として扱われ、衣服を着る場合でも“世を捨てた”意思表示として枯葉色の衣に数珠を首に巻くだけで、ジャイナ教ディガンバラ派（日本では「空衣派」や「裸行派」と意訳されることがある）のように服を着ずに「空間を身にまとい」ヒゲも頭髪も伸ばし放題の行者たちもいる。現在はインド全域とネパールに四百～五百万人の「サードゥㇷ」がいると推定される。

なお、本書の原著英語版では、「サードゥㇷ」と訳した箇所は原著英語版では「saddh」とローマ字表記されているが、サンスクリット表記をローマ字音訳は「sadhu」であるから、これを日本語に音訳すれば「サードゥㇷ」が最も適切である。日本でひろく用いられている「サドゥー」という音訳は間違いである。

〔訳注 26〕『シァタパタㇵ・ブラーホゥマナ』（ローマ字表記 Shatapatha Brāhmana）は、「ブラーホゥマナ」（日本では従来「ブラーフマナ」と音訳されてきたが一層の正確を期して本書では「フ（無声唇歯摩擦音の f）」でなく「ホゥ（有声声門摩擦音の h）」と音訳する）と呼ばれる祭儀書の一種である。

「ブラーホゥマナ」は、梵語（サンスクリット）の古語であるヴェーダ語で書かれており、ブラーホゥマナ時代と呼ばれる紀元前 900 ～ 500 年の時期に次々と生み出された文書群を指し、宇宙の最高原理ブラホゥマン（日本では従来「ブラフマン」と音訳されてきたが一層の正確を期して本書では「フ（f)」でなく「ホゥ（h)」と音訳する）に属する最高階級としてインドに存在してきた司祭階級（ブラーホゥマナ）のための独占的な知識を収めた書物であった。

四つのヴェーダ聖典（リグ・ヴェーダ、サーマ・ヴェーダ、ヤジュル・ヴェーダ、アタルヴァ・ヴェーダ）はそれぞれに補足的な祭儀書として何点かの「ブラーホゥマナ」を有しているが、そうしたヴェーダ祭儀書（ブラーホゥマナ）のうちでも、特に『シァタパタㇵ・ブラーホゥマナ』は、祭詞（ヤジュス）の集成である『白（シュクラ）ヤジュルヴェーダ』という、ブラーホゥマナ文書群のうちでは最も後世に成立したと考えられている祭儀書である。

なお、「シァタパタㇵ」は梵語で「百の道、百通り」を意味する言葉であり、『シァ羊・ラバ・ロバ・馬・ラクダ）および人の尿の、飲み薬としての用法と薬効が記されているのを確認することができた。この英訳版『スシュルタ・サムヒター』（四六八頁）には、本書の記述に該当する次のような一文がある――「Human urine is strong anti-toxic.」そういうわけで、本書の「4/2 28」はおそらく引用元の英訳本の印刷不鮮明な活字を読み違えた結果であろう。

ちなみにこのアーユルヴェーダの聖典には、牛の尿の医薬としての使用がいたるところに登場する。インドにおいて牛が聖なる動物としての重要視されてきたことが、あらためて実感できる文献であった。

〔訳注 20〕『ティルマンディラム』（Tirumandhiram）は、タミル地方のヒンドゥー教シヴァ派の聖人（Siddhar シッドハル）として名高いティルムーラル（Tirumoolar）の主著で、シヴァ神への讃美や宗教的教義のみならず実践的なヨーガの教えやシヴァ派の医学・天文学・物理学などの知識が、詩歌のかたちで三千節以上も収められている。なおこの聖人の生没時期については諸説が入り乱れており、『ティルマンディラム』の成立時期についても西洋紀元5世紀から12世紀までの諸説がある。

〔訳注 21〕「シャクティ（shakti）」（漢語表記「薩克提」）は、梵語の「能力がある（shak）」に由来する言葉で、「力・能力・エネルギー」を意味する。ヒンドゥー教では全宇宙を動かしている動因や、さらに女神の創造力・生殖力を意味する。

〔訳注 22〕「ナンディー神（the God Nandi）」とは、シヴァ神の乗物として、かつまたシヴァ神とパールヴァティー神の夫婦の家を守る門番として、この最高神に仕える牛である。

〔訳注 23〕『シヴァ - パールヴァティー サムバード』（Shiva-Parvati Sambad）に関しては、本書に紹介された以上のことは詳らかでない。この古文書の研究者として言及されている「アハマダーバードのアタワレ教授（Professor Athawale from Ahmedabad）」なる人物についても、本書第7章の冒頭にこれと苗字が同じ「ラメシュ・アタワレ」という人物が出てくるが、同一人物かどうかすら情報不足で判らない。なおこの古文書の名前にある「サムバード」という言葉は、梵語で「集約、縮約」という意味で、ベンガル地方にはこの名を冠した新聞が現在少なからず発行されている。なおアハマダーバードという地名は日本では英語表記（Ahmedabad）に基づいて「アーメダバード」と音訳されてきたが、本書では正確な現地語発音に近い「アハマダーバード」という表記を用いた。

〔訳注 24〕「女神（ディーヴィー）」（ローマ字表記 Dēvī）は、「（男性）神」を意味する梵語「ディーヴァ（Dīva）の女性形で「女神」を表す。「ディーヴァ」について言えば、ヒンドゥー教や仏教などインド系の諸宗教で用いられてきた。印欧祖語〔＝インド・ヨーロッパ語族のさまざまな言語の起源になったと推定されている“仮想上の古代言語”〕

『ヨーガ・ラトナーカル』（Yoga Ratnakar）は梵語で「ヨーガの宝庫」を意味するが、5000年も昔に成立したとされるアーユルヴェーダの百科全書ともいうべき大著で、発熱から脳卒中までありとあらゆる疾病について、アーユルヴェーダによる病因・病態論から具体的な治療法までを、一種の「ヨーガ」として解説している。この書に記された処方の数々はその後も補足改定が続けられ、17世紀までのアーユルヴェーダの実際的な成果が盛り込まれており、これらの知識の有効性は現代の医学研究機関で実証されている。その有効性ゆえ、梵語で書かれた原典は英訳され、いまではインターネットでも入手可能だ。

西洋紀元２～３世紀に南インドで活躍した大乗仏教中観派の祖、ナーガールジュナ（漢訳名・龍樹）はアーユルヴェーダ医学の研究と実践にも大きく貢献し、外科的治療法も紹介したアーユルヴェーダの基本聖典『スシュルタ・サムヒター』を――ちなみにもう一つの基本聖典はもっぱら内科的治療を論じた『チャラカ・サムヒター』である――の改訂者として知られる。龍樹は『スシュルタ・サムヒター』のなかで、彼の持論であった血液循環説や、鉱物を用いた治療技術を紹介したのであった。後者の貢献から龍樹は「医化学の父祖」とも呼ばれる。龍樹は、尿を用いて体質異常や疾病を診断する検査法を確立したが、『ヨーガ・ラトナーカル』も龍樹の医学知識の発展に貢献したと考えられている。

なお『ヨーガ・ラトナーカル』の直後にある「Mutrashtakam」だが、前半の「mutra（ムートラ）」は「尿」、後半の「」

〔訳注19〕『スシュルタ・サムヒター』は、『チャラカ・サムヒター』と並び立つアーユルヴェーダの基本聖典であり、後者はもっぱら内科必携の医学全書であるが、この本は外科についても充実した内容を誇っている。「人のオシッコは毒を消す。」と訳した箇所は原著英語版では次のように記されている――「Sushrut Samhita, 4/2 28 "Human urine is an antidote to poisons." 」。この英語表記のなかの「4/2 28」が何を指すのか？　訳者はまず「第４巻の２章28節」を指すのか、と常識的な憶測をした。ところが実際の『スシュルタ・サムヒター』はそうした構成にはなっていない。そこで英訳版の『The Sushruta Samhita』（Kaviraj Kunja Lal Bhishagratna 著，Kaviraj Kunja Lal Bhishagratna 刊、1916年）で「urine」に言及した箇所をしらみつぶしに当たってみた。同書には、泌尿器系の疾患についての記述は言うまでもなく、尿その他の分泌物や排泄物による疾病の診断や予後の見かたや、四足獣の家畜の尿を医薬として用いる方法などが網羅されている。だからこれは途方もない作業であったが、「第45章　飲み物一般について守るべきこと」（Chapter XLV. Rules To Be Observed In Respect Of Liquid Substances In General (Drava-Dravya-Vidhi-Madhyayam)）という章の一番最後のページ（同英訳版468頁）に、四足獣の家畜（牛・野牛・山羊・

も指す言葉であるが、原著の英文が正しければ（なにしろ引用元の『ハタ・ヨーガ・プラディーピカー』の梵語による原典に訳者は出会えていないので）、文脈から考えてこの「アマリ」はオシッコを指していると推測できる。なお後半の文に記された「これを鼻から吸う（snuffs it）」は、「においを嗅ぐ」と「オシッコを鼻から吸い上げる」という二通りの解釈が可能である。日を置いたオシッコは尿素が分解してアンモニアに変わるので強烈な臭いを発する。このアンモニア臭を嗅げばたしかに“気つけ薬”のような効果はあるだろうが、『出ている最中の尿だけを飲め』という直前の教えとの整合性を考えるなら、塩水で鼻を洗うような要領で、尿で鼻を洗えという教えのように思える。

〔訳注 13〕『ジャナールナヴァ・タントラ』（Gyanarnava Tantra）は、現代に伝承されたタントラの一つで、「ジャナールナヴァ」は梵語で「（知識の）大洋」という意味である。

〔訳注 14〕「経血」と訳した箇所は、原著英語版では「ovum」となっている。「ovum」とは「卵、卵子」を指す言葉だが、『ジャナールナヴァ・タントラ』が書かれた時代には、ヒトの卵子を卵胞から採取するような現代的な生殖医療技術は存在していなかった。ヒトも「卵から生まれる」ことを類推できるような手がかりがあったとすれば、それは月経のときの経血や、羊水や、後産で排出される胎盤だったであろう。訳者はこのタントラの梵語原本に出会っていないので、推測で語るしかないのだが、ヒト女性の「卵」を指す「ovum」の指示対象と考えられる「経血」「羊水」「胎盤」のうち、ここではとりあえず「経血」を選んだ。

〔訳注 15〕『ハリット』と訳した箇所の原著英語版の記述は「Harit」である。文脈から書名だと思われるが、訳者は該当する古文書を解明できなかった。なお梵語の「ハリット」（ローマ字表記 harit）の基本的な語義は「黄色い」という意味で、カレー粉の黄色色素にもなっているターメリックも意味する言葉である。

〔訳注 16〕「人のオシッコは基本的な存在であり、苦味があり、明るい輝きをもつ」と訳した箇所は原著英語版では「Human urine is basic, bitter and light.」である。語末の「light」は「軽い」と「明るい」の二通りの意味をもつが、とりあえずここでは後者の意味で解釈した。

〔訳注 17〕『ブハーヴァ・プラカーシ』（Bhāva-Prakāsh）は、アーユルヴェーダの古典文献のうちでも最も新しい時代、すなわち十六世紀に書かれたもので、様々な韻律の詩歌1万268句から成り、大部分は、さまざまな食物や植物や鉱物の特徴を詩歌の形で教え伝えている。

〔訳注 18〕『ヨーガ・ラトナーカル』（「尿の効用」第11節）と訳した箇所は、原著英語版では「Yoga Ratnakar, Mutrashtakam Verse 11」と記されている。

〔訳注９〕「カプファ（Kapha）」「ピッタ（Pitta）」「ヴァータ（Vata）」は、アーユルヴェーダ医学が重視する「トリドーシャ理論」という健康概念を成り立たせている三大要素である。

そもそもアーユルヴェーダ（すなわち梵語で「いのちの知恵」「長寿の学問」）は、古代ギリシア以来の西洋医学の基本的な心身健康思想である「心も身体も行動も生活環境も、調和がとれていれば健康だが、調和が崩れると病気になる」という考え方と、同じような“バランス維持による健康”という思想を医療実践の土台に据えている。さらにアーユルヴェーダも古代西洋医学と同様、ごく少数の元素によって万物が構成されているという元素論を土台にしていた。アーユルヴェーダの場合は、土・水・火・気・空の五種類の元素である。身体組成については、アーユルヴェーダは七種類の物質——①漿液、②血、③肉、④脂肪、⑤髄、⑥神経繊維、⑦玉子（つまり精子と卵子）——から成ると考えた。これらの物質の「生きた」構成体である人体には、生命活動を可能にする三種類の精力（エネルギー）が流れていると考えたが、それが、①水と土が成す流体「カプファ（Kapha）」すなわち「粘液」、②火と水が成す流体「ピッタ（Pitta）」すなわち「胆汁」、③気と空が成す流体「ヴァータ（Vata）」すなわち「息」、というわけである。この三要素が量的に均衡を保っているときは心身も健康だが、不均衡がおきると心身も健康を害する、と考えられた。

〔訳注10〕『ハタ・ヨーガ・プラディーピカー』は、ヨーガの一流派であるハタ・ヨーガの事実上の根本経典で、十六〜十七世紀の行者スワーミ・スワート・マーラーマによって書かれた。ちなみに「プラディーピカー」は梵語で「小さな灯」、転じて「導きの明かり」という意味。

〔訳注11〕カーパーリカ派は、『プラーナ』（古代インドの神話・伝説・王朝史を梵語で記したヒンドゥー教の聖典）とは異なる密教（タントラ）に基づいて修行を行なう、シヴァ派の苦行集団の一つである。「カーパーリカ」とは梵語で「頭蓋骨（カーパーラ）を身に着けた者」という意味で、これはこの苦行集団が、ヒトの頭蓋骨を装飾として身に着け、それを食器に用いていたことに由来する。カーパーリカ派は「左道密教」の儀式をしていたらしいが、現在はすでにこの集団は存在していない。ちなみにヒンドゥー教のヨーガの行法は「左道」と「右道」に区別される。「右道」はクンダリーニ覚醒のことで、全身の四つの部位でそれぞれのチャクラを活性化させて最終的には肉体を離脱して、純粋意識に到達しようとする行法である。これに対して「左道」はカーマヨーガ、すなわち性愛瞑想の行法を指す。

〔訳注12〕「アマリを飲む者、日々これを鼻から吸う者」と訳した箇所の原文は「He who drinks amari, snuffs it daily」である。「アマリ（amari）」は梵語では、まずもって「不死」とか「神」を意味し、派生的にいくつかの（特に薬用の）植物の名前

「ルドラ」を前身としており、古代インドの聖典『リグ・ヴェーダ』において「シヴァ」は「ルドラ」の別名として登場する。暴風雨は破壊的な風水害ももたらす反面、慈雨をもたらして土地に恵みを与えて植物を育て、豊穣と人々の健康・安寧を保障する両面性がある。恵みの水をもたらすという特徴から、医薬の神としても崇められていた。この“破壊的災いをもたらすが恩恵ももたらす”というルドラ神の両面性が、ヒンドゥー教のシヴァ神にも受け継がれているのだ。水とかかわりが深いシヴァ神は、擬人化して描かれる場合には、頭のてっぺんから噴水のように水が噴き出しており、絵画に描かれたシヴァ神は頭髪のなかにガンガー女神がおり、この女神の口から水が噴き出している描写が多いが、これはヒマラヤ山脈からわき出すガンジス川を象徴している。

なお、この「シヴァ（shiva）」という言葉には、前述の神の名前のほかに、「幸運・幸福・吉兆」という意味もある。これは語源の「シヴィ（shivi）」という梵語がまさにそうした意味の形容詞だからである。

〔訳注５〕「パールヴァティー（Parvati）」はヒンドゥー教の女神の一柱で、その名は「山の娘」を意味する。シヴァ神の妻（＝神妃）であり、ヒマラヤ山脈の山神「ヒマヴァット」の娘で、ガンジス川の女神「ガンガー」の姉に当たる。軍神「スカンダ」や、学問の神「ガネーシャ」の母である。シヴァの最初の妻「サティー」の転生とされ、穏やかで心優しい、美しい女神といわれる。金色の肌を持つ。

〔訳注６〕「クリヤー・ヨーガ（Kriya Yoga）」は、インドの伝説的な聖者マハーヴァタール・バーバージー（Mahavatar Babaji）が一八六一年に弟子の修行者シャーマチャラン・ラーヒリーに伝授し、ラーヒリーが現代的な健康科学の実践体系として整理して甦らせた実践的なヨーガの一大教程。なお「クリヤー」（ローマ字表記 kriya）は、梵語で「作業」を意味する。

〔訳注７〕 スワーミー・サテュアーナンダ・サラスワティー師（Swami Satyananda Saraswati、1923～2009年）は、1956年に国際ヨーガ奨学制度を創設し、63年にはビハール国際ヨーガ学校を母国インドに設立して、母国のみならず西洋諸国でヨーガ教育に普及発展に人生を捧げた教育者である。

〔訳注８〕「ヴァジローリー・クリヤー（vajroli kriya）」は、“腎の臓”を浄化する秘儀とされており、スワーミー・サテュアーナンダ・サラスワティー師によれば、その手段のひとつとしてアマローリー（尿療法）が利用されるのだという。ちなみに「ヴァジローリー（vajroli）」とは、中国や日本では「金剛」すなわち「ダイヤモンド製の杵（きね）」と訳されてきた、インド神話上の最強の法具「ヴァジラ（vajra）」に、「お湿り」すなわち尿などの“腎の臓”に由来する分泌液（この場合は精液なども含む）を意味する「オーラ（ola）」が結合してできた合成語である。

第3章——

〔訳注1〕「アーユルヴェーダ」(ローマ字表記 Ayuruveda) は、梵語(サンスクリット)の「いのち、生命力、長寿」を意味する「アーユス (Ayus)」と、「聖なる知識・真理」を意味する「ヴェーダ (Veda)」という二つの単語が合わさって出来た合成語で、「いのち (長寿) のための知識」すなわち「医学」を意味する。

〔訳注2〕「シヴァームブ・カルパ・ヴィドヒ」(Shivambu Kalpa Vidhi) は梵語(サンスクリット)の言葉である。「シヴァームブ・カルパ」(Shivambu Kalpa) は「シヴァ神 (シヴァ) の水 (アームブ)」の「医薬としての調剤法・治療法 (カルパ)」という意味だが、前者は「尿」を指しているので、「シヴァームブ・カルパ」は尿療法を意味している。そして末尾の「ヴィドヒ」(Vidhi) は「処方・手引き・規則・方法」を意味する。

ゆえに「シヴァームブ・カルパ・ヴィドヒ」とは、「尿をくすりとして調整し治療に用いる手引き」すなわち「尿療法の心得」という意味である。

〔訳注3〕『ダーマル・タントラ』(Dāmar Tantra) とは、文字どおり「ダーマル」の「タントラ」である。いずれも勿論(もちろん)、梵語である。

「タントラ」とは、宗教の経典や、神を祀(まつ)る具体的な方法とか修行を実践するための具体的な規則を記した要諦書を意味する。

「ダーマル」は、原形は「ダーマラ」であるが、これはまず、暴動とか争乱など人々が興奮してさわぐ現象を指す言葉であるが、さらに人々が驚くような物事、という意味もある。シヴァ神の従者に「ダーマラ」という名の者がおり、タントラにも「ヨーガ・ダーマラ」「シヴァ・ダーマラ」など、この名が付くものがある。ついでにいえば、冒頭の「ダー」が短音になっているだけの「ダマラ」というよく似た梵語の単語もあり、こちらの意味は、もっぱら暴動とか争乱である。そして両者の語源というべき「ダーム」という語は、音を出す、という意味がある。

「ダーマラ・タントラ」は、タントラのうちの一つを指す固有名詞であるが、「ダーマラ」という呼び名が付いた理由は推測の域を出ない。この語を字義どおりに受け止めれば、自分のオシッコが“飲んで良し、塗って良し”の極めてすぐれた医薬であるという事実に対する、素直な驚きの気持ちを込めこの呼び名だったと推測できるだろう。

〔訳注4〕「シヴァ (Shiva)」は、ヒンドゥー教の三大最高神の一つで、「ブラフマー」は創造、「ヴィシュヌ」は維持をつかさどる神であるが、「シヴァ」は破壊を司る。だがその破壊とは、世界の寿命が尽きた時に、世界を破壊して次の世界創造に備えるという、創造的な破壊である。シヴァ神が行なう“創造的破壊”の、媒介として登場するのは、水に他ならない。すなわちシヴァ神は、ヴェーダ神話に登場する暴風雨神

いだわ！」

〔訳注 46〕 歯磨き粉と尿素と関わりには、興味ぶかい歴史がある。古代ローマの時代に口腔衛生は飛躍的な進歩を遂げた。例えば現代の歯磨き粉には研磨剤として炭酸カルシウムの粉が含まれているが、古代ローマでは動物の骨や卵殻を焼いた灰で歯磨き粉を作っていた。古代ローマの人々は朝の起床時や食後に口をすすいだり爪楊枝での歯間清掃を行なってもいた。うがい薬として、朝夕に採取した少女や処女の尿を用いたという。人尿でうがいをするという口腔衛生術は西洋では伝統的習慣として続き、十八世紀半ばに活躍し“近代歯科学の父”として名高いフランスの歯科医師・歯科学者のピエール・フォシャール（Pierre Fauchard、1678 ～ 1761 年）もこれを推奨していた。フォシャール医師は初期の虫歯の治療薬として人尿を勧めていたのだが、尿にも含まれる化学物質で、口腔衛生に利用価値があるアンモニアは、彼の時代にはまだ知られていなかった。

日本でも 1955（昭和 30）年頃に、「虫歯予防に効く」という効能を謳ってアンモニア（二燐酸アンモニウム）を含有した練り歯磨きが発売されている。

現在では、尿素は「歯を白くする」漂白剤として歯磨きに含まれている。正確には過酸化尿素であり、もともとは歯周病の治療に殺菌剤として使われていたのだが、用いた患者の歯が漂白される、という予期せぬ結果が見出され、しかも、やはり歯科用漂白剤として使われている過酸化水素よりも刺激性が低いので、いまや歯磨きの漂白成分の定番になっている。

〔訳注 47〕 原著は『*Amaroli*』（Dr. Soleil & Dr. C. T. Schaller 著，1989 年初版，Editions Vivez Soleil, Genéeve (Switzerland)）。同書の 1993 年版は『アマロリ～フランス版尿療法のすすめ』（ドクター・ソレイユ著、伊藤桂子訳、論創社、2000 年）として邦訳されている。

フランス語版の原著はその後、『*Amaroli 2 : La therapie par l'urine, le meilleur remede est en vous !*』（アマロリ２／最良の治療薬はあなたのなかにある！、Vivez Soleil 刊、1998 年）、『*Amaroli Le Moyen De Sante Le Plus Extraordinaire Qui Soit !*』（アマロリ～最高に素晴らしい健康法、Vivez Soleil 刊、1999 年）、『*Urinothéerapie (Amaroli) : Un médicament naturel*』（尿療法〔アマロリ〕～自然医療、Vivez Soleil 刊、2002 年）、『*Testez l'urinothérapie : Le plus extraordinaire des remédes naturels*』（やってみよう尿療法～最高に素晴らしい自然医療、Editions Testez 刊、2006 年）、『*Urinothérapie : Amaroli, la découverte d'une écologie intérieure*』（尿療法～アマロリ。内なる生態系の発見、Fernand Lanore 刊、2007 年）と、年々歳々、内容の充実と発展を続けながら、出版が続いている。

ティー著、佐藤雅彦訳、論創社、2004年)。

〔訳注44〕『シヴァームブ・カルパ／自分が生みだす医薬をもちいて自分で治す自分だけの太古伝来健康法』の原題は『*Shivambu Kalpa: The Ancient Healing Way of the Self, By the Self, with Medicine of the Self*』(Arthur Lincoln Pauls著、Ortho-Bionomy Pub.刊、1978年)だが、邦訳出版はまだない。

ちなみに「シヴァームブ・カルパ」(Shivambu Kalpa)とは、梵語(サンスクリット)で「シヴァ神(シヴァ)の水(アームブ)」の「医薬としての調剤法・治療法(カルパ)」という意味だが、前者は「尿」を指しているので、「シヴァームブ・カルパ」は尿療法を意味する。

著者のアーサー・リンカン・ポールズ(1929～97年)は英国系カナダ人で、整骨療法(オステオパティー)や理学療法(フィジオテラピー)を、東洋医学的の"生命エネルギー"の理論と組み合わせた独自の治療手技である「矯正生理学(オルト・バイオノミー)」(Ortho-Bionomy)を生み出した。「矯正生理学」は1976年に米国とカナダで研修普及が始まり、ヨーロッパでも八四年以来、研修が行われている。但し、このたぐいの、手技を中心に据えた代替医療にありがちなことだが、「矯正生理学」の治療効果は厳密な科学的検証によって確認されているとは言いがたい。

〔訳注45〕サラ・マイルズ(Sarah Miles)は1941年の大晦日に生まれた英国女優。(ちなみにビートルズの故ジョン・レノンは1940年10月9日に生まれている。彼女もブリティッシュ・ロックを築き上げた若者たちと同じ世代であり、1960～70年代のイギリス大衆文化の立役者の一人なのだ。)

日本では、石原裕次郎と共演した『素晴らしきヒコーキ野郎』(65年)や、本編にヤードバーズの演奏が挿入されたミケランジェロ・アントニオーニ監督の『欲望』(66年)や、アカデミー賞主演女優賞の候補作となったデヴィッド・リーン監督の『ライアンの娘』(70年)、三島由紀夫原作のイギリス映画『午後の曳航(えいこう)』(76年)などの主役として知られている。

彼女は尿療法の実践者として知られており、例えば英国『インディペンデント』紙(2007年9月16日付)のインタビューは、こんなやりとりで締めくくられている——

記者「ご自分のオシッコを飲んでるって話だけど、いつから？」

サラ・マイルズ「もう三十年にもなるわ。すごいわよ、オシッコって。飲めばアレルギーなんかてきめんに治っちゃうわよ。がん治療のために尿療法を用いている病院もあるほどなの。あらゆる病気の治療の使われているのよ。わたしは自分のオシッコを飲んでいるだけなのに、どうして世間の人たちは、それをことさら問題にしてわたしを厄介払いにするんでしょうね？　もうこんな惑星(ほし)からさっさと逃げ出したいくら的システム論)、混乱しないよう注意が必要だ。

〔訳注 40〕『からだのなかの薬局——自家尿療法は効験あらたかな自然療法だ』の原題は『*Die Apotheke in uns. Behandlung mit Eigenharn - eine bewährte Naturheilmethode*』（Ulrich（ウルリッヒ・）Erwin Hasler（エルウィン・ハスラー）著、Haug 刊 (Heidelberg)、1994 年）だが、本邦未訳。

〔訳注 41〕 メンタク・チア師（Mantak Chia、中国名は謝明徳）は欧米で広く名を知られた道教の指導者。1944 年にタイのバンコクで生まれ、中国のさまざまな武術や身体道を学んだのち、1974 年にはタイに「ユニヴァーサル・ヒーリング・タオ・スクール」、79 年にはニューヨークに「ユニヴァーサル・ヒーリング・タオ・センター」を開設して、道教の健康増進術の研究と指導に邁進した。1994 年に故郷のタイに帰り、チエンマイに「ユニヴァーサル・タオ・トレーニングセンター」を開設し、ここを拠点に今も毎年欧米を訪れて道教の健康増進術を実践指導している。

〔訳注 42〕「生命の水研究所」(Water of Life Institute) は、筋骨格系矯正手技療法（カイロプラクティック）と自然療法（ナチュロパティー）の専門医であるベアトリス・バートネット博士が 1980 年代に米国フロリダで立ち上げた尿療法の研究教育団体である。彼女は元々、スイスで生まれ育ったが、幼い頃から代替医療の恩恵を受けてきた。これがきっかけで自然療法の分野に進み、ドイツで学んだのち、スイスに戻って自然療法医として働きはじめた。1980 年代のはじめに渡米し、ジョージア州のライフ・カイロプラクティック・カレッジで筋骨格系矯正手技療法（カイロプラクティック）を習得。87 年には自然療法の博士号も取得した。

バートネット博士は、代替医療のなかでも特に尿療法のように患者自身の治癒力を効果的に活用する治療術の啓蒙普及の先導役として活躍し、米国やカナダだけでなく、インド、ヨーロッパ、中央アメリカ、カリブ諸島などで教育啓蒙活動を続けてきた。

1991 年にはニューメキシコ州ルイドソにライフスタイル研究所（Lifestyle Institute）を設立した。その刊行物である『ライフスタイルニュース』は今では『南ニューメキシコ・ヘルスビート』に誌名を変えて発行されている。ニューメキシコ州ではルイドソ健康研究所（Ruidoso Health Institute）でカイロプラクティックと各種自然療法を組み合わせた治療を行ない、これが特に慢性病に著効を発揮したことで愛用者が増え、いまや世界じゅうから患者が訪れている。1997 年にはホワイトマウンテン応用ヒーリング学院（White Mountain School of Applied Healing）を共同設立した。同校は、マッサージ療法の教育訓練だけでも 654 時間をかけるという徹底的なカリキュラムで代替医療のさまざまな治療法を教えている。

〔訳注 43〕 原題は『*Your Own Perfect Medicine: The Incredible Proven Natural Miracle Cure that Medical Science Has Never Revealed !*』（Martha Christy 著、Wishland, Inc. 刊、1994 年）で、邦訳版は『尿療法バイブル〜あなた自身がつくりだす究極の良薬』（マーサ・クリス

れに依存している医学界主流派は、レートリルの抗がん作用を強く否定してきた。

〔訳注 34〕 このオランダの医学書の正式名称は『*Pleidooi voor biologische kankerbestrijding : mogelijkheden en toepassingen voor artsen en patiënten*』(生物学的製剤によるがん制圧にむけて――医師と患者が知っておくべき可能性と実用性、P.H.W.A.M. de Veer 著、Bigot & Van Rossum, 1988 年)。本邦未訳。

〔訳注 35〕 原著は『*The Heart of Healing*』(William Poole 著, Turner Pub., 1993 年)、邦訳書は『治る力(ヒーリング)』(ウィリアム プール著、樫村志保訳、同朋舎出版、1995 年)。

〔訳注 36〕 ポータ・ジョン社(Porta-John Industries, Inc.)という社名の、「ポータ」は「ポータブル(持ち運び可能)」を、「ジョン」は俗語の「便所」を意味する。

〔訳注 37〕 クルト・ヘルツ(Kurt Herz)博士の著作は『自家尿療法』(*Die Eigenharnbehandlung*、1930 年初版)で、その"改訂版"と銘打ってヨハン・アベーレ(Johann Abele)医師が出した著作は『クルト・ヘルツ医学博士の自家尿療法――経験と観察』(*Die Eigenharnbehandlung: nach Dr. med. Kurt Herz; Erfahrungen und Beobachtungen*、Haug-Verlag 刊、1991 年)だった。

〔訳注 38〕 原題は『*Die Heilkraft der Eigenharn-Therapie*』(Ingeborg Allmann 著、Verlag Dr. Karl Höhn KG, Biberach (Germany)、1993 年)、本邦未訳。

〔訳注 39〕 原文は「the kidneys」であり、現代西洋医学の常識から解釈すれば「人体にそなわった二個一対の腎臓」を指すことになるが、伝統中国医学でいう「腎」――すなわち「五臓六腑の"臓"」のうちの一つである「腎の臓」――は西洋医学の「腎臓」をそのまま意味するものではないことに留意する必要がある。中国最古の医学書である『黄帝内経(こうていだいけい)』には「腎」について次のような記述がある――腎は「水を主(つかさ)どり」「五臓六腑この精を受け、そしてこれを蔵する」(素問・上古天真論篇第一)。つまり「腎は体内の水すなわち各種の体液をつかさどり、"精"すなわち生命エネルギーを貯蔵し、五臓六腑にこれを供給するという"生命エネルギーの供給源"である」と教えているわけである。中国の伝統医学(中医学)はこの基本認識から「腎」を「生長・発育・生殖をつかさどる」拠り所であると考えてきた。とはいえ、中医学における"人体のしくみ"の認識は、近代西洋医学のような臓器や器官という"固形の機械的部品"を中心に編み上げた機械論的な解剖学とはまったく異なっており、「腎」は複数の臓器や器官などが関与した全身におよぶ一種のシステムだと考えられてきたわけである。なお、中国伝統医学が全身におよぶシステムとして構想した「腎」という概念も、英訳では「kidney」の語を用いる。近代西洋医学と中医学は、おなじ言葉を用いていても、指し示す内容はまったく異なっているので(前者は固形臓器説にもとづく人間機械論、後者は各種エネルギー流体の全身循環を想定した全機会的ハンディキャップをそれぞれに抱えながらも、刻苦奮闘で医療史を先に進める発明をしたのであった。

〔訳注31〕 合衆国軍医総監ハモンド氏、すなわちウィリアム・アレグザンダー・ハモンド（William Alexander Hammond、1928？～1900年）は、南北戦争さなか（1862？～64年）に合衆国陸軍の第11代軍医総監を務め、陸軍医学博物館（現在は国立保健医学博物館）を創設した。神経毒の研究に邁進し、軍医総監時代には当時の軍医がふつうに用いてきた水銀剤を「危険で効果もない」と禁止したり、衰弱した患者にむりやり嘔吐させる治療法を禁止したため、医者仲間からは「医師の自由裁量を脅かす存在」として煙たがれ、それで政治工作によって軍医総監の資格を奪われた。その後は米国初の神経科の専門医になり、全米神経科学会（ＡＮＡ）の創立にも貢献した。

『生理学論文集』（*The Physiological Memoirs*, J.B.Lippincott&Co., 1863）は本邦未訳だが、尿素や尿酸などの尿中成分の病気罹患にともなう変化や生理作用だけでなく、尿素その他の尿中成分を血管注射した場合の生理学的影響について、学術誌に発表した緒論分を収録してある。

〔訳注32〕 セント＝ジョルジは尿から分離したメチルグリオキサルを「レチン（retine）」と名付けた。この知見は米国の『サイエンス』誌（1963年12月30日号、1571～72頁）に「人尿から抽出したレチンの調製」と題して発表された。

〔訳注33〕 梅・杏子（あんず）・桃・枇杷（びわ）などのバラ科植物の、未成熟な果実や種子や葉などには、「アミグダリン（amygdalin）」（化学式は$C_{20}H_{27}NO_{11}$）と呼ばれる青酸配糖体が含まれている。アミグダリンは加水分解されるとシアン化水素を発生するが、こうした果実や種子を大量に摂取せぬかぎり、青酸中毒の危険性は事実上無視できる。

アミグダリン自体は1830年に発見――フランスの化学者が苦扁桃（くへんとう）（ビターアーモンド）から分離抽出――されていた、近年（1950年代）になって米国の化学者アーネスト・クレブスがこれを「ビタミンB 17」と命名し、さらにその化学構造の一部を改変した「ラエボ・マンデロニトリル・ベータ・グルクロノシド（laevo-mandelonitrile-beta-glucuronoside）」という物質を作り出して、これを「レートリル（laetrile）」という略称で呼んだ。こうした経緯で、「レートリル」は厳密には「アミグダリン」と化学構造が若干異なるのだが、現実には混同されて語られることが多い。

その後、アミダグリンは「ビタミン」の要件（必須の栄養素で、不足すると欠乏症になる）を満たしていないことから「ビタミンB 17」という呼称が医学界によって否定された。

「レートリル」は天然物質由来のすぐれた抗がん物質として1970年代以降、世界的に評判が広まり、その抗がん作用について激しい賛否両論が起きた。製薬産業界とそスホルツ（Johann Sigismund Elsholtz）が人間への静脈注射を初めて実施するに至った。だが当時の血管注射は危険で実用に耐えうるものではなく、1800年代の後半以降に医療手段としてようやく普及しはじめるのである。

皮下注射に関していえば、その前身は、種痘用のひらき針（ランセット）を用いて表皮の下に薬物を埋め込むとか、あるいは水疱をつくる薬物を皮膚に塗りつけ、そうしてできた水疱を切除することで表皮を剥ぎ取り、真皮の部分に薬品を当てるといういった手法による外科的処置から発展したものだといえる。このアイディアの提唱者として、1824年にこの方法を唱えたフランスの医師アントワーヌ・ランベール（Antoine Thomas Alfred É 'tienne Lembert）とA・J・ルシュール（Lesieur）が特に有名だ。1836年にはやはりフランスのG・V・ラファルグ（Gabriel Victor Lafargue）が種痘針を用いて皮下にモルヒネを投与している。こうした過渡的な手法が19世紀後半には皮下注射の技術的確立へと発展した。

1844年にはアイルランドの医師フランシス・リンド（Francis Rynd）が中空針を発明して、はっきりと記録された史上初の注射治療を行なったが、これは主に神経痛の緩和を目的としていた。1853年にはフランスの整形外科医シャルル・プラヴァ（Charles Gabriel Pravaz）と、スコットランドの内科医アレグザンダー・ウッド（Alexander Wood）がそれぞれ単独に、皮膚を刺し貫くだけの細さと強さを備えた中空注射針を有する医療用の皮下注射器を発明した。ウッドは蜂の毒針から注射器を思いつき、当初はモルヒネ注射用の道具としてこの発明品に期待をかけたという。彼の妻（レベッカ・マッシー）がモルヒネ注射の自家打ちで中毒になりそれが原因で死亡したという話が伝えられているが、これを否定する異説もある。

19世紀後半に活躍したドイツの医療機器製作者ヘルマン・ルエール（Hermann Wü lfing Luer）は、注射針が注射筒に容易に接続でき、なおかつ気密性がすぐれた“差し込み方式”（いわゆる「ルエールの先細り（テイパー））を発明し、これにより注射針の無菌消毒が容易になった。この時期にはフランスの農芸化学者パスツール（Pasteur）やドイツの細菌学者コッホが病原細菌説を確立し、消毒法の普及によって注射や外科医療の安全性が飛躍的に高まった。

20世紀に入ると、注射はありふれた医療手段として普及し、1946年には英国のガラス製造企業であるチャンス兄弟商会が押し棒などを交換できる完全ガラス製の注射器の量産を開始し、医療界の“注射ブーム”に拍車をかけた。1956年にはニュージーランドの薬剤師・獣医師で発明家のコリン・マードック（Colin Murdoch）がプラスチック製の“使い捨て注射器”を発明。1974年には米国の発明家フィル・ブルックス（Phil Brooks）がはやりプラスチック製の“使い捨て注射器”の発明で国内特許を得た。ちなみにマードック氏は失読症、ブルックス氏は米国における黒人という社く生み出した英国の作曲家で、「近代英国音楽の父」とも呼ばれ、印象派ふうの作風から「イギリスのドビッシー」の異名ももつ。神秘主義に傾倒し、彼の音楽活動だけでなく、多くの詩や随想の執筆にも、その影響が色濃く反映されている。彼の文筆作品で邦訳されたものに『音楽に関聯せる近代主義の哲学』(大田黒元雄訳、第一書房、1926年)がある。なお、本書で引用されている『*Doctors, disease, and health : a critical survey of therapeutics, modern and ancient*』(医者・病気・健康――辛口で語る治療法の今昔)は1938年にロンドンで出版された本だが、本邦未訳である。

〔訳注30〕 注射器の歴史をさかのぼると、古代インドにたどり着く。すなわち古代インドではヒンドゥー教の春祭り(ホーリー祭)で、参加者たちが水を掛け合ってお祝いするときの水鉄砲として、今でいう"注射筒"が使われていた。医療器具として注射器が最初に用いられたのは古代ローマだったと考えられている。紀元1世紀の学者ケルスス(Celsus)が名著『医学論』(*De Medicina*)のなかで病気治療に注射器を用いることについて述べている。紀元九世紀にイラク北部のモースルで生まれ育ち、眼科医として中東各地で活躍して最終的にはエジプトを拠点に据えた医師アンマール・イブン・「アリー・アルマウシリー」(Ammar ibn 'Ali al-Mawsili')は、中空のガラス管を"注射針"として用いる一種の注射器を発明し、これを患者の眼球に差し込んで白内障の白濁部分を吸い出すという治療法を創始した。この治療法は以後数百年間、行なわれたという。

ルネッサンス期以降のヨーロッパに目を移せば、1628年に英国の医師ウィリアム・ハーヴィーが血液循環を発見し、1656年には後に王室建築家として名を上げた英国の(サー)クリストファー・レン(Christopher Wren)が――彼は幼少時から学術への天才を発揮し15歳で外科医学校の解剖学教師、25歳でオックスフォード大学の天文学教授になっていた――まだオックスフォード大学ウォダム学寮(カレッジ)の学生だったときに、動物の膀胱を"薬袋"として用い、それにガチョウの羽根の翮(かく=管状の羽軸)を取り付けた"血管用注射器"をこしらえて、これを使って犬の静脈にワインと阿片を注入するという"血管注射"の実験を初めて成功させた。(クリストファー・レンについては、この翌年に自然哲学者ロバート・ボイルとともに注射筒を用いた実験を行なったという歴史的記述もある。)1650年にはフランスの科学者・哲学者・随想家として名高いブレーズ・パスカル(Blaise Pascal)が、「パスカルの原理」を応用した道具として注射器を発明している。また1710年代にはフランスの内科医ドミニク・アネル(Dominique Anel)が尖端が細い注射筒を発明して、これを用いて傷口を吸引して浄化する処置を行なった。

こうした"原理的な発明と発見"の段階を経て、1660年代にはいるとドイツのキールの医者J・D・マヨール(Johann Daniel Major)とベルリンの医者J・S・エルや粘液状の腰気や粘液便などである。そうした排出物や分泌物で特徴づけられる疾患が「冷湿性」だと見なされたのである。

〔訳注 24〕 女性の膣口から、妊娠中や月経以外の時期に出てくる粘液や組織片を総称して「下り物（おりもの）」といい、「帯下（こしけ）」と呼ばれる。「白帯下（はくたいげ）」はその一種で、粘液や白血球を含み白色または黄色で粘液のような膣からの排出物である。

〔訳注 25〕 酒石（しゅせき）とは、ぶどう酒の醸造の際に、発酵が進みエタノールの量が増大したときに沈殿してくる固形物のことで、その主成分は酒石酸水素カリウムである。本書で言及している「酒石状の凝結物」とは腎臓や尿路系に沈着した砂状や石状の凝結物（つまり腎臓結石や尿結石など）を指す。

〔訳注 26〕「尿閉（ischuria）」とは、尿の貯留や滞留をいう。

〔訳注 27〕 ジャン・ロスタン（Jean Rostand、1894 ～ 1977 年）はフランスの生物学者で、哲学者としても科学啓蒙の文筆家としても名高い。父は劇作家エドモン・ロスタン、母は詩人のロズモンド・ジェラール、兄は小説家で劇作家でもあるモーリス・ロスタン。優生学や死刑制度や核拡散に対する反対論者として活発な論陣を張った。人殺しについての有名な格言――「ひとりを殺せば殺人犯だが、百万人を殺せば戦勝将軍。人類皆殺しを実行すれば神様あつかいってわけだ」――は、1938 年の彼の著作『*Pensées d'un biologiste*』（或る生物学者の思惟、本邦未訳）に書かれていた言葉である。彼には次の邦訳書がある――『生物学の潮流』（丹羽小弥太訳、みすず書房、1953 年）、『生命この驚くべきもの：人間の運命』（寺田和夫訳、白水社、1955 年）、『人の遺伝』（寺田和夫訳、白水社、1955 年）、『人間は改造されるか』（丹羽小弥太訳、大日本雄弁会講談社、1957 年）。

〔訳注 28〕 本書に言及されている「T・ウィルソン・ディーチマン博士（Dr. T. Wilson Deachman）」については、引用元の『生命の水』（アームストロング著）原著にも引用元の記載がないので、その人物像や発言の典拠は詳らかでないが、「トマス・ウィルソン・ディーチマン」（Thomas Wilson Deachman、1868 年生まれ）という人物が 1922 年に『自己生化学（ＡＢＣ）療法――患者と医者が自ら語った入門解説つき』（*Auto Bio Chemic (A.B.C.) Treatment: With Introductory Remarks on the Patient Himself and the Physician Himself*）という 338 頁におよぶ大著をシカゴで自費出版し、1927 年には『健康と繁栄』（*Health and wealth*）という 192 頁の書籍をシカゴの“自己生化学研究所（The Auto-bio-chemic laboratory）”から出版している。『自己生化学（ＡＢＣ）療法』の表紙には、「トマス・ウィルソン・ディーチマン」は哲学博士・医学博士であり、トロント大学オンタリオ薬学カレッジを卒業し、シカゴのハーネマン医科大学で化学実験の助手をしていると記載されている。

〔訳注 29〕 シリル・スコット（Cyril Scott、1879 ～ 1970 年）はロマン派の音楽を数多半身不随をさす言葉だが、現在ではほとんど使われなくなった。

〔訳注22〕「ご婦人のひきつけ」と訳した部分は、原文では「fits of the mother」であるが、これは「mother-fit」とも呼ばれ、「女性のヒステリー」を指す言葉であった。西洋医学では古代ギリシアの昔から、催眠術や精神分析によって「無意識」が発見された十九世紀の後半までの極めて長い期間、ヒステリーは「子宮の変調による発作」だと考えられていた。(ヒステリーの疾病概念の変遷と、その治療のために「子宮を宥めすかす」医療技術——とりわけ治療手技の自動化をめざして開発された「ヴァイブレーター」——の発達史については小社刊『ヴァイブレーターの文化史』を参照)。

〔訳注23〕「冷湿性の疾患」と訳した部分は、原文では「cold and moist diseases」である。現代の、とりわけ西洋医学の近代以降の局面しか見てこなかった我々日本人にはなかなか想像力が及ばぬところであるが、「cold and moist diseases」が指している意味内容は、「cold」という単語が含まれているとはいえ「風邪」のような病気ではない。

本書の引用元である『サーモン教授の英国内科医必携』(1695年)の時代には、まだヒポクラテスやガレノス以来の古代ギリシア医学の学理が揺るぎない地位を保っていた。近代を迎えるまでの西洋医学は「四体液説」を信奉していた。四体液説の発想の源流が古代のエジプト文明やメソポタミア文明から発していると推測されるが、これを理論体系にまとめたのはヒポクラテス(紀元前460年頃～370年頃)で、彼はエンペドクレス(紀元前490年頃～430年頃)が唱えた「四大元素説」——世界は空気・火・土・水の四つの元素で構成されているという学理——に感化され、人間は「血液・粘液・黄胆汁・黒胆汁」の四体液から構成されており、さらに「血液は熱と風」「粘液は冷と水」「黄胆汁は乾と火」「黒胆汁は湿と地」の特性を持ち、体液の異常や不足や過剰で、体液の調和状態が壊れて病気が生じると考えた。彼の理論には、この他にも著書によって「血液・粘液・胆汁・水」とか「胆汁と粘液のみ」というふうに具体的な構成要素の記述に揺らぎがあり、これは彼を師と仰ぐ様々な学派の違いを反映してのものだったらしいが、基本は最初に挙げた四体液だったといえる。そしてそれから五百年ほどのち、ガレノス(紀元129～200年頃)はこの四体液説をより精緻な病理学説にまとめ上げ、体質だけでなく気質(性格)も四体液のうちの支配的な体液を反映した「多血質(楽天的)」「粘液質(鈍重)」「黄胆汁質(短気)」「黒胆汁質(陰鬱)」に分類できると唱えた。

四体液説によれば「冷湿性の疾患」は「粘液」過多によって生じる。四体液説はもともと観念的な思弁ではなく、医者が観察できる“病者の観察可能な徴候”——たとえば糞便・尿・帯下(=女性の“下り物”)・出血・膿・嘔吐・痰などの排出物——の記述から得られた帰納的な知識を整理することで得られた。「粘液」の代表格は鼻水また西洋医学の歴史のなかで、この病気は“憂鬱の病”すなわち「うつ病（メランコリー）」とほぼ同じ病気であると、長らく——本書の引用元である『サーモン教授の英国内科医必携』（1695年）が刊行された当時も——認識されていた。しかし18世紀も後半になると「ヒポコンドリー」を、「女性の子宮の変調が原因で起きると考えられてきた「子宮性病的興奮状態（ヒステリー）」に匹敵する病気とみなす疾病観が台頭し、19世紀の半ばにはフランスの精神科医ポール・ブリケーは、“主に男がかかる”ヒステリーと同様の病気であると唱えた。ヒステリーが「子宮の病的興奮状態」に起因するという疾病観は今ではもはや“むかしの迷信”になっているが、「心気症」という“病気”は、病因論や疾病分類が時代の流れのなかで漂いながら、いまも存在し続けている。

〔訳注19〕「卒中発作」と訳した部分は、原文では「Apoplexies」という（apoplexyの）複数形の単語である。「apoplexy」という英単語は、ギリシア語で、「すっかり」という意味の接頭辞「apo-」が、「打ちのめす」という意味の「plēssō〔プレーッソー〕」が付加して出来た造語で、元来は「すっかり打ちのめされた状態」を意味し、日本での慣習的な訳語「卒中」もこれを原義を忠実に訳出した言葉になっている。「apoplexy」は現在では廃語になっているが、かつては「卒中」のなかでも脳卒中、とりわけ脳内出血、時には脳梗塞による、「卒中」を表す用語として使われていた。

〔訳注20〕「嗜眠」と訳した部分は、原文では「Lythargies」という（lythargyの）複数形の単語で、引用元の『*The Water of Life*』でもこの単語が記されている。嗜眠は本来「lethargy」と綴るべき単語であり、語源的にも「眠くてウトウトしている状態」という意味のギリシア語「レータルギア（ēthargia）」に由来す医学用語である。そういうわけで本書原著および『*The Water of Life*』に登場する「Lythargies」は、「Lethargies」を誤記したものだと判断せざるを得ない。なお「嗜眠」は「過眠症」とも呼ばれており、深い眠りに似た無意識状態が長期にわたって続き、目覚めさせることはできるが、すぐに再び眠ってしまうという病的状態である。比較的症状が軽いものは「傾眠」と呼ばれることもある。

〔訳注21〕「中風病（ちゅうぶやみ）」と訳した部分は、原文では「palsies」という（palsyの）複数形の単語である。「palsy」という英単語は、元々は「麻痺」を意味する古代ギリシアの「パラリシス（paralysis）」という言葉に由来する。「パラリシス」は、「両側」を意味する接頭辞「パラ（para）」が、「溶けるように消え失せた状態」を意味する「リシス（lysis）」に付加して出来た造語「paralysis」だが、「（完全な）麻痺」という意味で現代でも英語圏その他で医学用語として使われている。「palsy」はギリシア語の「paralysis」がフランスに輸入され訛って生まれた言葉で、「部分的な麻痺」や「不完全な麻痺」を指す。

日本語の「中風病」は、「中気病み」とも言い、脳卒中発作の後遺症として現れる解消し」と書かれており、臓器の閉塞状態を解消すると主張されているのだから、「mysentery」を「腸間膜」と訳すのは不適切だと考えざる得ない。この引用文によれば、「mysentery」は、尿の“揮発性の塩類”である炭酸アンモニウムによって、閉塞が治るわけである。この文意から、「mysentery」は「腸の中間部位」と訳すのが最も適切だと判断した。じっさい、訳者の“尿療法”経験でも、尿を内服すれば便秘などがてきめんに解消する。三百年ばかりまえの『サーモン教授の英国内科医必携』を著した医学教授ウィリアム・サーモンは、そうした尿の“薬効”に言及したのだと推測できる。

〔訳注16〕「悪疫質」と訳した部分は、原文では「Caclexia」という単語で、引用元の『The Water of Life』でもこの単語が記されている。悪疫質は本来「cachexia」と綴るべき単語であり、語源的にも「悪い、誤まった」という意味のギリシア語「カコス(kakos)」に由来する接頭辞「cac-」が、「状態」を意味するギリシア語「ヘグジス(hexis)」に付加して出来た合成語である。そういうわけで本書原著および『The Water of Life』に登場する「Caclexia」は誤記だと判断せざるを得ない。

なお、現代では「悪疫質」は、悪性腫瘍や白血病の併発症として論じられる場合が多い。これは悪性腫瘍の末期の、炭水化物やタンパク質の代謝変化などを原因とする悪液質で、特に「癌悪液質」と呼ばれる。このほかにも下垂体の広範な破壊に起因し、体重減少・低タンパク血症・脱毛・粘液水腫・臓器の萎縮などの病的徴候がみられる「下垂体性悪液質」などがある。

だが本来、「悪疫質」という病名は、こうした特定疾患に限定されるわけではなく、結核や梅毒などの慢性疾患で併発する、異常な衰弱や疲労・激やせなどの症状も指すものとして、使われてきた。

〔訳注17〕「リウマチ」と訳した部分は、原文では「Rheymatism」という単語で、引用元の『The Water of Life』でもこの単語が記されている。現代では「rheymatism」とよく似た「rheumatism」という英単語が「リウマチ」を指す。しかし冒頭から四番目の綴り字が「y」である「rheymatism」は、現在は用いない。

〔訳注18〕「心気症などの諸々の疾患」と訳した部分は、原文では「Hypochondriac diseases」である。日本では「心気症」とも呼ばれる「ヒポコンドリー(hypochondriasis)」は、「病気でないのに、“自分は何か深刻な病気にかかっているのではないか”と絶えず思い悩む心の病」を指す。古代ギリシャの医者ヒポクラテスは、この病を「ヒポコンドリウム(hypochondrium)」と呼んでいた。ギリシア語の、「下方」を意味する接頭辞「ヒポ(hypo-)」が、「肋骨」すなわち脇腹を意味する「コンドロス(khondros)」に付加して作られた合成語である。古代ギリシアの医者ガレノス以来、この病気は“脇腹の下”から生じると長らく信じられてきた。そして

——つまり「尿は熱性と乾性を帯びた液体である」というような説明——だったとすれば、20世紀の前半に活躍したジョン・アームストロング氏にはその意味が掴みきれなかった可能性もある。翻訳者の私（佐藤）も、サーモン教授がどういう意図で尿を「dry」と言ったのか——四体液説にもとづく「乾性」を指すのか、それとも「きれいに乾く」という物理的特性を記述したのか——判然としないので、ここでは敢えて四体液説に踏み込まず、「きれいに乾き」という翻訳表現にとどめた。

〔訳注14〕「揮発性の塩類」の原文は「volatile salts」であるが、これは炭酸アンモニウムの古名である。炭酸アンモニウムは、かつては、髪の毛・シカの角・分解腐敗した尿などの窒素をふくむ有機物を加熱して抽出していた。現在では、塩化アンモニウムか硫酸アンモニウムと、石灰（炭酸カルシウム）を、鉄製の容器にいれて赤熱し、発生したガスを鉛製の受け皿でうけて、濃縮して作り出している。

〔訳注15〕「腸の中間部位」と訳した部分は、原文は「Mysentery」という単語で、引用元の『*The Water of Life*』でもこの単語が記されている。本書の当該箇所でこのように訳した理由をここに述べる。

現代では「mysentery」とよく似た「mesentery」という英単語が「腸間膜」を指す。しかし冒頭から二番目の綴り字が「y」である「mysentery」は、現在は用いない古語である。現代語の「mesentery」は「腸間膜」を指しているけれど、この単語は語源的には「中間」を意味するギリシア語「メソス（mesos）」に由来する接頭辞「mes-」が、「腸」を意味するギリシア語「エンテロン（enteron）」に付加して出来た造語で、ことばの本来の意味は「中腸」であった。しかし現代では「中腸」という解剖学用語は、胚からの個体発生の途上で生じる原始的な器官を意味するにとどまり、「mesentery」は腸の中間部分をおおい包んで保護する「腸間膜」という語義に特化している。

杉田玄白らが著し近代医学書としても本格的な翻訳学術書としても日本初の出版物となった『解体新書』（1774年）は、オランダの医学書『ターヘル・アナトミア（解剖学図表）』が主要なネタ本であったが、『ターヘル・アナトミア』自体も、ドイツの解剖学者ヨハン・アダム・クルムスの『*Anatomische Tabellen*（解剖学図表）』（1722年）からオランダ語に訳された書物であった。つまり日本の『解体新書』は、クルムス著のドイツ文献からオランダ語に訳され、それがさらに日本語に訳されたわけである。

本書が引用している『サーモン教授の英国内科医必携』（1695年）は、クルムス著の解剖学図表をよりも、さらに一世代まえに刊行されている。だからこの時代の「mysentery」という解剖学用語が指す内容が、現代の「腸間膜」とは限らぬことは、容易に推測できる。

本書の引用箇所では「腎臓や“mysentery”や子宮の（中略）あらゆる閉塞状態を

からの呼びかけに“つん”とすまして無反応なままの坊主」などという社会観察的な俗説もあるが、真相は詳らかでない。しかし聴覚の失調をあらわす言葉としての「つんぼ」の使用は古くからあった。

18世紀末の英国の百科便利帳に登場した「deafness」という言葉には、訳語として「聾」「つんぼ」「みみしい」などが相応しい。ただし、ここで言及された「deafness」は尿療法で治療できると説明されているのだから、「癡疾」ではなく回復可能な耳の聴覚機能失調だということになる。以上の理由から、ここでは「聾」という漢字に今では（社会的な事情で）事実上の“古語”になりつつある「つんぼ」という和語の読みを宛てた。

〔訳注12〕 原著で言及されている『*Salmon's English Physician*』（サーモン教授の英国内科医必携――あるいは薬剤師の調薬要領全公開）は、正式には次のように長い名前の書籍だ――『*Seplasium: The Compleat English Physician: Or, The Druggist's Shop Opened. Explicating All the Particulars of which Medicines at this Day are Composed and Made Shewing Their Various Names and Natures, Their Several Preparations, Virtues, Uses, and Doses, as They are Applicable to the Whole Art of Physick, and Containing Above 600 Chymical Processes. A Work of exceeding Use to all sorts of Men, of what Quality or Profession forever. The like not hitherto extant.*』

（セプラシウム――完全なる英国内科医／あるいは、薬剤師の調薬要領全公開――今日の各種医薬の成分および材料のすべてを詳述／読めばわかる／これら医薬の名称と性質、個々の調製法・効能・用法・用量を、医術のあらゆる領域で用いられている要領のままに詳述し、さらに六百種類以上の化学の実験手順を紹介／地位教養や職業を問わず万人に重宝する集大成／未曾有の名著）

著者のウィリアム・サーモン（William Salmon、1644～1713年）はロンドン在住の医学教授で、出版社（版元）はマチュー・ジリフラワーとジョージ・ソーブリッジ（Matthew Gilliflower, George Sawbridge）。1207頁の大著である。

〔訳注13〕「尿は温かく、きれいに乾き」と訳した部分は、本書の英語版原書では「urine is hot, dry,」であるが、その引用元のアームストロング著『生命の水』の原著（*Water of Life*, J.W.Armstrong）では「urine is hot, dry (?),」と、「dry」の直後に丸カッコつきで疑問符が打たれている。そもそもこの部分の記述は『サーモン教授の英国内科医必携』（1695年）からの引用である。サーモン教授が健在だった時代には、西洋社会では古代ギリシア以外の「四体液説」による病理学の観念が支配的であった。四体液説では、人体が四種類の体液で構成されていると考え、それぞれの体液に「温熱・寒冷・湿・乾」の四つの性質を割り当てていた。尿が「dry」であるというサーモン教授の記述に、アームストロング氏がどういう理由で疑問符を付けたのかは詳（つまび）らかでないが、原義が「urine is hot, dry」という記述が四体液説による尿の記述

生活全般の実用知識だけでなく、英国で観察できる渡り鳥の生態などについての文章も盛り込まれていた。

なお訳語で用いた「千端万緒（せんたんばんちょ）」は「千緒万端（せんちょばんたん）」とも言い、「たくさんの事柄、種々雑多な事柄」を意味する熟語である。原著の表題の「A thousand ～」は厳密に「一千個」を指すわけでなく、きわめて多数であることを表現する喩えである。実際、原著に記された「notable things（注目すべき事物）」は千項目には満たない九百数十項目であるが、これらの項目のサブカテゴリーや、付録のようなページに盛られた実用知識や、ウスター卿による渡り鳥の観察記まで含めると、項目の数は軽々と千を超えてしまうのである。ちなみに、邦訳版『生命の水——奇跡の尿療法』（論創社）では、この本を名称が『注目に価いするもの一千点』（同書８頁）と訳されていた。

なお本書の引用箇所の訳文は、原著から訳し直した。

〔訳注 11〕 ここで「聾（つんぼ）」と訳した言葉は、原文では「deafness」つまり「耳が聞こえない状態」である。この状態は、現在の日本では「聾（ろう）」とか「聴覚障害」と呼ばれているが、最近までは「つんぼ」とも呼ばれてきた。18 世紀末の英国で出版された『注目すべき千端万緒』に載っている「deafness」という言葉に「聴覚障害」という現代語を宛てるのは相応（ふさわ）しくない。

現代の日本社会では「つんぼ」は「差別語」と見なされて、少なくとも公的な場所では使われていない。「聾学校」その他の用語として、公的に用いられてきた「聾」という言葉も、最近では「差別的」だという声に押されて、「聴覚障害」という比較的「差し障（さわ）りのない」表現に置き換えられつつある。

「聾」という漢字は、日本では音読みで「ろう」と読むが、訓読みでは「つんぼ」と意読されてきた。この漢字は、「耳」に、音符として「龍（ロウ）」が添えられた形声文字であるとともに会意文字で、音符の「龍」は「竜のように太くてよく見えない→ぼんやりと曖昧な状態」を示しており、これと同系の漢字として「朦朧（もうろう）」の「朧（ろう）」がある。つまり「聾」とは「聴覚失調により“ぼんやりとしか聞こえない”状態」ということになる。ちなみに聴覚障害をあらわす言葉として、かつては「つんぼ」とならんで「みみしい（耳癈）」という言葉も使われていたが、「癈」は「癈疾（はいしつ）」や「癈兵（はいへい）」のように字音は「ハイ」であり、「みみしい」という和語に強引に宛てられた漢字である。そして「癈」は、「身体機能が回復しない状態、失われてしまった状態」を示している。

かつては公用語としても使われていたし、現在でも俗語として生き続けている「つんぼ」という和語は、語源が不詳である。語源の説明として、「耳がつまったせいで聴覚失調になった」という病因論的な俗説もあるし、「耳が聞こえないので、他人

〔訳注６〕『*Drugs and Magic*』(George C. Andrews, Panther〔London, UK〕, 1975)、本邦未訳。

〔訳注７〕 イェッレ・ヴェーマン（Jelle Veeman、1922 ～ 2007 年）は、オランダで 50 年以上も“魂の癒し（psychic healing)”を行なってきた治療家で、かの国の代表的な自然療法家であった。彼は、人体が発するいわゆる“霊的エネルギー放射”であるオーラの乱れが各種の疾病を起こすという認識にもとづき、オーラの復調によって健康を回復させる医療技術である「オーラ療法（Auralogie)」を開発した。この治療法の手段として、錬金術にもとづく調剤や各種の自然療法（色彩光線療法、金属療法など）を活用し、多くの患者を治療してきた。彼の死後、「オーラ療法」の研究開発と治療師の訓練を目的とする「イェッレ・ヴェーマン財団」(http://www.jelleveemanstichting.nl) が創立された。

〔訳注８〕 原著は『*Like Water for Chocolate*』(Laura Esquivel 著, Anchor Books Doubleday, New York, 1992 年)、邦訳書が『赤い薔薇ソースの伝説』(ラウラ エスキヴェル著、世界文化社、1993 年)。なお本書の引用箇所の訳文は、原著から訳し直した。

〔訳注９〕 ヨハン・ハインリッヒ・ツェドラー（Johann Heinrich Zedler、1706 ～ 51 年）は、十八世紀ドイツの書籍発行および販売人で、扱った記述対象にしても巻数の規模にしてもこの世紀に生み出されたドイツ最大の百科事典である『*Grosses Universal-Lexicon*』(大百科事典）の生みの親として知られる。この事典は「ツェドラー・レキシコン」の通称で親しまれてきたが、1732 年から 50 年までに全 64 巻が刊行され、この時代までの王侯貴族、有名な聖職者や学者・芸術家・政治家・軍人その他のあらゆる分野で活躍した人たちの伝記だけでなく、おびただしい数の自然と人工の事物についての詳しい解説が詰めこまれた啓蒙的な出版物である。彼の出版社は学問と書籍の都ライプツィヒにあったが、この野心的な百科事典によって自社の本が売れなくなると恐れた他の出版社が次々とツェドラーを訴えたため、彼は裁判沙汰に苦しめられながら出版史の金字塔を築いていくこととなった。フランスで百科全書の刊行が始まったのが『ツェドラー・レキシコン』が世に出て 19 年後のことだったという事実からも、この事典の先進性を知ることができる。

〔訳注 10〕 この書物の正式な表題は下記のとおり——『*A thousand notable things on various subjects: disclosed from the secrets of nature and art, practicable, profitable, and of great advantage*』(Thomas Lupton , Edward Somerset Worcester, George Edwards 共　著 , Walker, Edwards, and Reynolds 刊)。この長い書名は、日本語に直訳すると『さまざまな話題についての注目すべき千端万緒——実用的で有益でとても便利な天然自然と人為の成果の秘密を大公開』といった具合で、要するにこの書物は、220 頁あまりの一巻本のなかに、項目にしておよそ千件の実用知識が盛り込まれた、生活実用百科である。

する課税”であった。課税といっても、放尿する者から金をとったわけではない。要するに、公衆便所に貯め込まれた尿を、洗剤として用いている羊毛加工業者などに有料で売りつけたわけだ。さらにまた、ローマ帝国は巨大な下水システムを有しており、貧しい住民は自宅で尿瓶に放尿して、尿瓶の尿を下水システムの汚水貯めに捨てていたのだが、汚水貯めのオシッコに課税して、従来はこの汚水をただで汲み取って使っていた“オシッコ商人”たちから税金をとった。歴史家スエトニウスによれば、皇帝の息子ティトゥスが、尿にまで課税するエゲツない政策について、父を咎めたことがあった。すると父は一枚の金貨を手にして「これが臭うか？」と訊ねた。息子が「いいえ」と答えると父はこう言ったという――「だが元手はオシッコであるぞ」。……ここから「カネは臭わぬぞ（Pecunia non olet)」という諺が生まれ、また一方で皇帝の名は「公衆便所」を指す普通名詞となり、フランス語（vespasiennes〔ヴェスパジエンヌ〕)、イタリア語（vespasiani〔ヴェスパジアーニ〕)、ルーマニア語（vespasiene〔ヴェスパジェーネ〕）などとして歴史に残ることとなった。

〔訳注３〕 ティルブルフ（Tilburg）は、オランダの北ブラバント州にある基礎自治体（ヘメーンテ）で、現在は20万人とオランダで六番目に多くの人口を擁する都市だ。14世紀以降、この地域は牧羊が盛んな荘園となったが、やがて貧しい農夫が自分の羊を用いて自宅で紡績を開始し、17世紀から第二次世界大戦後の1960年代までは「オランダの羊毛の首都」と呼ばれるほど紡績業が栄えた。日本の南足柄市（神奈川県）と姉妹都市の提携をしている。

〔訳注４〕 羊毛は、人の髪の毛とおなじく、外側は水をはじき、内側は水となじみやすい構造をしたタンパク質の繊維であり、繊維の表面はウロコ状になっている。このウロコ同士を引っかけ合わせると、繊維はよく絡みあって稠密(ちゅうみつ)になる。羊毛でつくった毛織物の場合は、こうして繊維のウロコ同士を引っかけ合わせると、しっかりとまとまった繊維の塊になるが、毛織物に生じるこの変化を「縮絨(しゅくじゅう)」という。熱・水分・圧力・摩擦などの物理的・化学的作用で、毛織物に縮絨を施すと、フェルトやメルトン、フラノ、ラシャなどの織物を作ることができる。具体的には、毛織物にせっけん水のようなアルカリ溶液を含ませて、羊毛繊維の表面の（水をはじく性質の）角質に、水を強制的に含ませて膨潤させ、ウロコを立ち上げて引っかけやすくする。こうして縮絨を促したのちに、圧力や摩擦を加えて毛織物を収縮させて仕上げる。

〔訳注５〕 原題は『*Plants of the Gods; Their Sacred Healing and Hallucinogenic Powers*』（Richard Evans Schultes, Albert Hofmann, Christian Ratsch 共　著、Healing Arts Press, Rochester (Vermont)、1992年）。邦訳書は『図説快楽植物大全』（リチャード・エヴァンズ・シュルテス，アルベルト・ホフマン，クリスティアン・レッチュ共著、東洋書林、2007年）。なお本書の引用箇所は原著から訳し直した。

釈するわけだが、病人の糞便・尿・膿・痰・血液・組織片などを材料に用いる場合もある。こうした病者由来の材料から作った「療治剤」を特に「病来剤（nosode)」という。これは「病」を意味するギリシア語の「ノソス（nosos)」から名付けられたホメオパティー用語だ。

1833年代にやはりドイツの、ライプツィヒ大学の獣医学者ヨハン・ルクス（Johann Josef Wilhelm Lux、1773～1849年）が、炭疽にかかった家畜を治すには、炭疽にかかった家畜から採った血液をホメオパティーのように希釈して用いれば有効である、というような伝統的な農民の知識を発展させて、「同じ毒によって、同じ病を治す」という治療原理を提唱し、これをホメオパティーにならって「同症療法」(Isopathie）と名付けた。「イソ～（iso-)」は「同じ、等しい」という意味のギリシア語「イソス（isos)」に由来する接頭辞だ。「同症療法」は元々ドイツで生まれたから、用語もドイツ語から始まったわけだが、「アイソパティー（isopathy)」と英訳されている。「同症療法」ではもっぱら「病来剤」を用いる。

なお、日本ではもっぱら英語由来の「ホメオパシー」「レメディー」「アイソパシー」などのカタカナ用語が使われており、日本語としての定訳はない。この訳注で用いた「類症療法」「療治剤」「病来剤」「同症療法」という用語は、本書の翻訳者が、それぞれの用語の概念を明確に表すために本書のなかだけで便宜的に用いたものであることを付記しておく。

第2章——

〔訳注1〕「大プリニウス」ことガイウス・プリニウス・セクンドゥス（Gaius Plinius Secundus、紀元22〔あるいは23〕～79年）は古代ローマの博物学者であり、政治家・軍人でもあった。彼の家系には甥のガイウス・プリニウス・カエキリウス・セクンドゥス（61～112年）がおり、こちらも文人として歴史に名を残している。だから、前者は「大プリニウス」、後者は「小プリニウス」の通称で呼ばれている。大プリニウスは、ローマ帝国の海外領土の総督を歴任するかたわら37巻におよぶ大冊『博物誌』を著した。彼はヴェスヴィオ火山が大噴火したときに、それを調べるために現地に向かい、噴煙で窒息して死んだと伝えられる。彼は弁論術や言語学や戦史および歴史書など102冊の学術的記録を著したと伝えられているが、現存しているのは『博物誌』のみである。

〔訳注2〕ティトゥス・フラウィウス・ウェスパシアヌス（Titus Flavius Vespasianus、紀元9年～79年）は紀元69～79年に在位したローマ帝国の皇帝である。彼が帝位に就いた当時、帝国内で内戦が起きていた。これにより疲弊した財政を建て直すために、彼は様々な政策を打ち出したが、そのなかのひとつが“公衆便所のオシッコに対

そして19世紀末までの医薬は、主に天然物質を丸ごと用いるという「自然医薬」すなわち「生薬」であった。ちなみに「生薬」とは天然の動植物や鉱物を丸ごと用いる。精製して純粋な化学物質にしたものは通常「生薬」とは言わない。

「ナチュラル・メディシン」は、医療思想の側面からいえば「患者の生来的（ナチュラル）な自己治癒力を促す」医療であり、用いる医薬物に注目するなら「生薬」をつかう医療である。とりわけ尿療法の場合は、内服薬としても外用薬としてもオシッコを丸ごと「生薬」として用いるわけで、それゆえ尿療法は「生薬を用いる自然医療（ナチュラル・メディシン）」なのである。

〔訳注５〕 たとえば血が赤いのは赤血球に鉄分が含まれているからだが、老朽化して壊れた赤血球に含まれる鉄分は、肝臓で「ビリルビン」という黄色色素に作り変えられ、胆汁色素として胆汁に混ぜられる。大便が黄褐色なのはビリルビンのおかげである。また、血液中の余分なコレステロールも肝臓内で胆汁酸に作り変えられて、胆汁の主要成分として胆嚢に貯め込まれ、最終的に腸内に排出される。

〔訳注６〕「類症療法」（ホメオパティー）は、ドイツ人医師ザムエル・ハーネマン（Christian Friedrich Samuel Hahnemann、1755 ～ 1873年）が考案して1807年に提唱した、特別に調製した生薬を用いる治療法である。つまり、健康人に与えると病人が呈するのとよく似た症状が現れるような一種の“毒物”を、蒸留水やアルコールで溶いてきわめて薄い濃度の“水ぐすり”――この水ぐすりをホメオパティー医師は「療治剤（レメディー）」（remedy）と呼ぶ――に加工し、この「療治剤」を病人に投与して、病人の自然治癒力を刺激することによって病を治すという医術である。

（なお日本ではこれまで、この治療法を「ホメオパシー」と音訳し、「同種療法」と翻訳されることが多かった。だが「～ thy」を「～シー」と音訳するのは不正確であり、むしろこの英語の発音は「～ティー」に近いし、この言葉が生まれたドイツではこの治療法「Homoeopathie」は文字どおり「ホメオパティー」と発音する。だから本書では英語「homeopathy」も「ホメオパティー」と音訳した。また、この言葉の冒頭の「homeo-（ホメオ～）」は「同類・類似」を、そして「-pathy（～パティー）」は「苦痛・病気・症状」をそれぞれ意味するギリシア語由来の接頭辞であり、実際、ホメオパティーは、ハーネマン医師が唱えた「類似（の毒）によって、類似（の病）を治す」という「似たもの同士の原理」（law of similars）に基づいて、「健康人には病人と類似した症状をもたらすような“毒物”を、きわめて薄く希釈して、病人に投与する」治療法であるから、ここで言う「ホメオ～」とは「類似した症状（を生むくすり）」を指すわけである。だからこの原義をより忠実に表現するために、あえて「同種療法」でなく「類症療法」と翻訳した。）

ホメオパティーでは「療治剤（レメディー）」の材料として、動物や植物や鉱物に由来する物質のほかにや化合物（ヒ素酸化物や食塩など）などを用いて、それを特定のやりかたで希

はじめに――

〔訳注1〕ここに言及されているオランダの新聞記事のネタ元は、下記の『ニューサイエンティスト』記事だった―― "A Glass of Urine a Day keeps the Stress Away" by Gail Vines, *New Scientist*, No. 1810, 29 February 1992, p.14

なお、この科学雑誌の報道は、下記の論文を踏まえたものだった――"Melatonin Supplementation from Early Morning Auto-Urine Drinking", by M. H. Mills and T. A. Faunce, *Medical Hypotheses* (1991) 36, pp 195-199

第1章――

〔訳注1〕 原題は『*WATER OF LIFE*』(J. W. Armstrong 著)。邦訳書は『生命の水――奇跡の尿療法』(J・W・アームストロング著、寺田鴻訳、論創社、1994年)。

〔訳注2〕 原題は『*Miracles of Urine Therapy*』(Beatrice Bartnett と Margie Adelman の共著、Water of Life Institute、1987年)、本邦未訳。

〔訳注3〕 原題は『*Ein ganz besonderer Saft-Urin*』(Carmen Thomas 著、vgs verlagsgesellschaft, Koln (Germany)、1993年)、本邦未訳。

〔訳注4〕「尿療法は、生薬を用いる自然医療（ナチュラル・メディシン）です。」という一文の原文はつぎのとおり――「Urine therapy is a natural medicine.」

「ナチュラル・メディシン（natural medicine)」は、「自然治癒力（*Vis Medicatrix Naturae*）を重視した代替医療体系の、特に医療思想（癒しの考え方）をいい表す言葉である。この言葉は「ナチュロパティー（naturopathy)」や「ナチュロパティック・メディシン（naturopathic medicine)」の同義語として用いられることが多いが、実際にはそうした呼び名の医療だけでなく、「補完医療（complementary medicine)」や「代替医療（alternative medicine)」の大部分も「ナチュラル・メディシン」なのである。「ナチュラル・メディシン」は、患者に現れた「病気」そのもの（病変や症候）をじかに攻撃して消し去るという治療戦略ではなく、患者の心身に本来そなわっている自己治癒のはたらきを刺激して促すという治療戦略を主眼にしている。患者の「生命力（vital force)」を最も重視する医療なので「生命力（vitalistic）医療」と呼ばれることもある。

ところで「メディシン（medicine)」という英単語には「医療・医学（特に内科治療)」という意味だけでなく「医薬（特に内服薬)」とか、「アメリカ先住民（インディアン）が用いていた呪術（まじない）」という意味がある。これは「メディシン」の語源が、ラテン語の動詞「癒す（medeor)」から派生した「癒すもの（medicus)」に由来しているからだ。「癒すもの」とは、「医者（内科医)」を指す言葉でもあり、「医薬」を指す言葉でもあった。

などのカフェイン飲料だけでなく、覚醒剤や幻覚剤や麻薬などのいわゆる「違法・脱法ドラッグ」も指す。

序文——

〔訳注〕「アマローリー」（ローマ字表記 Amaroli）は、本来はオシッコを意味する梵語（サンスクリット）の単語で、「不死・不滅」を意味する「アマラ（amara）」と、「水、お湿（しめ）り」を意味する「オーラ（ola）」の結合から成る合成語だ。原義は「不老不死が得られる“お湿り”」という意味で、まずは「オシッコ（尿）」を指し、そこからオシッコの薬用すなわち「尿療法」を指すようになったと考えられる。

なお、本書では「尿」という余所余所（よそよそ）しい言葉よりも、むしろ「オシッコ」という表現を使うことにする。「尿（にょう）」は所詮、漢語である。これに対して「おしっこ」は愛着や礼節がこもった日本独特の和語である。「おしっこ」という和語の語源的由来は、美化の接頭辞「御（お）」と、小便を表わす江戸時代の女性ことば「しし、しいしい」の略語「し」と、「かけっこ」や「にらめっこ」のように“行為”を名詞化する「〜っこ」が合わさって出来たものだと憶測されている。つまり「しいしい」することが「しっこ」であり、それに「お（御）」がついて上品な表現になったらしい。ちなみに「しいしい」は漢字で「尿尿」と表記し、その元になった「しい（尿）」という単語は、「しと（尿）」という古語に由来する。西暦1010年頃に完成したとされている『紫式部日記』には、寛弘五年（1008年）冬の日記として、藤原道長の長女・彰子が第二皇子・敦成親王（後一条天皇）を出産してほどなく、道長がこの初孫を抱いて大喜びする様子が描かれている。——ある時、道長が初孫を抱いているとオシッコを漏らした。道長はオシッコで濡れた直衣（のうし）（公卿（くぎょう）の日常服）を脱いで、御几帳の後ろで火にあぶってそれを乾かしながら、こんな冗談を言ったという——「あはれ、この宮の御しとに濡るるは、うれしきわざかな。この濡れたるあぶるこそ、思ふやうなる心地すれ」（若宮のオシッコで濡れてしまったが、嬉しいことだよ。こうして濡れた着物をあぶっていると、願いが叶ったことを実感するよ）。今から千年前にオシッコを指す言葉として宮中で使われていた「御しと」であるが、この語の由来をさらにたずねると、「お湿り」に行き着く。雨に打たれて「しとどに濡れる」とか、雨が「しとしと降る」という表現と同系であろう。

なお、「しい」「しと」などの和語に「尿」という漢字が当てられているが、「尿」は「尸（しり）」と「水」が合わさった会意文字で、「尻から出る水」という意味。よくいえば解剖学的だが、いかにも即物的な表現だ。

以上のような理由で本書では「おしっこ」という和語を用い、かな漢字まじりの本文中で読みやすいよう、片仮名で「オシッコ」と表記する。

【訳註】

本書をお読みになるまえに――

〔訳注１〕「逆症療法（allopathy）」は、「類症療法（homeopathy）」を提唱した十九世紀ドイツの医師ザムエル・ハーネマンが、類症療法の対抗概念として生み出した、従来の主流医学に対する呼び名である。近代西洋の医学は、医者が観察しうる「病理的徴候」を、健全な人に対して行なえば傷害を与えるような、きわめて強力な医薬品や外科手術などの侵襲的手段をもちいて、むりやりに“逆転”させるという医学であった。つまり極端な場合は、たとえ患者が死んでも、症状さえ消えれば「治った」と考えるような医学だった。ハーネマン医師はこうした姑息で倒錯した治療概念を批判し、患者の自然治癒力を増進することこそ治療の正道であると考えて、現代の「予防接種」に通じるような「ごくごく微量の毒素による人体への刺激」によって患者の治療を行なった。つまり健康な人に与えると、病人が呈する症状によく似た「かりそめの症状」を生み出すような物質を、大量の水で溶いてきわめて少量だけ病人に投与して、病人自身の生体防御のはたらきを刺激して活性化することで、本来の病気を根本から治すというのが「類症療法（ホメオパティー）」なのである。現代でもたいていの治療薬は、医者が観察しうる「病理的徴候」をむりやり抑えるのが目的だから、「逆症療法」だといえる。

近代西洋医学では、治療者が、とりあえず目前に提示された症状に注目して、もっぱらそれを抑えるために行なう治療を「対症療法（symptomatic treatment ）」と呼んできた。対症療法は、病気を原因から根本的に断つことが困難な場合や、急を要する場合に、行なわれている。たとえば激しい胃痛を訴える患者に対して、通常の鎮痛薬とか、癌性疼痛などへの使用が許されているモルヒネのような麻薬を処方したり、さらに一歩進んで、痛みを脳に伝える神経を薬物で遮断したり外科手術で切断するなどの「治療」は、典型的な対症療法である。対症療法は疾患を根治する方法ではないので「姑息な〔つまり一時的な間に合わせでその場の危機から逃れるだけの〕治療法」にすぎない。

この「対症療法」という用語は、「逆症療法」と混同されて用いられることが多い。だが後者はホメオパティー（類症療法）の対立概念としての歴史と理論的な背景をもった言葉であるということを理解する必要がある。

〔訳注２〕「気晴らしぐすり（recreational drug）」とは、気晴らし・憂さ晴らし・休養・娯楽を目的として用いられる薬理作用物質のことで、酒・たばこ・茶やコーヒー

【48】Allmann, p. 121, →巻末文献リストを参照

【49】H.H. Thompson, `*H-11 for Cancer*', British Medical Journal, July 31, 1943, p. 149; G.J.W.Ollerenshaw, `*Observations on Dosage of H-11 Extract*', Medical World, London, vol. 64, March 1, 1946, pp. 72-76.

【50】Momoe Soda, `*Treatment of Gastric Cancer with HUD, an Antigenic Substance Obtained from Patient's Urine*', Tokyo 1968.

【51】E. Kimball et al., `*Interleukin-1 Activity in Normal Human Urine*', 但し情報元とデータは不 詳; Z. Liao et al., ‘*Identification of a Specific Interleukin-1 Inhibitor in the Urine of Febrile patients*', Journal of Experimental Medicine, Rockefeller University Press, vol. 159, January, 1984, pp. 126-136.

【52】Allmann, p. 122, →巻末文献リストを参照

【53】Bartnett, p. 9; Allmann, p. 123, →巻末文献リストを参照

【54】T. Tomasi et al., `*Characteristics of an Immune System Common to Certain External Secretions*', Journal of Experimental Medicine, vol. 121, no.1, January, 1965, pp. 101-122; C.H. Duncan, ‘*Autotherapy*', New York Medical Journal, December 21, 1912, pp. 1278-1283.

【55】W. Darley et al., `*Studies on Urinary Proteose; Skin Reactions and Therapeutic Applications in Hay Fever*', Annals of Internal Medicine, vol. 6, no. 3, 1932, pp. 389-399.

【56】Albert Szent-Gyorgi et al., `*Preparation of Retine from Human Urine*', Science Magazine 1963.

【57】G. Decaux et al., `*5-Year Treatment of the Chronic Syndrome of Inappropriate Secretion of ADH with Oral Urea*', Department of Internal Medicine, Erasmus University Hospital, Belgium 1993.

【58】K.B. Bjornesjo, '*Tuberculostatic Factor in Normal Human Urine*', American Review of Tuberculosis, vol. 73, no. 6, June, 1956, p. 967; S. Tsuji et al., `*Isolation from Human Urine of a Polypeptide Having Marked Tuberculostatic Activity*', American Review of Respiratory Diseases, vol. 91, no. 6, June, 1965, pp. 832-838.

【59】Davies Owens, `*Youthful Uric Acid*', Omni, October, 1982; K.B. Bjornesjo, `*On the Effect of Human Urine on Tubercle Bacilli: II The Tuberculostatic Effect of Various Urine Constituents*', Acta Scandinavica, vol. 25, no. 5, 1951, pp. 447-455.

【60】P.M. Mannuci & A. D'Angelo, Urokinase, Basic and Clinical Aspects, 1982.

【35】Herz/Abele, p. 26, →巻末文献リストを参照
【36】例えば次の文献を参照。Richard Gerber, M.D., Vibrational Medicine, Bear & Company, Santa Fe NM 1988.
【37】Herz/Abele, p. 27, →巻末文献リストを参照
【38】Dr. Schaller 著 *Amaroli*, の尿療法と錬金術の関わりを論じた章がとりわけ参考になる。→巻末文献リストを参照
【39】Gabriel Cousens, M.D., Spiritual Nutrition and the Rainbow Diet, Cassandra Press, San Rafael CA 1986, p. 22; Friedman, H.L., Krishman, C.V. and Jolicoeur, C., `*Ionic Interactions in Water*', Ann. N.Y. Academic of Science 1972, 204: pp. 77-99; Clegg, James, `*Metabolism and the Intracellular Environment: The Vicinal Water Network Model*', in Cell Associated Water, (Drost-Hansen, W. and James Clegg; eds.) New York: Academic Press, 1979, pp. 363-413.
【40】Cousens, →前掲の文献 39 を参照 , p. 89-96; Lipton, Bruce, `*Liquid Crystal Consciousness, The Cellular Basis of Life*', presented at First International Crystal Conference, San Francisco CA 1986.
【41】Cousens, →前掲の文献 39 を参照 , p. 23; Mikesell, N.,`*Cellular Rgeneration*', Psychic Research Newsletter, San Jose 1985, pp. 1-10.
【42】Lipton, Bruce, →前掲の文献 40 を参照
【43】A.M. Lerner et al., `*Neutralizing Antibody to Polioviruses in Normal Human Urine*', Journal of Clinical Investigation, vol. 41, no. 4, April 1962, pp. 805-815; L.A. Hanson et al., `*Characterization of Antibodies in Human Urine*', Journal of Clinical Investigation, vol. 44, no. 5, 1965, pp. 703-715; J. Plesch, `*Urine therapy*', Medical Press (London), vol. 218, August 6, 1947, pp. 128-133.
【44】G.J.W. Ollerenshaw, `*Observations on Dosage of H-11 Extract*', Medical World, London, vol. 64, March 1, 1946, pp. 72-76; S.R. Burzynski et al., '*Antineoplaston A in Cancer Therapy*', Physiology, Chemistry & Physics, vol. 9, 1977, p. 485; Staff Reporter, '*Antineoplastons: New Antitumor Agents Stil High Expectations*', Oncology News, vol. 16, no. 4, July-August 1990, p. 1.
【45】Bartnett, p. 8; Allmann, p. 121, →巻末文献リストを参照
【46】S. Kent, '*DHEA: Miracle Drug?*', Geriatrics, vol. 37, no. 9, 1982, pp. 157-16 1; J.S. James, '*DHEA: Mystery AIDS Treatment*', Aids Treatment News, Issue 48, January 1, 1988, pp. 1-6.
【47】D.J. Sandweiss et al., `*The Effect of Urine Extracts on Peptic Ulcers*', American Journal of Digestive Diseases, vol. 8, no. 10, October, 1941, pp. 371-382.

Traditional with Peruvian Indians, Explained and Justified', Revista Medica de Vera Cruz (Mexico), vol. 20, no. 4, April 1, 1940, pp. 3067-3071.; H.W. Smith `*De Urina*', Journal of the American Medical Association, vol. 155, no. 10, July 3, 1954, pp. 899-902.

【28】 K.B. Bjomesjo, `*On the Effect of Human Urine on Tubercle Bacilli: II The Tuberculostatic Effect of Various Urine Constituents*', Acta Scandinavica, vol. 25, no. 5, 1951, pp. 447-455; Q. Myrvik et al., `*Studies on the Tuberculoinhibitory Properties of Ascorbic Acid Derivatives and Their Possible Role in Inhibition of Tubercle Bacilli by Urine*', American Review of Tuberculosis, vol. 69, no. 3, March, 1954, pp.406-418; Shusuke Tsuji et al., `*Isolation from Human Urine of A Polypeptide Having Marked Tuberculostatic Activity*', Fifth Division of the Tuberculosis Research Institute, Kyoto University, Japan 1965.

【29】 `*Immuno-Tolerance: Historical Perspective*', Physician's Handbook, 1982, p. 7.

【30】 Carmelo Giordano, `*Use of Exogenous and Endogenous Urea for Protein Synthesis in Normal and Uremic Subjects*', Naples University School of Medicine, 1963.

【31】 C.W.M. Wilson & A. Lewis, '*Auto-Immune Therapy Against Human Allergic Disease: A Physiological Self Defense Factor*', Medical Hypothesis, vol. 12, 1983, p. 143-158; C.H. Duncan, '*Autotherapy*', New York Medical Journal, December 21, 1912; M.W. Turner & D.S. Rowe, `*Antibodies of IgA and IgC Class in Normal Human Urine*', Immunology, vol. 12, 1967, p. 689; Nancy Dunne, `*The Use of Injected and Sublingual Urine in the Treatment of Allergies*', Oxford Medical Symposium, 1981.

【32】 Herz/Abele, p. 26, →巻末文献リストを参照 ; Dr. R. Tiberi, '*Auto-Urine Vaccine Therapy for Acute Hemorrhagic Nephritis*', Institute of Clinical Medicine, University of Perugia, Italy 1934.

【33】 Herz/Abele, p. 27, →巻末文献リストを参照 ; Excerpts from the 7th Conference on AIDS/3rd STD World Congress, Amsterdam 1992 (pob 3621, poc 4494, poc 4430, poc 4447, poc 4764, the 1582)

【34】 R. Peat, →前掲の文献20を参照 ; Eaton M. MacKay & Charles R. Schroeder, '*Virucidal (Rabies and Poliomyelitis) Activity ofAqeous Urea Solutions*', Agmerican Proceedings of the Society of Experimental Biology 35, pp. 74-76, 1936; Leon Muldavis & Jean M. Holtzman, `*Treatment of Infected wounds with Urea*', The London Lancet, 1938; John H. Foulger, M.D., `*The Action of Urea and Some of Its Derivatives on Bacteria*' & `*The Antiseptic and Bacterial Action of Urea*', Journal of Laboratory and Clinical Medicine, University of Cincinatti, 1935; Donald Kaye, `*Antibacterial Activity of Human Urine*', Cornell University Medical College, 1968; Robert C. Noble, M.D. & M. Parekh, `*Bactericidal Properties of Urine for Neisseria Gonorrhoeae*', Journal of Sexually Transmitted Diseases, 1987

Breast Carcinomas', Cancer, vol. 62, no. 3, August 1, 1988, pp. 531-533; Staff Writers, `*Blood Clots: Legs and Lungs*', Harvard Medical School Health Letter, vol. 10, no. 3, January 1985, p. 5.
【15】 J. Wynhausen, →前掲の文献 7 を参照
【16】 D.J. Pochopien, `*Urea and Glucose Concentrations of Amniotic Fluid during Pregnancy. Amniotic Fluid: Research and Clinical Application*', D.V.I. Fairweather & T.K.A.B. Eskes (editors), Excerpta Medica, Amsterdam 1973.
【17】 G. Kolata, `*Surgery on Foetuses Reveals They Heal Without Scars*', New York Times, August 16, 1988, p.C1&C3.
【18】 Walsery Mackenzie & Bodenlos, `*Urea Metabolism in Man*', Journal of Clinical Investigation 38 (1959), p. 1617.
【19】 Haussinger, Deiter & Sies, Glutamine Metabolism in Mammalian Tissues, Springer Verlag, New York 1984.
【20】 R. Peat, `*Sharks, Salmon and Osmotic Therapies*', Townsend Letter for Doctors, July 1991.
【21】 A. Ackerson & C. Resnick, `*The Effects of L-Glutamine, N-Acetyl-D-Glucosamine, Gamma-Linolenic Acid and Gamma-Oryzanol on Intestinal Permeability*', Townsend Letter for Doctors, January 1993.
【22】 Haussinger, etc., →前掲の文献 19 を参照
【23】 M. Javid, `*Urea in Intracranial Surgery*', Journal of Neurosurgery, 1961, vol. 18, nr. 1, p. 51-57; id., `*Effect of Urea on Cerebrospinal Fluid Pressure in Human Subjects*', Journal of the American Medical Association, 1956.
【24】 M. Murayama & R.M. Nalbandian, Sickle Cell Hemoglobin: Molecule to Man, Little Brown, Boston 1973.
【25】 E.D. Danopoulos, article in The Lancet, January 26, 1974; E.D. Danopoulos & M. Wayne, `*Progress in Treating Malignancies with Urea and in Combination with Creatine Hydrate*', Townsend Letter for Doctors, December 1990.
【26】 R.J. Feldman & H.I. Maibach, '*Percutaneous Penetration of Hydrocortisone with Urea*', Archives of Dermatology 109, p. 58-59; Gunnar Swanbeck, `*Urea in the Treatment of Dry Skin*', Department of Dermatology, Goteborg Sweden, 1992; Jorgen Serup, `*A Double-Blind Comparison of Two Creams containing Urea as the Active Ingredient*', University of Copenhagen, Denmark, Acta Derm Venereol, 1992.
【27】 J.U. Schlegel et al., `*Bactericidal Effect of Urea*', Journal of Urology, vol. 86, no. 6, December 1961, pp. 819-822; E. Bello, `*The Original Therapy of Wounds with Urine, Practice*

《33》*Die Apotheke in uns. Behändlung mit Eigenhärn - eine bew hrte Naturheilmethode*, Ulrich Erwin Hasler, Haug(Heidelberg), 1994【『からだのなかの薬局――自家尿療法は効験あらたかな自然療法だ』、ウルリッヒ・エルウィン・ハスラー医学博士】

本書第５章に用いた参考文献

【1】B. Bartnett, p. 10, →巻末文献リストを参照

【2】A.H. Free & H.M. Free, '*Nature and Composition of Urine from Healthy Subjects*', in Urinalysis in Clinical Laboratory Practice, CRC Press, Cleveland, Ohio, 1975, pp. 13 & 17.

【3】B. Bartnett, p. 10, →巻末文献リストを参照 ; J. Plesch, `*Urine therapy*', Medical Press (London), vol.218, August 6,1947, pp.128-133.

【4】'*Immuno-Tolerance: Historical Perspective*', Physicians Handbook, 1982, p.13.

【5】C.H. Duncan, `*Gonorrhea: Its Prevention and Cure byAutotherapy*', Medical Record; March 30,1912, p.610; idem, 'Autotherapy', New York Medical Journal, December 21, 1912, p. 1281.

【6】Dr. William D. Linscott, `*Specific Immunologic Unresponsiveness*', 3rd edition of Basic & Clinical Immunology, a Lange Medical Publication, Los Altos, California, Chapter 17, `Historical Perspective', Physician's Handbook, 1982.

【7】J. Wynhausen, `*Urea: Its Possible Role in Auto-Urine Therapy*', in Shivambu Kalpa Parishad, compilation, Goa India 1993; Martha M. Christy, Your Own Perfect Medicine, →巻末文献リストを参照

【8】S.S. Saraswati, →巻末文献リストを参照 , p. 31-32.

【9】J. Wynhausen, →前掲の文献７を参照

【10】本書第２章３節のジョン・ロスタン教授の発言を参照

【11】M. Mills & T. Faunce, '*Melatonin Supplementation from Early Morning Auto-Urine Drinking*', Medical Hypotheses, vol. 36, p. 195; G. Vines, New Scientist 29, February 1992, p. 20.

【12】Lissoni et al., Oncology, 1991; 48(6):448-50.

【13】B.F. John, →巻末文献リストを参照

【14】Staff Reporter, `*Now Urine Business*', Hippocrates (magazine), May 1988; Tierarztliche Umschau, 4/1984; M. Duffy et al., '*Urokinase-Plasminogen Activator, A Marker forAggressive*

Hollywood (Florida, USA) 1989【『尿療法――あなたのいのちを救う希望』、ベアトリス・バートネット医師】
《22》*Auto-Urine Therapy, An experienced physician'*(anonymous), Gala Publishers, Ahmedabad (India) 1990【『自家尿療法』、経験ゆたかな内科医（匿名）】
《23》*P., Buvéz, Gue rissez,* Claude Gauthier, Editions ABC, Saint-Serrasy (France) 1991【『オシッコお飲みなさい、病をいやしなさい』、クロードゥ・ゴチエ氏】
《24》*Die Eigenharnbehandlung: nach Dr.med.Kurt Herz; Erfahrungen and Beobachtungen,* Dr.med. Johann Abele, 8e verbeterde oplage, Karl E Haug Verlag, Heidelberg (Germany) 1991【『クルト・ヘルツ医学博士の自家尿療法――経験と観察』、ヨハン・アベーレ医師】
《25》*"Uropathy; A Sure Cure for All Diseases",* S.J.Kulkarni, lecture at 20th World Congress of Natural Medicines, 1991 in Madras (India)【「尿療法／万病を確実にいやす治療法」、第20回世界自然医学会講演、S・J・クルカルニー医師】
《26》*"Auto- Urine; The Nectar of Life"* , B.L. Nalavade, lecture at 20th World Congress of Natural Medicines, 1991 in Madras (India)【「自家尿こそ生命の甘露なり」、第20回世界自然医学会講演、B・L・ナラヴァデ医師】
《27》*All India Directory on Auto Urine Therapy,* A.B.Das, Nature Cure and Yoga Research Center,Calcutta (India) 1992【『全インド自家尿療法案内』、A・B・ダース氏】
《28》*Wonders of Uropathy; Urine Therapy as a Universal Cure,* Dr.G.K.Thakkar, Bombay (India) 1992【『尿療法の驚異／尿療法は万能の治療法である』、G・K・タッカル医師】
《29》*The Alchemy of Urine; From Witches' Brew to the Golden Elixir; A Diary,* Immanu-el Adiv, independent publication, Jerusalem (Israel) 1992【『オシッコの錬金術～魔女の醸し酒から、万能の霊薬へ／ある日記』、インマヌ＝エル・アディヴ女史】
《30》*"Urea: Its Possible Role in Auto-Urine Therapy",* John Wynhausen, in Shivambu Kalpa Parishad, collected lectures, Goa (India) 1993【「尿素／自家尿療法におけるその潜在的役割」、ジョン・ワインハウゼン医師】
《31》*Ein ganz besonderer Saft -- Urin,* Carmen Thomas, vgs verlagsgesellschaft, Koln (Germany) 1993【『これぞ特別あつらえのジュース～おしっこ』、カルメン・トマス女史】
《32》*Die Heilkraft der Eigenharn-Therapie,* Ingeborg Allmann, Verlag Dr. Karl Hohn KG, Biberach (Germany) 1993【『自家尿療法のヒーリングパワー』、インゲボルク・アルマン女史】
【★訳注：原著では、本文で言及されているがこの巻末リストに記載されていないので、以下の書物をここに付記しておく】

1978【『自家尿療法』、アーチャーリヤ・ジャグディッシュ・B氏】〔なお同氏は、同書の出版と同じ年に以下の書籍も出しているが、これが同一のものかどうかは詳らかでない ——『Practical Guide to Auto Urine Therapy: Treatment and Diet』（B. Acharya Jagdish 著 , Jadish B Publications, 1978)〕

《11》*The Eating Gorilla Comes in Peace*, Bubba Free John, Dawn Horse Press, San Rafael (California, USA) 1979, pp.220-224【『食事中のゴリラはおとなしい』、ブッバ・フリー・ジョン（Adi Da Samraj）師】

《12》*"Auto-urotherapy"*, John R. Herman, New York State Journal of Medicine, vol. 80n no.7 June 1980, pp. 1149-1154【「自家尿療法」、ニューヨーク州医学雑誌掲載、ジョン・R・ハーマン】

《13》*Urine Therapy; Self Healing through Intrinsic Medicine*, Dr. John F. O'Quinn, Life Science Institute, Fort Pierce (Florida, USA) 1982【『尿療法／からだ自身が生み出す薬による自己治療』、ジョン・F・オクィン医師】

《14》*Health in Your Hands*, Devendra Vora, Gala Publishers, Bombay (India) 1982, pp.3, 122-123【『健康はあなたの手で』、デヴェンドラ・ヴォラ医師】

《15》*Cancer Cures in Twelve Ways*, A.A. Cordero, Science of Nature Healing Center Asia, (Philippines) 1983, pp..395-404【『がんを治す12の方法』、アデラルド・A・コルディオ（Adelardo A. Cordero)】

《16》*Tibetan Buddhist Medicine and Psychiatry, The Diamond Healing*, Terry Clifford, Samuel Weiser Inc. York Beach (USA) 1984（『チベットの精神医学〜チベット仏教医学の概観』、テリー・クリフォード著、中川和也訳、春秋社、1993年）

《17》*The Miracles of Urine Therapy*, Dr. Beatrice Bartnett & Margie Adelman, Water of Life Institute, Hollywood (Florida, USA) 1987【『尿療法の奇跡』、ベアトリス・バートネット医師、マージー・エイデルマン女史】

《18》*Auto Urine Therapy; Science & Practice*, Vaidya Pragjibhai Mohanji Rathod, Swasthvrutta Prakashan, Bhavnagar (India) 1988【『自家尿療法／科学と実践』、ヴァイディア・プラグジブハイ・モハンジ・ラトード医師】

《19》*"Urine-Therapy, Drinking from Thine Own Cistern"*, Quique Palladino, PWA Coalition Newsline, Nr.37, October 1988, pp.41-44 (USA) 1988【「尿療法〜汝自身の水溜めから水を飲め」、エイズ患者連合ニュース通信掲載、クィークェ・パッラディーノ氏】

《20》*Amaroli*, Dr.Soleil & Dr.C.T.Schaller, 1st edition 1989, Editions Vivez Soliel, Geneve (Switzerland) 1993（『アマロリ〜フランス版尿療法のすすめ』、ドクター・ソレイユ著、伊藤桂子訳、論創社、2000年））

《21》*Urine-Therapy; It May Save Your Life*, Dr. Beatrice Bartnett, Water of Life Institute,

【文献一覧】

これまでに出版された主な尿療法書籍

（欧米とインドで出版されたものを出版年代順に示した）

〔訳者注記――すでに日本で翻訳出版されているものは、原著データのあとに（丸カッコ）で示した。また未邦訳のものも参考のために書名の試訳や著者名の音訳を【墨カッコ】で示した。〕

《1》*Urine as An Autotherapeutic Remedy*, Dr. Charles H. Duncan, 1918【『自給自足療法の治療薬としての尿』、チャールズ・H・ダンカン医師】

《2》*Die Eigenharnbehandlung*, Dr. med. Kurt Herz, 1st edition 1930, 5th edition Karl F. Haug Verlag, Ulm, Heidelberg (Germany) 1980【『自家尿療法』、クルト・ヘルツ医学博士】

《3》*Der menschliche Harn als Heilmittel; Geschichte.Grundlagen.Entwicklung*, Praxis, Martin Krebs, Hippokrates Verlag Marquardt & Cie., Stuttgart (Germany) 1942【『医薬としての人尿――歴史・根拠・発展・実践』、マルティン・クレプス医学博士】

《4》*The Water of Life*, John W. Armstrong, 1st edition England 1944, Health Science Press, Saffron Walden (England) 1990（『生命の水～奇跡の尿療法』、J・W・アームストロング著、寺田鴻訳、論創社、1994年）

《5》*Manav Mootra*, Dr. R.M. Patel, 1st edition 1963, 5th edition Lokseva Kendra Publ., Ahmedabad (India) 1991【『マーナヴ・ムートラ／自己尿療法――健康全般に役立つ尿療法についての専門的知見』、ラーオジーブハーイー・マニブハーイー・パテール氏】

《6》*Auto-Urine Cure*, R.V. Karlekar, Shree Gajanan Book Depot Prakashan, Bombay (India) 1969【『自家尿療法』、R・V・カルレカル】

《7》*Miracles of Urine Therapy*, Dr. C.P. Mithal, Pankaj Publications, New Delhi (India) 1978【『尿療法の驚異』】

《8》*Shivambu Kalpa*, Dr. Arthur L. Pauls, Ortho-Bionomy Publishing, (England) 1978【『シヴァームブ・カルパ／自分が生みだす医薬をもちいて自分で治す自分だけの太古伝来健康法（Shivambu Kalpa: The Ancient Healing Way of the Self, By the Self, with Medicine of the Self)』、アーサー・リンカン・ポールズ氏】

《9》*Amaroli*, Dr. Swami Shankardevan Saraswati, Bihar school of yoga, Bihar (India) 1978【『天露利（アマローリー）』、スワーミー・シャンカルデーヴァン・サラスワティー医師】

《10》*Auto-Urine Therapy*, Acharya Jagdish B., Jagdish B. Publications, Bombay (India)

めまい——飲尿、頭部への尿湿布　155
免疫の低下——朝にコップ一杯の尿を強壮剤として飲む。実行できる場合は飲尿断食。尿マッサージ　163, 180

〈や行〉
やけど（熱傷）——尿マッサージ、尿湿布　146, 151, 159
やせ衰え〔栄養不足から生じる萎縮症〕——飲尿、尿マッサージ　28

〈ら行〉
リウマチ——“集中的な尿療法”。尿マッサージ、尿湿布　25, 28, 120, 140, 143, 153, 170, 186
緑内障——尿を点眼薬として用いる／目を尿に浸す　他文献にて既知
リンパ腺の諸疾患——飲尿、尿を患部（の肌の上）に擦（す）りこむ　164, 178-179
淋病——飲尿、飲尿断食　115
淋病性尿道炎——飲尿、陰部を尿で洗う　他文献にて既知
老化——朝にコップ一杯の尿を強壮剤として飲む、皮膚を尿マッサージ　1, 54, 185, 193

77, 158, 169
瘢痕（やけどやおできの傷痕）——尿湿布　21, 34, 146, 160
ハンセン病（癩病）——“集中的な尿療法”。飲尿、尿マッサージ、尿湿布　56, 142, 162
脾臓の諸疾患——飲尿、脾臓の該当部位に肌の上から尿湿布　27
皮膚炎（アレルギー性）——飲尿、尿マッサージと尿湿布　143
皮膚の諸疾患——患部に尿を“外用薬”として用いる　xii, 1, 5, 21, 27, 43, 53, 81-85, 90, 95, 120, 124, 142, 150-52, 154-56, 166-68, 158, 165, 166-68, 171, 173-74, 178-79, 186
肥満——飲尿　他文献にて既知
日焼け（日光皮膚炎）——患部に尿を“外用薬”として用いる。日光浴の前に予防的に肌に塗っても効果が期待できる　151
憑依妄想（possession）——飲尿　他文献にて既知
病的飢餓（大食症、過食症、暴食症）——飲尿　他文献にて既知
病的な意欲低下（apathy）——飲尿　他文献にて既知
疲労——飲尿。“集中的な尿療法”　178
貧血症——飲尿および栄養補助食品　145
副鼻腔炎——尿を鼻から吸い込んで点鼻薬として用いる（ヨーガのネーティ養生法)、飲尿　77, 143, 145, 176
ふけ（頭垢）——頭皮と髪を尿マッサージ　27, 85, 161
ブライト病（腎臓炎）——飲尿、飲尿断食　他文献にて既知
ペスト（the plague, 悪疫）——“集中的な尿療法”。飲尿、飲尿断食　15
ヘビ咬傷——飲尿、飲尿断食。咬み傷に尿を塗る　21, 58,
ヘルペス（疱疹）——飲尿、患部を尿で洗浄する　76, 143, 174
偏頭痛——飲尿、頭部を尿湿布。偏頭痛が始まったらすぐに尿浣腸や尿注射　28, 168, 170
便秘——飲尿、尿浣腸　149, 158
膀胱の諸疾患——飲尿、尿湿布　89
ポリオ（脊髄性小児麻痺）——“集中的な尿療法”。飲尿、飲尿断食　他文献にて既知

〈ま行〉
麻痺——飲尿、尿マッサージ　27-28
マラリア——“集中的な尿療法”。飲尿、飲尿断食　57
水虫（足白癬）——尿を用いた足湯、尿湿布、尿を浸した靴下を履く　84, 173
耳鳴り——尿を点耳薬として用いる　他文献にて既知
耳の諸疾患——尿を点耳薬として用いる　27, 76-77, 151, 155
　耳の痛み——尿を点耳薬として用いる　77, 158
むくみ（浮腫、水腫）——飲尿　25, 186
虫刺され——患部に尿を塗る。尿湿布　他文献にて既知
目の諸疾患——尿を点眼薬として用いる／目を尿に浸す、オシッコをするたびに出たての尿を数滴点眼する　26-27, 76, 178
　視力低下——尿を点眼薬として用いる／目を尿に浸す　27, 76, 193
　目の感染症——尿を点眼薬として用いる／目を尿に浸す　76, 151

〈た行〉
大腸炎——飲尿、尿浣腸、飲尿断食　14
単核球症——“集中的な尿療法”　145
胆嚢の諸疾患——飲尿、飲尿断食および食生活の改善　他文献にて既知
膣の諸疾患——尿を用いた膣の洗浄　39, 76, 174
虫垂炎——飲尿と尿湿布　他文献にて既知
腸チフス——“集中的な尿療法”。飲尿、飲尿断食、尿マッサージ　145
腸の諸疾患——飲尿、尿浣腸　他文献にて既知
痛風——飲尿、尿湿布。食生活の改善　129, 140
つわり（悪阻）——飲尿（少量の尿を水で薄めて飲む）　32
手足の切断——尿湿布と飲尿　他文献にて既知
低血圧——飲尿と食生活の改善　他文献にて既知
てんかん——飲尿　28, 193
天然痘——“集中的な尿療法”　32
T 細胞数の減少——飲尿、尿マッサージ　xii, 116, 126, 175, 177, 178-79, →「エイズ」の項も参照
糖尿病——飲尿と食生活の改善（酸血症〔アシドーシス〕の矯正）　140
動脈硬化症——飲尿、尿マッサージ。ときどき尿注射を行なうのも有効である　121

〈な行〉
難聴——尿を点耳薬として用いる　他文献にて既知
にきび（吹き出物）——にきびに尿を塗る　66, 81, 83, 87, 90, 149, 154, 177, 179
尿路感染症——飲尿、陰部を尿で洗う　他文献にて既知
抜け毛——新鮮尿や古い尿を頭皮に擦りこむ　9, 26, 84, 159, 161
脳内出血（「脳卒中」の一種）——飲尿、頭部への尿湿布　28
嚢胞——尿マッサージ、尿湿布　他文献にて既知
喉の（ひりひりする）痛み——尿うがい、飲尿　26, 76, 147, 163, 167

〈は行〉
肺炎——“集中的な尿療法”。飲尿、飲尿断食　他文献にて既知
肺塞栓症——飲尿　他文献にて既知
梅毒——“集中的な尿療法”。飲尿、飲尿断食　他文献にて既知
排尿困難——飲尿　28
歯ぐきの諸疾患——尿うがい　76, 147
白帯下〔女性性器からの無色透明ないし白色や淡黄白色の分泌物〕——尿を用いた膣洗浄　28, 143
白内障——尿を点眼薬として用いる／目を尿に浸す　他文献にて既知
白斑（白皮症）——尿マッサージ、尿湿布　他文献にて既知
はしか（麻疹）——飲尿。尿注射もかなりの治療効果を期待できる　32
白血病——“集中的な尿療法”　他文献にて既知
発疹（吹き出物）——患部に尿を塗る　66, 73, 81, 83, 87, 90, 154-55, 168, 178
発熱——尿マッサージ、尿湿布　27, 151
鼻づまり——尿を鼻から吸い込んで点鼻薬として用いる（ヨーガのネーティ養生法）

する　27, 83-84, 141-42
四肢（手足）の痛み――（古い）尿で手足をマッサージする　他文献にて既知
歯周病――尿うがい　76
舌の諸疾患――尿うがい　76
歯痛――尿うがい　76
湿疹――尿マッサージ、尿湿布。追加的治療として尿注射の併用も効果を期待できる　xvii, 8, 81, 151, 159, 161
ジフテリア――飲尿。尿注射も効果を期待できる　他文献にて既知
しもやけ（凍瘡）――一定時間ごとに手足を尿で洗う　6, 21, 84
腫脹（はれもの）――尿マッサージ、尿湿布　5, 30, 83, 123, 150, 155-57 170, 173, 178-79
消化不良――飲尿、飲尿断食　他文献にて既知
ショック（急性の末梢循環不全）――飲尿（患者自身の尿を利用できない場合は、他人の尿を用いる）　他文献にて既知
真菌感染症――尿マッサージ、尿湿布。体内の真菌感染症に対しては飲尿・尿浣腸　39, 76, 84, 160
神経皮膚炎（アレルギー性皮膚炎）――患部の肌に尿を塗る。尿湿布。飲尿　他文献にて既知
震顫（ふるえ）――尿マッサージ、尿湿布　26-27
腎臓結石――飲尿、腎臓の該当部位を肌の上から尿湿布　28, 141, 143
腎臓の諸疾患――飲尿、腎臓の該当部位を肌の上から尿湿布　88-89, 98-99, 125-26, 129, 141, 143, 156
心臓の不調――飲尿、全身を尿マッサージ　14, 47, 55, 73, 88-89, 121
蕁麻疹――尿マッサージ、尿湿布　他文献にて既知
水疱（皮膚の火ぶくれ・水ぶくれ・まめ），靴擦れ――尿湿布　43
髄膜炎――“集中的な尿療法”。飲尿、頭部を尿湿布　他文献にて既知
頭痛――頭と首を尿マッサージ。尿湿布　他文献にて既知
ストレスによる心身の不調――飲尿　xvi, 155
性交能力の減退――飲尿、尿マッサージ　54
精神疾患（精神障害）――飲尿　59-60, 193
性病――飲尿、飲尿断食。尿湿布、尿を用いた膣洗浄、新鮮な尿で陰部を洗う　84, 115
精力減退――朝にコップ一杯の尿を強壮剤として飲む　他文献にて既知
咳――飲尿、尿を鼻から吸い込んで点鼻薬として用い（ヨーガのネーティ養生法）尿うがいを併用する　53
赤痢――飲尿、飲尿断食　他文献にて既知
背中の痛み（特に腰痛）――尿マッサージと尿湿布　他文献にて既知
喘息――“集中的な尿療法”。これに加えて尿注射を行なうことも有効であろう　25, 37, 120, 142, 170
前立腺の諸疾患――飲尿、患部を尿湿布。尿浣腸　143
創傷〔切り傷・刺し傷・擦り傷・打ち傷・噛み傷など〕――尿湿布　3-6, 21, 27, 30, 34, 60, 83, 98-100, 123, 125, 128, 136, 146, 150, 160-61, 177

xvii, 33, 63, 76, 124, 136, 143-44, 163-71
肝がん――　164-66
口腔がん――前記に加えてさらに尿うがいを併用　167
子宮がん――　76
乳がん――　165-66
皮膚がん――　81, 165
肝炎――飲尿、飲尿断食、肝臓の該当部位を肌の上から尿湿布　他文献にて既知
関節炎――飲尿、尿マッサージと尿湿布　170
関節痛――尿マッサージと尿湿布　27-28, 129, 169-70
感染症――飲尿、尿湿布　xii, 3, 21, 39, 76-77, 84, 89, 99, 115, 120, 126-27, 145, 148-49, 151, 155, 158, 161-62, 169, 172-75, 179
肝臓の不調・疾患――飲尿。肝臓の該当部位を肌の上から尿湿布　14, 27, 57, 88, 118, 124, 164-66
カンディダ症――飲尿、尿浣腸、飲尿断食　39, 160
乾癬――尿マッサージ、尿湿布（粘土と尿をこね合わせた粘土湿布）。尿注射も効果を期待できる　83, 120
気管支炎――“集中的な尿療法”。これに加えて尿注射を行なうことも有効であろう　145
寄生虫症――飲尿、飲尿断食、尿浣腸　53, 126, 179
寄生虫病――飲尿、飲尿断食、尿浣腸　他文献にて既知
気分障害（鬱病、躁鬱病など）――飲尿、尿マッサージ　28, 147, 162
筋ジストロフィー――“集中的な尿療法”、尿マッサージ　他文献にて既知
筋痛性脳脊髄炎（慢性疲労症候群）――“集中的な尿療法”。飲尿、飲尿断食、尿浣腸、尿マッサージ　168-69
筋肉痛――尿マッサージ　47, 169, 195
痙攣（けいれん）（ふくらはぎの「こむら返り」など）――飲尿、尿マッサージ　28
化粧品アレルギー――尿湿布、尿マッサージ　154
結核――“集中的な尿療法”。飲尿、飲尿断食、尿マッサージ　4, 30, 125, 137, 173, 184
血管の狭窄（きょうさく）――飲尿　他文献にて既知
月経不順――飲尿。尿を用いた膣（ちつ）洗浄。腹部を尿湿布　108
結膜炎――尿を点眼薬として用いる／目を尿に浸す　他文献にて既知
下痢――飲尿、飲尿断食　162
高血圧――飲尿（ごく少量）と食生活の改善　136, 140
甲状腺機能亢進症――飲尿、喉を肌の上から尿湿布　他文献にて既知
甲状腺機能低下症――飲尿、喉を肌の上から尿湿布　143
更年期障害（月経閉止）――飲尿　他文献にて既知

〈さ行〉
坐骨神経痛――飲尿、尿マッサージ、尿湿布　25
痤瘡（ざそう）（にきび，吹き出物）――新鮮な尿で洗顔。実行できる場合は飲尿断食で体内浄化　179 →「にきび」「吹き出物」の項も参照
サルモネラ菌感染症――飲尿、飲尿断食　他文献にて既知
痔――尿を用いた腰湯と尿湿布。排便後は紙で拭き取る代わりに新鮮尿で肛門を洗浄

【けがと病名の索引】

〔本書では紹介されていないが著者クーン・ヴァン・デル・クローン氏が他の文献で見つけた尿療法の適用傷病には、「他文献にて既知」と記した。〕

けがや病名―― 一般的な尿療法の使い方　　本書の該当ページ

〈あ行〉

油足（足の裏の多汗症）――尿を用いた足湯、尿を浸した靴下を履いたまま寝たり歩いたりする　他文献にて既知

アメーバ症状（赤痢アメーバ感染症）――飲尿、飲尿断食および尿浣腸　8, 161

アレルギー――慢性のアレルギーには飲尿断食がお勧め。追加的に尿浣腸と尿注射を併用すれば大きな効果が期待できる　31, 75, 78, 120, 143, 163-71

胃潰瘍――飲尿　127, 136, 173

胃の痛みや不調――飲尿　他文献にて既知

いぼ（疣贅）――いぼに一定時間ごとに尿を塗る　xvii, 21, 149, 155-56, 158-59

インフルエンザ（流行性感冒）――飲尿、飲尿断食、尿マッサージ、尿うがい、尿を鼻から吸い込んで点鼻薬として用いる（ヨーガのネーティ養生法）　5, 146-7, 158-59, 163

鬱病――飲尿　他文献にて既知

エイズ（AIDS）――尿マッサージや尿浣腸をふくむ“集中的な尿療法”　xii, 41, 108, 140, 143, 171-80

壊疽――“集中的な尿療法”。尿マッサージと尿湿布　他文献にて既知

HIV 感染症――　→「エイズ」の項を参照

黄疸――飲尿、飲尿断食　他文献にて既知

おでき〔根太（＝「疔」「癰」「癤」）とも呼ばれ、とくに大腿部やお尻にできる「おでき」の一種で、赤く腫れて便通（お通じ）の困難〕――飲尿と尿浣腸　他文献にて既知

＜か行＞

壊血病（ビタミンC欠乏症）――飲尿　26

壊死――尿マッサージ、尿湿布　173

潰瘍――尿マッサージ、尿湿布　123, 127, 136, 142, 161, 167, 173-74, 178

鵞口瘡（アフタ）――尿うがいに加え、口内の潰瘍部位に尿を塗布する　76

下肢静脈瘤――尿湿布　他文献にて既知

風邪（ふつうの感冒）――飲尿、尿うがい、尿を鼻から吸い込んで点鼻薬として用いる（ヨーガのネーティ養生法）　5, 77-78, 159-60, 169

花粉症――飲尿、目を尿に浸す、尿を鼻から吸い込んで点鼻薬として用いる（ヨーガのネーティ養生法）　120, 170

カポジ肉腫――患部の肌に尿を塗る。尿湿布。“集中的な尿療法”　173-74 →「エイズ」の項を参照

鎌状赤血球貧血――尿素の水溶液が治療に用いられている　他文献にて既知

咬み傷・刺し傷（虫や小動物などの）――尿マッサージ、尿湿布　58, 146

痒み――患部に尿を塗る　27, 151, 170, 176

がん（悪性腫瘍）――“集中的な尿療法”。追加的に尿浣腸・尿湿布・尿注射も併用

【訳者プロフィール】
訳者：佐藤雅彦（さとう・まさひこ）
1957年札幌生まれの翻訳者・ジャーナリスト。
●主な訳書：『メディア仕掛けの選挙：アメリカ大統領達のCM戦略』（技術と人間，1988）、『代理母：ベビーM事件の教訓』（平凡社，1993）、『メディア仕掛けの政治：現代アメリカ流選挙とプロパガンダの解剖』（現代書館，1996）、『比較「優生学」史：独・仏・伯・露における「良き血筋を作る術」の展開』（同，1998）、『突発出現ウイルス』（海鳴社，1999）、『米国の「経営者」がしでかしたとんでもないヘマ101連発』（毎日新聞社，1999）、『エイズ患者のための栄養療法：実践的レシピ付き全ガイド』（現代書館，1999）、『遺伝子万能神話をぶっとばせ：科学者・医者・雇用主・保険会社・教育者および警察や検察は、遺伝がらみの情報をどのように生産し、操作しているか』（東京書籍，2000）、『オカルト探偵ニッケル氏の不思議事件簿』（同，2001）、『チーズはだれが切った？：激変を生き抜くための悪のおとぎ話』（鹿砦社，2001）、『マグショット：ハリウッド犯罪調書』（同，2002）、『シークレット・パワー：国際盗聴網エシェロンとUKUSA同盟の闇』（リベルタ出版，2003）、『チョムスキー（フォー・ビギナーズNo.97）』（現代書館，2004）、『尿療法バイブル：あなた自身がつくりだす究極の良薬』（論創社，2004）、『ハリー・ポッターの呪い：児童文学を襲うグローバリズムの脅威』（鹿砦社，2006）、『女の平和』（論創社，2009）、『ヴァイブレーターの文化史：セクシュアリティ・西洋医学・理学療法』（同，2010）、『ソローの市民的不服従：悪しき「市民政府」に抵抗せよ』（同，2011）、『現代語訳 幸徳秋水の基督抹殺論』〔鹿砦社，2012〕。
●著書：『現代医学の大逆説』（工学社，2000）、『もうひとつの反戦読本』（鹿砦社，2004）、『徹底暴露!! イラク侵略のホンネと嘘（もうひとつの反戦読本2）』（同）、『芸能スキャンダルの闇を読む』（同，2009）、『食べたらあかん！飲んだら死ぬで！』（同）、『もうひとつの広告批評㈵：消費者をナメるなよ！編』（同，2010）、『もうひとつの広告批評㈼：選挙民をナメるなよ！編』（同）、『まだ、まにあう！：原発公害・放射能地獄のニッポンで生きのびる知恵』（同，2011）、『爆発危険！テロ米国「トモダチ」安保（もうひとつの反戦読本3）』（同，2011）、『ロックはこうして殺された』（同，2012）、『もうひとつの憲法読本：新たな自由民権のために』（同，2014）。

【著者プロフィール】
著者：クーン・ヴァン・デル・クローン（Coen van der Kroon）
オランダのアムステルダム在住。ヨーロッパ古典語および古典文化を学び、アーユルヴェーダ医学との比較的観点から古代ギリシアの婦人科医療を論じた論文で学術修士を取得。インド伝統医療への関心を深め米国やインドでアーユルヴェーダの専門教育と訓練を積んだのち、現在はオランダを代表するアーユルヴェーダの研究教育機関を設置して研究・実践・普及に献身している。本書（十数か国語に翻訳）のほか『*Ayurveda : gezondheid voor iedereen*』〔アーユルヴェーダ／すべての人に健康を〕（Ankh-Hermes B.V., Uitgeverij, 2014年）など、尿療法やアーユルヴェーダについての多くの啓蒙書や教科書を著している。

黄金の泉——尿療法大全

2015年6月25日　初版第1刷印刷
2015年6月30日　初版第1刷発行

著　者　クーン・ヴァン・デル・クローン
訳　者　佐藤雅彦
発行者　森下紀夫
発行所　論 創 社
東京都千代田区神田神保町2-23　北井ビル
tel. 03（3264）5254　fax. 03（3264）5232　web. http://www.ronso.co.jp/
振替口座　00160-1-155266
装幀／宗利淳一＋田中奈緒子
印刷・製本／中央精版印刷　組版／フレックスアート
ISBN978-4-8460-1417-9 ©2015 Satou Masahiko, printed in Japan
落丁・乱丁本はお取り替えいたします。

論創社◉尿療法の本

生命の水――奇跡の尿療法
J.W. アームストロング

尿は体内全ての情報を持つ「生きている水」。尿療法の歴史から始まり、尿の哲学的考察に至り、尿を飲めば全ての病気を治せることを豊富な例をあげて説明。イギリス自然療法論者の書いた尿療法の古典。〔寺田鴻訳〕

本体 1500 円

アマロリ――フランス版尿療法のすすめ
ドクター・ソレイユ

医師や研究者からなるチーム“ドクター・ソレイユ”（太陽先生）が編んだフランス版尿療法の指南書。人類最古の健康法によって西洋医学の影に忘れ去られた自然治癒力を蘇らせ、健康の自己管理を提唱。〔伊藤桂子訳〕

本体 1800 円

尿療法バイブル
マーサ・クリスティ

あなた自身がつくりだす、最も強力な天然薬物のひとつにして、究極の良薬・尿の驚異の治療能力・ヒーリングパワーを豊富なデータを基に紹介。免疫機能不全による現代病に悩む人に待望の健康バイブル。〔佐藤雅彦訳〕

本体 2500 円

いざとなったら尿を飲め――尿療法入門
ドクター・高橋

自らも実践する飲尿体験を元に、「尿を飲むことは健康法の最後の仕上げ」だとする著者が、尿療法の〝体〟と〝心〟にもたらす影響を語る。「尿は清潔である」とし、数々の疑問に答えた、現役の医師による尿療法の勧め。

本体 1000 円

好評発売中